Klassifikation maligner Tumoren

Herausgegeben von
P. Hermanek, Erlangen · Th. Junginger, Mainz · M. Klimpfinger, Wien
G. Wagner, Heidelberg · Ch. Wittekind, Leipzig

AF144875

DEUTSCHE
KREBSGESELLSCHAFT E.V.

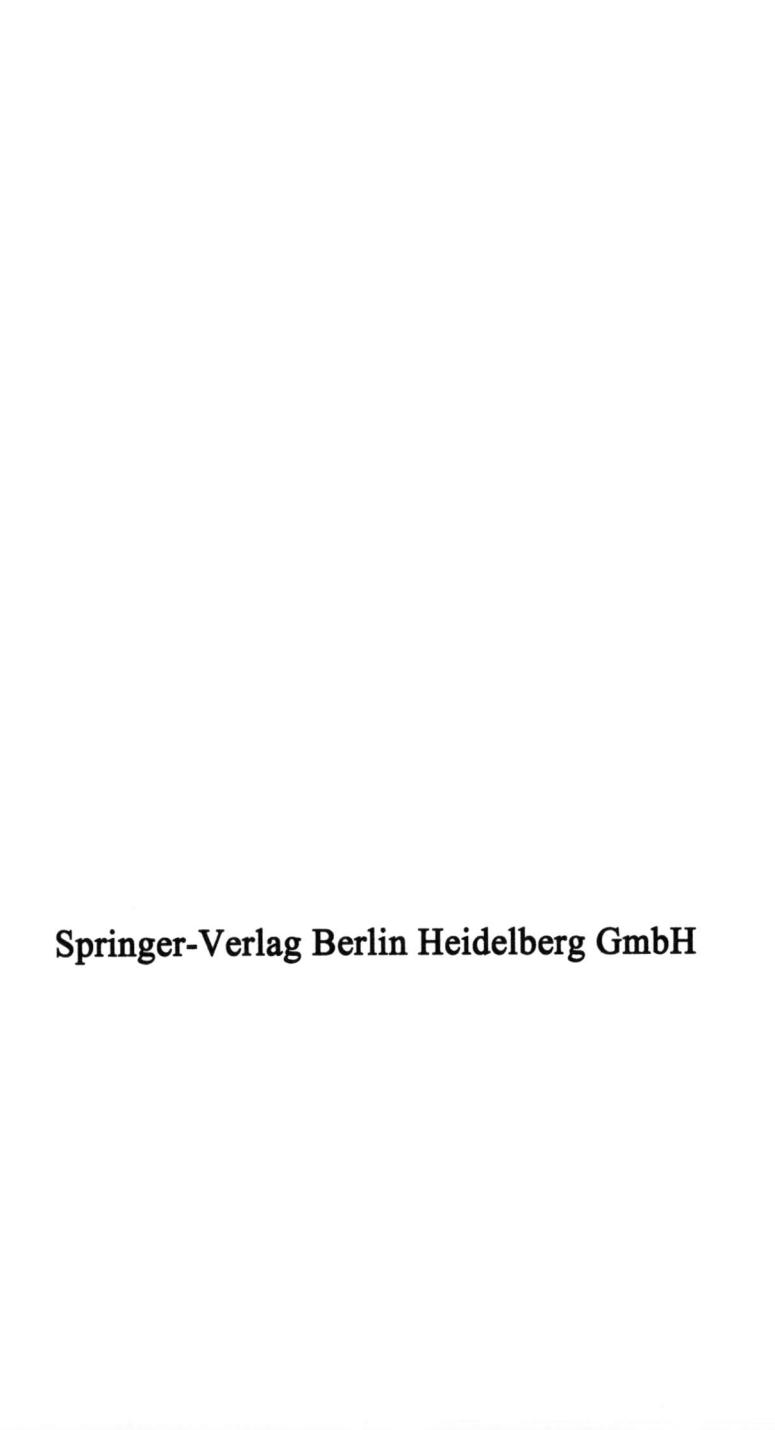

Springer-Verlag Berlin Heidelberg GmbH

T. Junginger · P. Hermanek
M. Klimpfinger

Klassifikation maligner Tumoren des Gastrointestinaltrakts I

Mit 47 Abbildungen

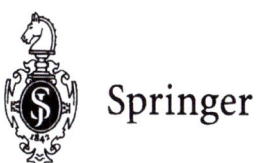 Springer

Prof. Dr. med. T. Junginger,
Universitätsklinikum Mainz
Klinik für Allgemein-
und Viszeralchirurgie
Langenbeckstraße 1
55131 Mainz
Deutschland

Prof. Dr. med. M. Klimpfinger
Kaiser-Franz-Josef-Spital Wien
Pathologisches und
bakteriologisches Institut
Kundratstraße 3
1110 Wien
Österreich

Prof. Dr. med. Dr. h. c. P. Hermanek
Universität Erlangen-Nürnberg
Chirurgische Klinik mit Poliklinik
Krankenhausstraße 12
91054 Erlangen
Deutschland

ISBN 978-3-540-42809-1

Die Deutsche Bibliothek – CIP-Einheitsaufnahme
Junginger, Theodor. Klassifikation maligner Tumoren des Gastrointestinaltrakts / T. Junginger ; P. Hermanek ; M. Klimpfinger. – Berlin; Heidelberg ; New York ; Barcelona ; Hongkong ; London ; Mailand ; Paris ; Tokio : Springer
(Klassifikation maligner Tumoren)
1. – (2002)
ISBN 978-3-540-42809-1   ISBN 978-3-642-55948-8 (eBook)

DOI 10.1007/978-3-642-55948-8

© Springer-Verlag Berlin Heidelberg 2002
Ursprünglich erschienen bei Springer-Verlag Berlin Heidelberg New York 2002

Herstellung: PRO EDIT GmbH, Heidelberg
Umschlaggestaltung: de'blik, Berlin
Satzarbeiten: K. Detzner, Speyer

Gedruckt auf säurefreiem Papier   SPIN: 10761276   22/3130hs   5 4 3 2 1 0

Vorwort der Reihenherausgeber

Nicht immer wird realisiert, dass eine zeitgemäße klinische Onkologie eine exakte standardisierte Tumorklassifikation erfordert. Dies begründet sich zunächst im Streben der modernen Onkologie nach differenziertem und individualisiertem Vorgehen, das der speziellen Situation des Patienten und seines Tumors angepasst ist. Das Ziel ist eine „Therapie nach Maß", eine „histologie- und stadiengerechte Therapie" und mit zunehmenden Kenntnissen über die Tumorbiologie in Zukunft eine „biologiegerechte Therapie", die sowohl ein Zuwenig als auch ein Zuviel vermeidet. Voraussetzung hierfür ist eine sorgfältige Tumorklassifikation, die möglichst verlässliche Auskunft über die Ausbreitung des Tumors zum Zeitpunkt der Diagnose und das biologische Verhalten, damit über die voraussichtliche Prognose gibt. Die wichtigste Aufgabe der Tumorklassifikation besteht somit in der Hilfestellung für eine der Situation angepasste Therapie. Tumorklassifikation dient somit primär und direkt der Betreuung unserer Patienten.

Schon lange bevor jedermann von Globalisierung sprach, war der internationale Austausch der Erfahrungen eine Selbstverständlichkeit in der Medizin, insbesondere auch in der Onkologie. Ein solcher Erfahrungsaustausch ist nur möglich, wenn das Krankengut nach international festgelegten standardisierten Kriterien beschrieben und eine einheitliche Klassifikation der Tumoren vorgenommen wird. Die ersten Bemühungen um eine international einheitliche Tumorklassifikation finden wir in den Dreißigerjahren des vorigen Jahrhunderts in Form der Aktivitäten des Völkerbundes um eine klinische Stadieneinteilung gynäkologischer Karzinome. 1943 begannen die Bemühungen um eine international einheitliche Beschreibung der anatomischen Ausbreitung der Tumoren vor Therapie durch das TNM-System, das seit nunmehr vielen Jahren von der UICC und den nationalen TNM-Komitees betreut und weiterentwickelt wird. Die WHO beschäftigt sich seit den Sechzigerjahren mit einer international einheitlichen histologischen Klassifikation der Tumoren und seit 1976 mit der

Entwicklung entsprechender Verschlüsselungssysteme (ICD-O) für Lokalisation und Histomorphologie der Tumoren.

Heute verfügen wir für alle wesentlichen Aspekte der Tumorklassifikation über international festgelegte Kriterien. Ihre Anwendung ist für die Vergleichbarkeit von onkologischen Daten unerlässlich und auch eine Voraussetzung für ein institutionsübergreifendes Qualitätsmanagement im regionalen und nationalen Bereich.

Selbstverständlich sind die aktuellen internationalen Empfehlungen zur Tumorklassifikation nicht immer der Weisheit letzter Schluss. Sie werden daher auch regelmäßig überprüft und neuen Ergebnissen in Diagnose und Therapie angepasst. Alle onkologisch Interessierten sind aufgefordert, an der Weiterentwicklung der Tumorklassifikation aufgrund sorgfältig erhobener Daten mitzuarbeiten. Wer glaubt, bessere Klassifikationsschemata zu besitzen, kann und soll diese natürlich anwenden und hierzu Daten sammeln, aber stets nur zusätzlich zu den geltenden internationalen Klassifikationen.

Der vorliegende Band setzt die im Auftrag der Deutschen Krebsgesellschaft herausgegebene Buchreihe, in der die Klassifikation maligner Tumoren verschiedener Organe bzw. Organsysteme systematisch und entsprechend den neuesten internationalen Standards dargestellt werden soll, fort. Dabei wird die Klassifikation der Lokalisation, der Histomorphologie (Typing, Grading), der anatomischen Ausbreitung vor Therapie (TNM, pTNM) und nach Therapie (R-Klassifikation) behandelt; je nach Entität werden auch klinisch relevante makroskopische und molekularpathologische bzw. genetische Klassifikationen dargestellt. Die sich hieraus ergebenden Folgerungen für die Diagnostik und für die Therapie werden in Form von Tabellen und klinischen Algorithmen zusammengefasst. Schließlich werden Übersichten über Prognosefaktoren und über die Dokumentation der Tumorklassifikation mit eingeschlossen.

Herausgeber und Autoren hoffen, damit Klinikern und Pathologen, die Krebskranke betreuen, Hilfestellung bei den nicht immer einfachen Fragen der Tumorklassifikation zu geben. Die Buchreihe soll auch Ärzten, Dokumentaren und Informatikern in klinischen Krebsregistern, Tumorzentren, onkologischen Schwerpunkten, Nachsorgeregistern und epidemiologischen Krebsregistern als Informationsquelle dienen. Oberstes Ziel bleibt die national und international standardisierte exakte Tumorklassifikation als Voraussetzung einer der jeweiligen Situation angepassten Tumortherapie und eines institutionsübergreifenden Qualitätsmanagements.

Januar 2002   P. Hermanek, Erlangen; Th. Junginger, Mainz;
                                         M. Klimpfinger, Wien; G. Wagner, Heidelberg;

Inhaltsverzeichnis

Einführung

Prinzipien der Klassifikation maligner Tumoren

Die Klassifikation maligner Tumoren hat 2 wichtige klinische Aufgaben: Sie ist erstens für die Wahl einer differenzierten, der jeweiligen individuellen Situation angepassten Therapie (sog. histologie- und stadiengerechte Krebstherapie) erforderlich und zweitens eine wesentliche Voraussetzung für eine vergleichende Analyse der Therapieergebnisse und ein darauf beruhendes Qualitätsmanagement in der Onkologie.

Die Therapieergebnisse einer bestimmten Institution oder Region müssen mit anderen nationalen und internationalen Ergebnissen vergleichbar sein. Dafür ist eine Klassifikation der Tumoren nach einheitlichen, internationalen Regeln unerlässlich.

Wer seine Tumoren nach individuellen und nicht nach internationalen Usancen klassifiziert, macht einen Vergleich mit der internationalen Gemeinschaft unmöglich und erweckt den Verdacht, dass er diesen Vergleich scheut. Oberster Grundsatz jeder Tumorklassifikation ist es daher, anerkannte internationale Regeln einzuhalten.

Jedem, der glaubt, bessere Klassifikationsvorschläge zu haben, steht es frei, diese zu verwenden, jedoch nur *zusätzlich* zu den internationalen Regeln.

Was umfasst Tumorklassifikation?

Jede Tumorklassifikation berücksichtigt folgende 4 Kategorien:

1. Topographie: Befallene(r) anatomische(r) Bezirk(e) und Unterbezirk(e);
2. Histomorphologie:
   - histologischer Typ (Typing),
   - histologischer Differenzierungsgrad (Grading),

      – im Falle einer neoadjuvanten Therapie: Ausmaß der regressiven Ver-
        änderungen am Tumor (histologisches Regressionsgrading);
3. Tumorausbreitung vor Therapie, prätherapeutisch und ggf. nach Tumor-
    resektion beurteilt;
4. Tumorausbreitung nach Therapie (verbleibender Residualtumor).

Tumorlokalisation

Für die Beschreibung der Tumorlokalisation ist der Topographieteil der
ICD-O (International Classification of Diseases for Oncology) maßgebend,
der in deutscher Übersetzung (und teilweiser Erweiterung) als *Tumorlokalisationsschlüssel* (5. Aufl.) (Wagner 1993) vorliegt. Er beschreibt die anatomischen Bezirke und Unterbezirke mit einem 3-, z. T. auch 4-stelligen
Schlüssel (z. B. C18.3 für Flexura hepatica oder C18.41 für Colon transversum, rechtes Drittel).

Histologisches Typing

Für die Bestimmung des histologischen Typs maßgeblich ist die von der
WHO in zahlreichen Einzelbänden (sog. blue books) für die verschiedenen
Organe bzw. Organsysteme herausgegebene *International Histological
Classification of Tumours* (WHO 1981ff) sowie die seit 1997 erscheinende
neue Reihe *WHO International Classification of Tumours/Pathology and
Genetics* (WHO 1997ff). Für Tumoren, für die solche WHO-Klassifikatio-
nen nicht oder nicht in neuerer Auflage existieren, werden die Bände der 3.
Serie des Tumoratlas des Armed Forces Institute of Pathology (AFIP
1991ff) verwendet; in einzelnen Fällen sind auch andere Publikationen
heranzuziehen. Die Kodierung der verschiedenen Tumortypen maligner
Tumoren erfolgt nach dem Morphologieteil der ICD-O (Fritz et al. 2000).

Histologisches Grading

Im Allgemeinen erfolgt das Grading entsprechend den Vorschlägen, die in
den Bänden der WHO-Klassifikation publiziert sind (WHO 1981ff, WHO
1997ff). Bei einzelnen Organtumoren haben sich hierfür detaillierte Empfehlungen weitgehend durchgesetzt. Sie sind in der *Organspezifischen Tu-*

mordokumentation (Wagner u. Hermanek 1995; Wagner et al. 2002ff) bzw. in den von der Deutschen Krebsgesellschaft im Rahmen der Buchreihe Qualitätssicherung in der Onkologie herausgegebenen *Standards zu Diagnose und Therapie* dargestellt (Deutsche Krebsgesellschaft 1995ff).

Histologisches Regressionsgrading

Hierfür gibt es bisher keine internationalen Empfehlungen. Daher soll auch diesbezüglich den Vorschlägen der Organspezifischen Tumordokumentation (Wagner u. Hermanek 1995; Wagner et al. 2002ff) bzw. den Empfehlungen der Deutschen Krebsgesellschaft (Deutsche Krebsgesellschaft 1995ff) gefolgt werden.

Tumorausbreitung vor Therapie

Die anatomische Ausbreitung vor Therapie wird für die meisten soliden Tumoren durch das TNM-System beschrieben (UICC 1997a und b, 2002). Dabei wird zwischen einer klinischen Klassifikation (TNM) und einer pathologischen Klassifikation (pTNM) unterschieden. Die letztere lässt sich in einigen Fällen schon prätherapeutisch, meistens aber erst nach Tumorresektion vornehmen; sie beschreibt aber auch in letzterem Fall die Situation vor der Therapie.

Für solide Tumoren, für die es keine TNM-Klassifikation gibt, erfolgt eine einfache Beschreibung in nachstehenden Kategorien (Dudeck et al. 1999):

- In situ (nichtinvasiv, intraepithelial),
- lokalisiert (begrenzt auf das Ursprungsorgan),
- regionär (Metastasierung in regionäre Lymphknoten und/oder direkte kontinuierliche Ausbreitung auf die Nachbarschaft),
- Fernmetastasen (einschließlich Metastasen in nichtregionäre Lymphknoten).

Für Lymphome wird die aktualisierte Ann-Arbor-Klassifikation) verwendet (UICC 1997a und b, 2002b), bei einzelnen Systemerkrankungen kommen kombinierte Klassifikationssysteme, die z.T. auch die anatomische Ausbreitung berücksichtigen, zur Anwendung (Übersicht bei Dudeck et al. 1999).

Tumorausbreitung nach Therapie

Ob nach der Therapie im Organismus Tumorgewebe zurückgeblieben ist, wird in der Residualtumor-(R-)Klassifikation (Dudeck et al. 1999; UICC 1997a und b, 2002) festgehalten. Dabei werden sowohl lokoregionär verbleibende Tumorreste als auch solche in Form belassener Fernmetastasen erfasst.

Die R-Klassifikation spiegelt die Effekte der Therapie wider, beeinflusst das weitere therapeutische Vorgehen und liefert die zuverlässigsten Voraussagen zur Prognose.

Die Definitionen der Kategorien der R-Klassifikation sind:

- R0: Kein Residualtumor,
- R1: Mikroskopischer Residualtumor,
- R2: Makroskopischer Residualtumor,
    - R2a: Makroskopischer Residualtumor, mikroskopisch nicht gesichert,
    - R2b: Makroskopischer Residualtumor, mikroskopisch gesichert,
- *RX: Vorhandensein von Residualtumor kann nicht beurteilt werden.*

Die R-Klassifikation berücksichtigt sowohl klinisch (prä- und intraoperativ) erhobene Befunde als auch histopathologische Befunde am Tumorresektat und/oder Biopsien aus dem Tumorbett und/oder zurückgelassenen fernmetastasenverdächtigen Bereichen. Die R-Klassifikation kann daher nur in engem Zusammenwirken von Klinikern und Pathologen vorgenommen werden. Stets sollte auch die Lokalisation des Residualtumors (lokoregionär, Fernmetastasen, beides) festgehalten werden.

Dokumentation

In den Bänden dieser Reihe werden nur solche Sachverhalte zur Dokumentation vorgeschlagen, die für die Klassifikation des jeweiligen Tumors nach ICD-O und TNM wichtig sind. Die meisten dieser Items sind bereits in der als „Minimaldokumentation" konzipierten „Basisdokumentation" für Tumorkranke" enthalten (Dudeck et al. 1999).

Literatur

Armed Forces Institute of Pathology (AFIP) (1991ff) Atlas of tumour pathology, 3rd series. AFIP, Washington DC

Deutsche Krebsgesellschaft (1995ff) Qualitätssicherung in der Onkologie. 3. Diagnostische Standards, 4. Therapeutische Standards, 5. Diagnostische und therapeutische Standards. Zuckschwerdt, München Bern Wien New York

Dudeck J, Wagner G, Grundmann E, Hermanek P (1999) Basisdokumentation für Tumorkranke, 5. Aufl. ADT-Tumordokumentation in Klinik und Praxis 1. Zuckschwerdt, München Bern Wien New York

Fritz A, Percy C, Jack A, Shanmugaratnam K, Sobin L, Parkin DM, Whelan S (eds) (2000) International Classification of Diseases for Oncology (ICD-O), 3rd ed. WHO, Geneva

UICC (Wittekind Ch, Wagner G, Hrsg) (1997a) TNM-Klassifikation maligner Tumoren, 5. Aufl. Springer, Berlin Heidelberg New York

UICC (Hermanek P, Hutter RVP, Sobin LH, Wagner G, Wittekind Ch, Hrsg) (1997b) TNM-Atlas. Illustrierter Leitfaden zur TNM-/pTNM-Klassifikation maligner Tumoren, 4. Aufl. Springer, Berlin Heidelberg New York

UICC (Wittekind Ch, Meyer H-J, Bootz F, Hrsg) (2002) TNM Klassifikation maligner Tumoren, 6. Aufl. Springer, Berlin Heidelberg New York

Wagner G (1993) Tumorlokalisationsschlüssel, 5. Aufl. ADT-Tumordokumentation in Klinik und Praxis, Bd 3. Springer, Berlin Heidelberg New York

Wagner G, Hermanek P (1995) Organspezifische Tumordokumentation. ADT-Tumordokumentation in Klinik und Praxis, Bd 2. Springer, Berlin Heidelberg New York Tokyo

Wagner G, Hermanek P, Wittekind Ch, Sinn HP (2002ff) Organspezifische Tumordokumentation, 2. Aufl. Internetfassung („OTD-2-Internet"). Deutsche Krebsgesellschaft, Frankfurt. http://www.krebsgesellschaft.de/ISTO

WHO (1981ff) International Histological Classification of Tumours, 2nd ed. Vol 1, 2 (1981) WHO, Geneva; weitere Bände (1988ff), Springer, Berlin Heidelberg New York

WHO (1997ff) International Classification of Tumours. Pathology and Genetics. IARC Press, Lyon

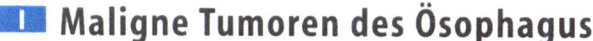

I Maligne Tumoren des Ösophagus

1 Zur Anatomie

1.1 Lokalisation des Primärtumors

Der Ösophagus wird in mehrere anatomische Unterbezirke unterteilt, die in Abb. I.1.1 dargestellt und nachstehend mit den zugehörigen Topographiecodenummern (Fritz et al. 2000; Wagner 1993) aufgelistet sind:

1. Zervikaler Ösophagus (C15.0): beginnt am unteren Rand des Krikoidknorpels und endet beim Eintritt des Ösophagus in den Thorax (Suprasternalgrube), ca. 18 cm distal der oberen Schneidezähne.
2. Intrathorakaler Ösophagus:
   a) oberer intrathorakaler Abschnitt (C15.3): reicht vom Eintritt des Ösophagus in den Thorax bis zur Höhe der Trachealbifurkation, ca. 24 cm distal der oberen Schneidezähne;
   b) mittlerer thorakaler Abschnitt (C15.4): entspricht der oberen Hälfte des Ösophagus zwischen Trachealbifurkation und ösophagogastralem Übergang; die untere Grenze liegt ca. 32 cm distal der oberen Schneidezähne;
   c) unterer thorakaler Abschnitt (C15.5) (einschl. abdominaler Ösophagus): entspricht der distalen Hälfte des Ösophagus zwischen Trachealbifurkation und ösophagogastralem Übergang, ca. 8 cm in der Länge; die untere Grenze liegt ca. 40 cm distal der oberen Schneidezähne.

Die Lokalisation des Primärtumors wird nach seinem Zentrum dokumentiert. Bei Tumoren, die 2 der 4 Unterbezirke betreffen, erfolgt die Zuordnung zu dem Unterbezirk, in dem der größere Tumoranteil gelegen ist. Betrifft ein Tumor 2 Unterbezirke zu gleichen Teilen, wird C15.8 (mehrere Teilbereiche überlappend) dokumentiert. Gleiches gilt auch für Tumoren mit Totalbefall oder Fast-Totalbefall.

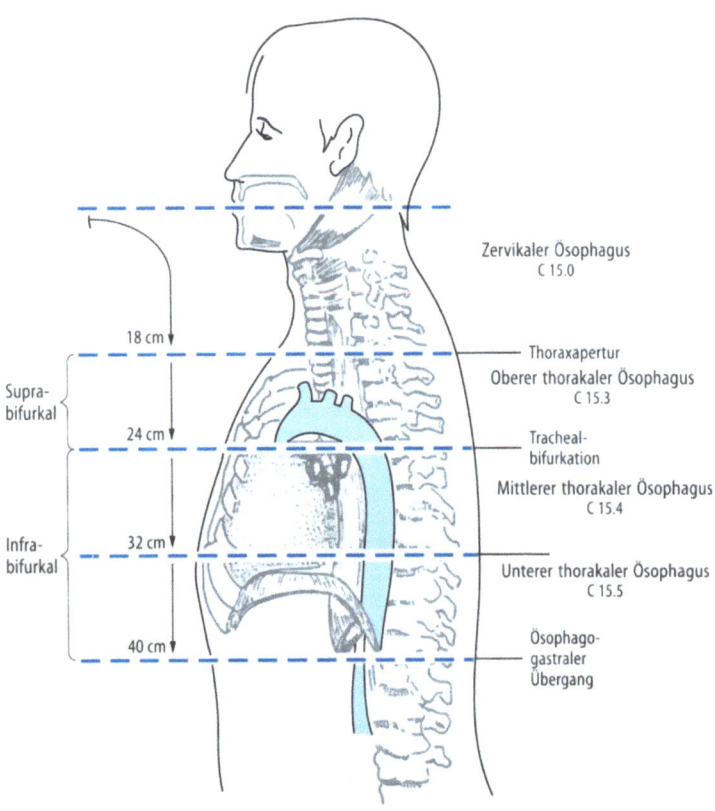

Abb. I.1.1. Unterteilung des Ösophagus. (Mod. nach UICC 1999)

Im Hinblick auf das therapeutische Vorgehen ist die Unterteilung der intrathorakalen Ösophaguskarzinome in suprabifurkale (oberhalb und an der Bifurkation gelegene) und infrabifurkale (unterhalb der Trachealbifurkation gelegene) bedeutsam (Deutsche Krebsgesellschaft 2002).

1.2   Abgrenzung Ösophagus/Hypopharynx

Die Grenze zwischen Hypopharynx und Speiseröhre liegt in Höhe des unteren Randes des Krikoidknorpels, entsprechend der Höhe des 6. Halswirbels. Tumoren, die Hypopharynx und zervikalen Ösophagus befallen, werden jenem Organ zugeordnet, in dem der größere Anteil des Tumors gelegen ist. Bei Tumoren, die jenseits der Mukosa infiltrieren, wird bei der Zuordnung nur die tiefer infiltrierende Komponente berücksichtigt (UICC 2001).

1.3   Grenze zwischen Ösophagus und Magen/ ösophagogastraler Übergang

Die Grenze zwischen Ösophagus und Magen wird als „ösophagogastraler Übergang" (ÖGÜ) (oesophagogastric [OG] junction) bezeichnet und ist definiert als die imaginäre Linie, an der der tubuläre Ösophagus endet und der Magen beginnt.

Endoskopisch entspricht der ÖGÜ dem oralen Rand des Bereiches mit Magenfalten. Dieser liegt normalerweise dort, wo sich der tubuläre Ösophagus am aboralen Rand des unteren Ösophagussphinkters zum sackförmigen Magen ausweitet. Bei Patienten mit Hiatushernie ist keine klar erkennbare Ausweitung erkennbar, bei minimaler Luftinsufflation wird aber der orale Rand der Magenfalten erkennbar.

Die Plattenepithel-Zylinderepithel-Grenze (squamous-columnar [SC] epithelial junction, Z-Linie, Ora serrata) liegt am ÖGÜ oder oral hiervon.

1.4   Wann Tumor des Ösophagus, wann Tumor des Magens?

Die Zuordnung maligner Tumoren, deren Zentrum im Bereich von 5 cm oral und aboral des ÖGÜ liegt, erfolgt im Schrifttum recht unterschiedlich. Maßgebliche diesbezügliche Vorschläge stammen von der UICC (2001) und von der Chirurgischen Klinik der Technischen Universität München (Siewert 1999; Siewert u. Stein 1998). Für die nachfolgende Darstellung wurde in erster Linie die Weiterentwicklung dieser Empfehlungen durch die WHO-Klassifikation 2000 der Tumoren des Verdauungstrakts (Hamilton u. Aaltonen 2000) berücksichtigt, in der die neue Kategorie „Adenokar-

zinom des ösophagogastralen Übergangs" (adenocarcinoma of the oesophagogastric junction) eingeführt wurde. Die Regeln für die Zuordnung
unterscheiden sich dabei nach dem histologischen Typ.

Adenokarzinome einschließlich ungewöhnlicher Varianten

Hierin sind einbezogen die üblichen papillären und tubulären Adenokarzinome (einschl. der sog. pylorokardialen Karzinome) sowie die ungewöhn-
lichen muzinösen Adenokarzinome, Siegelringzellkarzinome und adenosquamösen Karzinome. Dabei werden unterschieden:

1) Adenokarzinom des gastroösophagealen Übergangs: Karzinome, die im
   Bereich des ösophagogastralen Übergangs (ÖGÜ) angetroffen werden
   und zwar unbeschadet davon, wie viel des Tumors im Ösophagus und
   wie viel im Magen bzw. wo die Tumorhauptmasse liegt.
2) Adenokarzinome des distalen Ösophagus: Diese werden ausschließlich
   dann diagnostiziert, wenn der Tumor komplett im Ösophagus liegt und
   der ÖGÜ nicht erreicht wird.
3) Adenokarzinome des oralen Magendrittels: Diese werden nur dann
   diagnostiziert, wenn der Tumor zur Gänze im Magen liegt und den ÖGÜ
   nicht erreicht.

Das Adenokarzinom des ÖGÜ (1) entspricht dem Typ II (eigentliches Kardiakarzinom, junctional carcinoma), das Adenokarzinom des distalen Ösophagus (2) dem Typ I und das des oralen Magendrittels (3) dem Typ III des
„AEG" (adenocarcinoma of the esophago-gastric junction) der ursprüngli-
chen Nomenklatur der Chirurgischen Klinik der Technischen Universität
München (Siewert 1999; Siewert u. Stein 1998).

Es sei ausdrücklich betont, dass ausgedehnte Karzinome des Ösophagus
oder des Magens, die mit Ausläufern den ÖGÜ überschreiten, nicht als
Adenokarzinome des ÖGÜ klassifiziert werden, sondern nur solche, deren
Zentrum nicht weiter als 5 cm vom ÖGÜ entfernt ist.

Das Adenokarzinom des ösophagogastralen Übergangs ist durch klinische Besonderheiten und auch solche in der Klassifikation gekennzeichnet
und wird deshalb in einem gesonderten Abschnitt getrennt von den malignen Tumoren des Ösophagus und jenen des Magens behandelt, s. S. 71ff.

Aufgrund der neuen Definitionen wird die Bezeichnung „Kardiakarzinom" nicht mehr verwendet bzw. ist sie nicht mehr verwendbar, insbesondere weil ja der Begriff Kardia nach distal makroskopisch nicht klar ab-

grenzbar ist. Entsprechend werden die Adenokarzinome des Magens nun in solche des oberen, mittleren und unteren Drittels unterteilt (s. Kap. „Magenkarzinom", S. 93ff).

Andere Tumortypen, insbesondere Plattenepithel-, kleinzellige und undifferenzierte Karzinome

Hier wird nur zwischen Ösophagus- und Magenkarzinomen unterschieden, wobei folgende Regeln gelten:

- Wenn mehr als 50% der longitudinalen Ausdehnung des Tumors im Ösophagus liegen, wird der Tumor als Ösophagustumor, wenn weniger als 50% im Ösophagus liegen, als Magentumor klassifiziert.
- Wenn der Tumor zu gleichen Teilen oral und aboral des ÖGÜ gelegen ist, wird er als Ösophagustumor eingeordnet.

1.5 Regionäre Lymphknoten
(UICC 1997, 1999, 2002; Wagner u. Hermanek 1995)

Die regionären Lymphknoten sind

- für den zervikalen Ösophagus: Zervikale Lymphknoten (einschl. supraklavikulärer und sog. Skalenuslymphknoten);
- für den intrathorakalen Ösophagus: Mediastinale und perigastrische Lymphknoten (als solche zählen die Lymphknoten rechts und links der Kardia, die Lymphknoten an der kleinen und großen Kurvatur, die Lymphknoten ober- und unterhalb des Pylorus sowie jene an der A. gastrica sinistra, nicht aber die Lymphknoten am Truncus coeliacus).

Für die zervikalen, mediastinalen und perigastrischen Lymphknoten wird auch die Bezeichnung „Kompartimente" oder „Felder" verwendet. Die Zuordnung der verschiedenen Lymphknotengruppen mit ihrer Nummerierung durch die Japanese Society for Esophageal Diseases (1992) ist nachstehend tabellarisch (Tabelle I.1.1) und in Abb. I.1.2 graphisch dargestellt.

Bei Tumoren oberhalb der Trachealbifurkation finden sich Lymphknotenmetastasen vorwiegend kranialwärts, bei Tumoren unterhalb der Trachealbifurkation vorwiegend kaudalwärts des Tumors, wobei aber in einem Teil der Fälle von diesem Verhalten abgewichen wird. Bei Tumoren an der Bifurkation sind Lymphknotenmetastasen in etwa gleicher Häufigkeit ober- und unterhalb des Tumors zu erwarten.

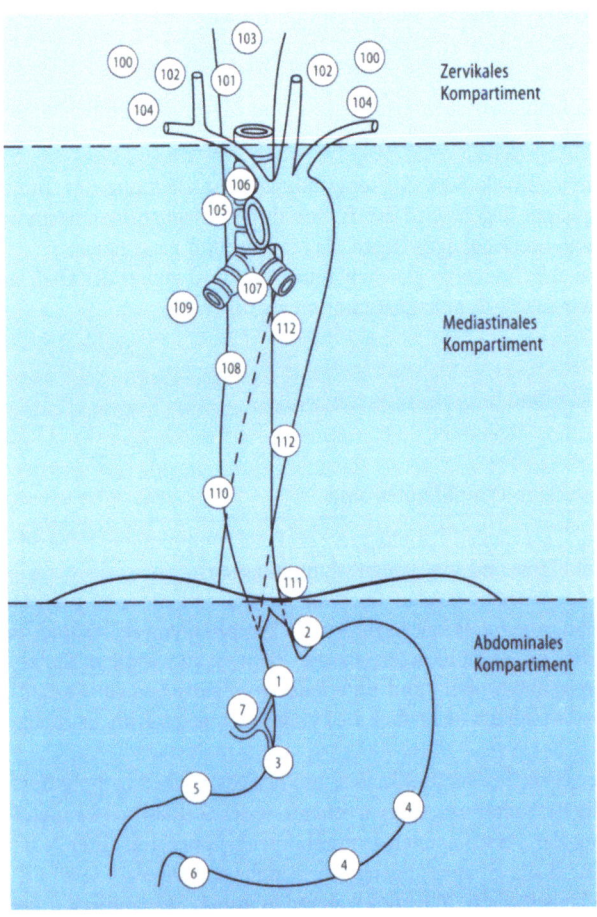

Abb. I.1.2. Regionäre Lymphknoten für den Ösophagus. Lymphknotengruppen entsprechend der Einteilung der Japanese Society for Esophageal Diseases. Mod. nach Japanese Society for Esophageal Diseases (1992)

Tabelle I.1.1. Regionäre Lymphknoten für den Ösophagus

Kompartiment	Nummer	Lymphknotengruppe, Bezeichnung
Zervikal	100	Laterale zervikale LK (Syn. obere zervikale LK)
	101	Parösophageale zervikale LK (Syn. periösophageale zervikale LK)
	102	Tiefe zervikale LK (Syn. jugulare LK, LK an V. jugularis interna)
	103	Retropharyngeale LK (Syn. untere zervikale LK)
	104	Supraklavikuläre LK (einschl. sog. Skalenus-LK)
Mediastinal	105	Mediastinale obere parösophageale LK
	106	Mediastinale paratracheale LK
	107	Bifurkations-LK (Syn. subkarinale LK)
	108	Mediastinale mittlere parösophageale LK
	109	LK am Lungenhilus
	110	Mediastinale untere parösophageale LK
	111	Diaphragmale LK
	112	Hintere mediastinale LK
Abdominal	1	LK an Kardia rechts
	2	LK an Kardia links
	3	LK an kleiner Kurvatur
	4	LK an großer Kurvatur
	5	Suprapylorische LK
	6	Subpylorische LK
	7	LK an A. gastrica sinistra

Das makroskopische Erscheinungsbild der Ösophaguskarzinome, wie es sich bei der Endoskopie darstellt, ist von Bedeutung für die Therapiewahl. Dabei wird heute allgemein der Klassifikation der Japanese Society for Esophageal Diseases (1992) gefolgt. Diese unterscheidet 5 *Haupttypen*:

1) oberflächlicher Typ,
2) vorgewölbter Typ (polypoider Tumor),
3) ulzerös-lokalisierter Typ (mit scharfem Rand),
4) ulzerös-infiltrativer Typ (mit unscharfem Rand),
5) diffus-infiltrativer Typ.

Bei den unter 2–5 genannten Typen liegt nahezu immer ein Karzinom vor, das zumindest die Muscularis propria infiltriert, entsprechend pT2 und mehr. Beim oberflächlichen Typ (1) findet sich in 80–90% ein Karzinom, das maximal in die Submukosa infiltriert (pTis, pT1).

Der oberflächliche Typ wird weiter unterteilt in die Typen I, IIa–IIc und III (Abb. I.2.1) (Chrisholm et al. 1992; Endo et al. 1988).

Die Unterteilung des oberflächlichen Typs ist für die Indikation zur limitierten Behandlung und zur Lasertherapie von Bedeutung, denn sie gibt einen Hinweis auf die Wahrscheinlichkeit des Wachstums bis in die Submukosa: bei den Typen I und III sowie den Mischformen ist fast immer die Submukosa betroffen. Mukosakarzinome und nicht-invasive Karzinome finden sich fast nur bei Typ II. Mit der Invasionstiefe ist auch ein Hinweis auf die Wahrscheinlichkeit einer lymphogenen Metastasierung gegeben. Bei Invasion nur der oberen 2/3 der Mukosa sind Lymphknotenmetastasen nicht zu erwarten, bei Infiltration des tiefen Drittels der Mukosa in 4–5 (bis 10) %, bei Submukosakarzinomen (pT1b) jedoch in 35–40% (Chrisholm et al. 1992; Lewin u. Appelman 1996; Pathirana u. Poston 2001).

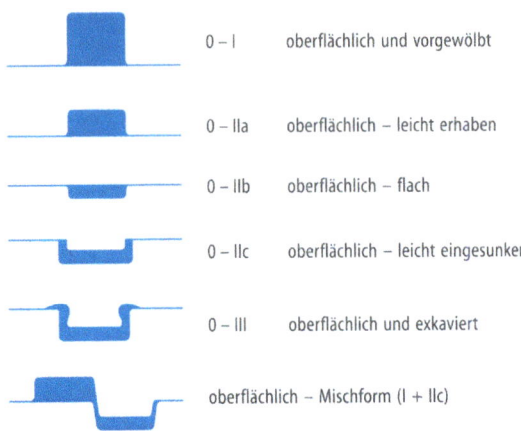

Abb. I.2.1. Endoskopische Klassifikation des oberflächlichen Typs. (Aus Endo et al. 1988)

Der makroskopisch-endoskopische Begriff „Oberflächlicher Typ" muss von Begriffen wie „Superficial carcinoma", „Superficial spreading carcinoma" und „Early carcinoma" unterschieden werden (s. S. 40).

3 Histomorphologie

3.1 Systematik des Typings

Maßgeblich ist die WHO-Klassifikation 2000 der Tumoren des Verdauungstrakts (Hamilton u. Aaltonen 2000). Zusätzlich wurden die WHO-Klassifikation 1990 (Watanabe et al. 1990) der Ösophagustumoren und der entsprechende Band des AFIP-Atlas (Lewin u. Appelman 1996) berücksichtigt.

Die häufigsten malignen Tumoren des Ösophagus sind das Plattenepithel- und das Adenokarzinom. Ätiologisch stehen in den westlichen Ländern beim Plattenepithelkarzinom chronischer Tabak- und Alkoholkonsum, beim Adenokarzinom der chronische gastroösophageale Reflux, der zur Entwicklung des Barrett-Ösophagus führt, im Vordergrund. In den westlichen Ländern ist eine Zunahme der Adenokarzinome zu verzeichnen (Bollschweiler u. Hölscher 2000).

Die in Frage kommenden malignen Tumoren sind nachstehend mit ihren ICD-O-Morphologiecodenummern (Fritz et al. 2000; Grundmann et al. 1997) aufgelistet (Tabelle I.3.1).

Tabelle I.3.1. Maligne Tumoren des Ösophagus mit ihren ICD-O-Codenummern

Tumortyp	ICD-O-Code
I. Maligne epitheliale Tumoren	
A. Intraepitheliale High-grade-Neoplasien	
Plattenepitheliale hochgradige (high grade) intraepitheliale Neoplasie	8077/2[a]
Glanduläre hochgradige (high grade) intraepitheliale Neoplasie	8148/2[b]
B. Invasive Karzinome	
a) Plattenepithelkarzinome und ihre Varianten	
Plattenepithelkarzinom	8070/3
Verruköses Karzinom	8051/3
Spindelzellkarzinom	8074/3
Basaloides Plattenepithelkarzinom	8083/3[c]
Lymphoepitheliales Karzinom	8082/3
b) Adenokarzinome und nahestehende Karzinome	
Adenokarzinom	8140/3
Muzinöses Adenokarzinom	8480/3
Adenosquamöses Karzinom	8560/3
Mukoepidermoidkarzinom	8430/3
Adenoidzystisches Karzinom	8200/3
c) Endokrine Karzinome	
Kleinzelliges Karzinom	8041/3
Gemischt endokrin-exokrines Karzinom	8244/3
d) Karzinoidtumor	8240/3
e) Chorionkarzinom[d]	9100/3
f) Undifferenziertes Karzinom	8020/3
II. Maligne nichtepitheliale Tumoren	
A. Maligne mesenchymale Tumoren (Sarkome)	
Maligner gastrointestinaler Stromatumor	8936/3
Leiomyosarkom	8890/3[e]
Rhabdomyosarkom	8900/3[e]
Synovialsarkom	9040/3[e]
Kaposi-Sarkom	9140/3
B. Malignes Melanom	8720/3[e]
C. Maligne Lymphome	s. Bd. Lymphome und Leukämien dieser Buchreihe

[a] In der ICD-O-3 neu vergebene Codenummer, entsprechend bisherigem Code 8070/2 für Plattenepithelkarzinome in situ.

[b] In der ICD-O-3 neu vergebene Codenummer, entsprechend bisherigem Code 8140/2 für Adenokarzinom in situ.

[c] In der ICD-O-3 neu vergebene Codenummer; im Tumorhistologieschlüssel war dieser Tumortyp im Ösophagus noch nicht vorgesehen.

[d] Weil von „Chorion" abgeleitet, ist „Chorionkarzinom" gegenüber der an das Englische angepassten Schreibweise „Choriokarzinom" zu bevorzugen.

[e] In der WHO-Klassifikation 2000 für Tumoren des Verdauungstrakts ist eine Subklassifikation dieser Tumoren im Ösophagus nicht vorgesehen

3.2 Alphabetisches Verzeichnis der anerkannten malignen Tumoren mit Definitionen und Hinweisen zur Klinik (ausgenommen maligne Lymphome)

Hierzu s. Tabelle I.3.2.

Tabelle I.3.2. Alphabetisches Verzeichnis der anerkannten malignen Tumoren des Ösophagus mit Definitionen und Hinweisen zur Klinik (ausgenommen maligne Lymphome)

Tumortyp/ICD-O-Codenummer	Definition	Hinweise zur Klinik
Adenoid-zystisches Karzinom/8200/3	Maligner Tumor, bestehend aus Zellen vom Typ jener, die Drüsenausführungsgänge auskleiden, und myoepithelialen Zellen. Diese beiden Zelltypen bilden kleine drüsenähnliche oder trabekuläre Strukturen oder große solide Felder mit multiplen Hohlräumen (kribriforme Strukturen). Schlecht differenzierte Formen sind mehr solide gebaut	Im Ösophagus seltener Tumor, wahrscheinlich von Ösophagusdrüsen ausgehend, langsames Wachstum, ähnlich wie bei gleichnamigen Tumoren der Speicheldrüsen
Adenokarzinom/8140/3	Maligner Tumor des Drüsenepithels mit papillären und/oder tubulären Strukturen; kleine Herde von Plattenepithelmetaplasie können vorkommen, berechtigen aber nicht zur Diagnose eines adenosquamösen Karzinoms; gelegentlich nur geringe Drüsenbildung, manchmal Siegelringzellen	Überwiegend im Barrett-Ösophagus und damit im unteren thorakalen Ösophagus; sehr selten von kongenital-heterotoper Magenschleimhaut (gewöhnlich im oberen Ösophagus) oder von Ösophagusdrüsen ausgehend. Häufigkeit in westlichen Ländern zunehmend
Adenosquamöses Karzinom/8560/3	Tumor mit signifikanter plattenepithelialer Komponente, durchmischt mit tubulärem Adenokarzinom	Im Ösophagus seltener Tumor, Prognose ähnlich Plattenepithelkarzinomen

Tabelle I.3.2. Fortsetzung

Tumortyp/ICD-O-Codenummer	Definition	Hinweise zur Klinik
Basaloides Plattenepithelkarzinom/ 8083/3	Variante eines Plattenepithelkarzinoms, wobei dichtgelagerte Zellen mit hyperchromatischen Kernen und spärlichem basophilem Zytoplasma im Vordergrund stehen; solides Wachstum, kleine drüsenähnliche Räume und Herde komedoartiger Nekrosen, herdförmig plattenepitheliale Differenzierung	Seltene Variante, prognostisch nicht wesentlich unterschiedlich gegenüber üblichem Plattenepithelkarzinom
Chorionkarzinom/ 9100/3	Maligner Tumor mit Zyto- und Synzytiotrophoblast	Extrem selten primär im Ösophagus vorkommend
Gemischt endokrin-exokrines Karzinom/ 8244/3	Tumor mit Strukturen eines Adenokarzinoms und einer trabekulär-azinären Karzinoidkomponente	Nur wenige Fälle berichtet
Gländuläre hochgradige (high grade) intraepitheliale Neoplasie/8148/2	Auf das Drüsenepithel begrenzte hochgradig atypische Veränderung ohne invasives Wachstum	Im Barrett-Ösophagus auftretend
Kaposi-Sarkom/ 9140/3	Maligner Tumor mit Spindelzellen, angeordnet in Zügen, dazwischen spaltähnliche vaskuläre Räume mit Erythrozyten	Sehr selten im Ösophagus, meist assoziiert mit AIDS
Karzinoidtumor/ 8240/3	Gut differenzierter endokriner Tumor, ähnlich wie im Magen (s. S. 111 und 115/116)	Sehr seltener, meist kleiner Tumor, meist im Barrett-Ösophagus, Verhalten ähnlich wie bei Auftreten im Magen
Kleinzelliges Karzinom/8041/3	Tumor histologisch, immunhistochemisch und ultrastrukturell identisch mit kleinzelligem Lungenkarzinom; herdförmige Areale von Plattenepithel-, Adeno- und/ oder Mukoepidermoidkarzinomen möglich, ohne die Klassifikation zu beeinflussen	Seltener Tumor im Ösophagus. Stets muss eine Ausbreitung eines kleinzelligen Lungenkarzinoms in den Ösophagus klinisch ausgeschlossen werden

Tabelle I.3.2. Fortsetzung

Tumortyp/ICD-O-Codenummer	Definition	Hinweise zur Klinik
Leiomyosarkom/ 8890/3	Mesenchymaler maligner Tumor mit eindeutiger licht-mikroskopischer Differenzierung zu glatter Muskulatur, Aktin und Desmin stark und diffus positiv, KIT negativ (Abgrenzung gegen gastro-intestinalen Stromatumor): Abgrenzung gegen benignes Leiomyom durch hohe Mito-serate (mehr als 10 Mitosen/ 50 Gesichtsfelder bei starker Vergrößerung), hohe Kern-Plasma-Relation, Zellreich-tum, Tumorgröße, Invasion von Nachbarstrukturen und Nekrosen	Häufigster maligner nicht-epithelialer Tumor des Öso-phagus, Prognose etwas güns-tiger als bei Karzinomen
Lymphoepitheliales Karzinom/8082/3	Gut differenziertes nicht ver-hornendes Plattenepithelkar-zinom mit reichlicher lym-phozytärer Infiltration, im Allgemeinen EBV-DNA nach-weisbar	Im Ösophagus extrem selten, in der WHO-Klassifikation nicht erwähnt
Maligner gastro-intestinaler Stroma-tumor (GIST)/ 8936/3	Entsprechend den gleichna-migen Tumoren anderer Lokalisationen des Magen-Darm-Trakts (s. S. 119), meist spindelzellig, selten epithe-loidzellig	Seltener Tumor im Ösophagus
Malignes Melanom/ 8720/3	Histologisch identisch mit Hautmelanomen	Sehr selten primär im Öso-phagus, meist polypös, aggres-siv, manchmal kombiniert mit fokaler oder diffuser Melanose der Ösophagusschleimhaut; stets Metastase eines malig-nen Melanoms (anderer Lokalisation ausschließen!
Mukoepidermoid-karzinom/8430/3	Maligner Tumor, charakteri-siert durch Epithelnester, in denen plattenepitheliale Zel-len (selten mit Verhornung), schleimproduzierende Zellen und solche von intermediä-rem Typ in wechselnden An-teilen vermischt sind	Seltener Tumor, wahrschein-lich von Ösophagusdrüsen ausgehend

Tabelle I.3.2. Fortsetzung

Tumortyp/ICD-O-Codenummer	Definition	Hinweise zur Klinik
Muzinöses Adenokarzinom/8480/3	Adenokarzinom, das zu mehr als 50% aus extrazellulärem Schleim besteht	Seltener Tumor, klinisches Verhalten wie Adenokarzinom
Plattenepitheliale hochgradige (high grade) intraepitheliale Neoplasie/8077/2	Auf das Epithel begrenzte hochgradige strukturelle und zytologische Abnormitäten. Zusammenfassende Bezeichnung für hochgradige Dysplasie und Carcinoma in situ, die beide gleiche klinische Bedeutung haben	Vorläuferläsion mit erhöhtem Risiko für die Entwicklung invasiver Karzinome, häufig noch am Rande invasiver Plattenepithelkarzinome nachzuweisen
Plattenepithelkarzinom/8070/3	Maligner epithelialer Tumor mit plattenepithelialer Differenzierung (Interzellularbrücken und/oder Verhornung). Umschriebene drüsige Differenzierung möglich, berechtigt aber nicht zur Diagnose eines adenosquamösen Karzinoms	Häufigster Karzinomtyp im Ösophagus, hoher Anteil von Patienten mit Alkohol- und Nikotinabusus, bisweilen Zweittumor nach früherem Karzinom in Mundhöhle oder Pharynx
Rhabdomyosarkom/8900/3	Maligner mesenchymaler Tumor mit unterschiedlichen Graden einer Skelettmuskeldifferenzierung	Sehr selten im Ösophagus
Spindelzellkarzinom/8074/3	Plattenepithelkarzinomvariante mit wechselnd reichlicher sarkomatoider Spindelzellkomponente, die z. T. pleomorph ist und malignem fibrösem Histiozytom ähnelt, aber auch Differenzierung in Richtung Knorpel, Knochen oder Skelettmuskel zeigen kann (früher wurden Fälle mit solchen Differenzierungen als Karzinosarkom bezeichnet)	Seltener, makroskopisch meist polypoid wachsender Tumor
Synovialsarkom/9040/3	Maligner biphasischer Tumor, charakterisiert durch epitheliale drüsige Formationen in spindelzelligem fibrosarkomähnlichem Stroma	Extrem selten im Ösophagus

Tabelle I.3.2. Fortsetzung

Tumortyp/ICD-O-Codenummer	Definition	Hinweise zur Klinik
Undifferenziertes Karzinom/8020/3	Maligner epithelialer Tumor ohne lichtmikroskopisch erkennbare plattenepitheliale oder drüsige Differenzierung und ohne Charakteristika eines kleinzelligen Karzinoms (ultrastrukturell oder immunhistochemisch können Zeichen einer plattenepithelialen Differenzierung vorhanden sein)	Selten im Ösophagus
Verruköses Karzinom/8051/3	Plattenepithelkarzinomvariante, charakterisiert durch papilläres Wachstum, hohe Differenzierung (G1) und verdrängenden Tumorrand	Seltene Variante mit langsamem Wachstum, sehr selten Metastasen

3.3 Alphabetische Liste der Synonyme sowie veralteter und obsoleter Bezeichnungen

Hierzu s. Tabelle I.3.3. In eckige Klammern gesetzte Bezeichnungen sollen nicht verwendet werden.

Tabelle I.3.3. Alphabetische Liste der Synonyme sowie veralteter und obsoleter Bezeichnungen

Bezeichnung	Vorzugsbezeichnung	ICD-O-Codenummer
Adenokarzinom in situ	Glanduläre intraepitheliale High-grade-Neoplasie	8148/2
Adenokarzinom, intraepitheliales	Glanduläre intraepitheliale High-grade-Neoplasie	8148/2
Anaplastisches kleinzelliges Karzinom	Kleinzelliges Karzinom	8041/3
[Basaloides Karzinom[a]]	Basaloides Plattenepithelkarzinom	8083/3
[Carcinoma in situ o. n. A.[b]]	–	–
[Chorionepitheliom]	Chorionkarzinom	9100/3

Tabelle I.3.3. Fortsetzung

Bezeichnung	Vorzugsbezeichnung	ICD-O-Code-nummer
Dysplasie, schwere, im Barrett-Ösophagus	Glanduläre intraepitheliale High-grade-Neoplasie	8148/2
Epidermoidkarzinom	Plattenepithelkarzinom	8070/3
Intraepitheliales Adenokarzinom	Glanduläre intraepitheliale High-grade-Neoplasie	8148/2
Intraepitheliales Plattenepithelkarzinom	Plattenepitheliale intraepitheliale High-grade-Neoplasie	8077/2
Karzinom, anaplastisches kleinzelliges	Kleinzelliges Karzinom	8041/3
Karzinom, lymphoepitheliomähnliches	Lymphoepitheliales Karzinom	8082/3
Karzinom, neuroendokrines	Kleinzelliges Karzinom	8041/3
[Karzinom, pseudosarkomatöses]	Spindelzellkarzinom	8074/3
[Karzinom, sarkomatoides]	Spindelzellkarzinom	8074/3
Karzinom, undifferenziertes mit lymphozytärem Stroma	Lymphoepitheliales Karzinom	8082/3
[Karzinosarkom[c]]	Spindelzellkarzinom	8074/3
[Lymphoepitheliom[d]]	Lymphoepitheliales Karzinom	8082/3
Lymphoepitheliomähnliches Karzinom	Lymphoepitheliales Karzinom	8082/3
Neuroendokrines Karzinom	Kleinzelliges Karzinom	8041/3
Nichtinvasives Adenokarzinom	Glanduläre intraepitheliale High-grade-Neoplasie	8148/2
Nichtinvasives Plattenepithelkarzinom	Plattenepitheliale intraepitheliale High-grade-Neoplasie	8077/2
Plattenepithelkarzinom in situ	Plattenepitheliale intraepitheliale High-grade-Neoplasie	8077/2
Plattenepithelkarzinom mit spindelzelligem Stroma	Spindelzellkarzinom	8074/3
Plattenepithelkarzinom, sarkomatoides	Spindelzellkarzinom	8074/3
Plattenepithelkarzinom, spindelzelliges	Spindelzellkarzinom	8074/3
Plattenepithelkarzinom, verruköses	Verruköses Karzinom	8051/3
[Polypoider Tumor[d, e]]	Spindelzellkarzinom	8074/3
[Polypoides Karzinom[d]]	Spindelzellkarzinom	8074/3
[Pseudosarkom[f]]	Spindelzellkarzinom	8074/3

Tabelle I.3.3. Fortsetzung

Bezeichnung	Vorzugsbezeichnung	ICD-O-Code-nummer
[Pseudosarkomatöses Karzinom]	Spindelzellkarzinom	8074/3
[Pseudosarkomatoides Karzinom]	Spindelzellkarzinom	8074/3
Schwere Dysplasie im Barrett-Ösophagus	Glanduläre intraepitheliale High-grade-Neoplasie	8148/2
[Sarkomatoides Plattenepithel-karzinom]	Spindelzellkarzinom	8074/3
Spindelzelliges Plattenepithel-karzinom	Spindelzellkarzinom	8074/3
Verruköses Plattenepithel-karzinom	Verruköses Karzinom	8051/3
Undifferenziertes Karzinom mit lymphozytärem Stroma	Lymphoepitheliales Karzinom	8082/3

[a] Bezeichnung, die nicht hinreichend differenziert zwischen basaloidem Plattenepithel-karzinom und basaloidem Adenokarzinom.
[b] Obsolete Bezeichnung, die nicht zwischen plattenepithelialer und glandulärer intra-epithelialer High-grade-Neoplasie unterscheidet.
[c] Früher wurden Spindelzellkarzinome mit herdförmiger Differenzierung in Richtung Knorpel, Knochen oder Muskulatur gesondert als Karzinosarkome klassifiziert.
[d] Wegen fehlender Aussage zur Dignität zu vermeidende Bezeichnung.
[e] Zu vermeidende Bezeichnung, da ausschließlich ein typisches makroskopisches Wachs-tum, nicht aber die Histomorphologie gekennzeichnet wird.
[f] Wegen fehlender Aussage zur Histogenese zu vermeidende Bezeichnung

3.4　Grading (Hamilton u. Aaltonen 2000; Watanabe et al. 1990)

Tumoren, bei denen kein Grading vorgesehen ist

- *Malignes Melanom*

Tumoren, deren Differenzierungsgrad sich aus dem Tumortyp ergibt

- *Karzinoidtumor: G1*
- *Verruköses Karzinom: G1*
- *Basaloides Plattenepithelkarzinom: G3*
- *Spindelzellkarzinom: G3*
- *Chorionkarzinom: G3*
- *Kleinzelliges Karzinom: G4*
- *Undifferenziertes Karzinom: G4*

Kriterien für Grading

Plattenepithelkarzinom

- G1: Reichliche Verhornung, gut erkennbare Interzellularbrücken, deutliche Schichtung;
- G2: Zwischenstellung zwischen G1 und G3;
- G3: Verhornung, Interzellularbrücken und Schichtung fehlen oder sind nur gering ausgeprägt.

Da sich das Grading von Plattenepithelkarzinomen in den meisten multivariaten Analysen nicht als unabhängiger Prognosefaktor erwiesen hat, wurde ein neues Gradingsystem (Diagnostic score) mit 4 Gruppen vorgeschlagen, das lediglich das Invasionsmuster und die entzündliche Umgebungsreaktion berücksichtigt (Sarbia et al. 1995):

Invasionsfront:

- verdrängend, gut abgegrenzter Tumorrand: ein Punkt,
- infiltrierend, solide Stränge und Bänder: 2 Punkte,
- kleine Gruppen (<15) dissoziierter Zellen: 3 Punkte,
- ausgeprägte zelluläre Dissoziation: 4 Punkte;

entzündliche Reaktion:

- ausgeprägt: ein Punkt,
- mäßiggradig: 2 Punkte,
- geringgradig: 3 Punkte,
- keine: 4 Punkte;

Summe der Punkte

- 2,3: Prognosegruppe 1 (günstig),
- 4: Prognosegruppe 2,
- 5,6: Prognosegruppe 3,
- 7,8: Prognosegruppe 4 (ungünstig).

Adenokarzinom

- G1: Histologische und zytologische Charakteristika, die normalem Epithel sehr ähnlich sind, durchgängige Drüsenbildung, keine soliden Anteile, überwiegend hohe Zylinderzellen, keine stärkere Polymorphie;

- G2: Weder Charakteristika von G1 noch von G3;
- G3: Histologische und zytologische Charakteristika, deren Ähnlichkeit mit normalem Epithel nur mit Mühe erkennbar ist, wenigstens stellenweise starke Kernpolymorphie und reichlich Mitosen, nur spärlich angedeutete, schwer erkennbare Drüsenbildung.

Adenosquamöses Karzinom

Die adenokarzinomatöse Komponente wird nach den Empfehlungen für das Grading der Adenokarzinome, die plattenepitheliale nach jenen für Plattenepithelkarzinome beurteilt (s.o.). Der endgültige Grad ergibt sich aus dem ungünstigeren Befund.

Adenozystisches Karzinom

- Überwiegend solide Strukturen: G3/high grade,
- sonstige Formen: G2/low grade.

Mukoepidermoidkarzinom (Seifert 1990)

- Low grade: mehr als 50% des Tumors besteht aus schleimproduzierenden und gut differenzierten epidermoiden Zellen, Mitosen fehlend oder nur gelegentlich, minimale Kernpolymorphie,
- high grade: wenn nicht alle Kriterien von low grade zutreffen.

GIST und Leiomyosarkom

Zahl der Mitosen/Gesichtsfeld bei starker Vergrößerung:
- 1–5: Low grade,
- >5–10: Intermediate grade,
- >10: High grade.

Maligne Lymphome

Siehe Band Lymphome und Leukämien dieser Buchreihe.

3.5 Histologisches Regressionsgrading

■■■■ **Plattenepithelkarzinome**

Nach neoadjuvanter (präoperativer) Radio- und/oder Chemotherapie finden sich in wechselndem Ausmaß Regressionszeichen, die vom Verlust der Zellkohäsion mit degenerativen Atypien bis zum völligen Verschwinden von Tumorzellen mit Fibrose und granulomatöser Fremdkörperreaktion um Hornmaterial reichen.

Zur Graduierung dieser Regression stehen 2 Methoden zur Verfügung:

1) Bestimmung der Wirksamkeitsstufen („effectivity", Ef) nach den Vorschlägen der Japanese Society for Esophageal Diseases (1992)
   – Ef1: Keine oder geringe Regression: vitale Tumorzellen mit fehlenden oder geringen degenerativen Erscheinungen in mehr als 1/3 des Tumors,
   – Ef2: Mäßige Regression: vitale Tumorzellen mit fehlenden oder geringen degenerativen Erscheinungen in weniger als 1/3 des Tumors, ansonsten Tumorzelldestruktion,
   – Ef3: Starke Regression: keine vitalen Tumorzellen nachzuweisen;
2) Bestimmung der Tumorregressionsgrade nach Mandard et al. (1994)
   – Grad 1: Kein Tumorgewebe nachweisbar (komplette Regression), nur Fibrose mit oder ohne Granulome im früheren Tumorbereich,
   – Grad 2: Fibrose mit nur einzelnen verstreuten Tumorzellen,
   – Grad 3: Fibrose und namhafte Menge von Tumorzellen, letztere aber noch weniger als die Fibrose,
   – Grad 4: Fibrose und Tumorgewebe, letzteres überwiegt,
   – Grad 5: Keine regressiven Veränderungen.

Das Regressionsgrading soll getrennt nach Primärtumor und metastatisch befallenen Lymphknoten vorgenommen werden.

Der Grad der histologischen Regression beeinflusst die Prognose (Roder et al. 1995; Stein u. Feith 2001). Komplette pathologische Regression (Ef3 bzw. Grad 1) ist mit einer Verbesserung der Prognose auch im Vergleich zu nicht neoadjuvant behandelten Patienten verbunden (Ancona et al. 2001).

Adenokarzinome

Für Adenokarzinome des ösophagogastralen Übergangs wurde von Schneider et al. (1999) ein Regressionsgrading wie beim nichtkleinzelligen Karzinom mit der Bestimmung eines Apoptoseindex kombiniert (s. S. 77). Ob diese Methode auch für das Adenokarzinom des Ösophagus von Wert ist, wurde bisher nicht untersucht.

Regressionsgrading für alle gastrointestinalen Tumoren

An der Chirurgischen Klinik der Technischen Universität München wird für alle gastrointestinalen Tumoren ein Regressionsgrading verwendet, das sich nach dem prozentualen Anteil vitaler Tumorzellen richtet: keine/<10%/10–50%/>50%/keine Regression (Werner u. Höfler 2000) und das primär für das Magenkarzinom entwickelt worden ist (Becker et al. 1996, 1997).

4 Anatomische Ausbreitung vor Therapie
(UICC 1997, 1999, 2001, 2002; Wagner u. Hermanek 1995)

Für Karzinome (einschließlich kleinzellige und gemischt endokrin-exokrine Karzinome, jedoch ausschließlich Karzinoidtumoren) ist eine TNM-Klassifikation akzeptiert. Die 5. (UICC 1997) und 6. Auflage (UICC 2002) sind dabei identisch.

Für maligne mesenchymale Tumoren – ausgenommen Kaposi-Sarkom – ist eine TNM-Klassifikation zur Testung vorgeschlagen (s. 4.2, S. 44).

Bei den Tumortypen, für die eine TNM-Klassifikation nicht vorgesehen ist, wird die anatomische Ausbreitung in 4 Kategorien beschrieben:

- in situ (nichtinvasiv, intraepithelial),
- lokalisiert: begrenzt auf das Ursprungsorgan,
- regionär: Metastasierung in regionäre Lymphknoten und/oder direkte kontinuierliche Ausbreitung auf die Nachbarschaft,
- Fernmetastasen (einschl. Metastasen in nichtregionäre Lymphknoten.

4.1 TNM/pTNM-Klassifikation für Ösophaguskarzinome

T/pT-Klassifikation

(p)TX: Primärtumor kann nicht beurteilt werden

(p)T0: Kein Anhalt für Primärtumor

(p)Tis: Carcinoma in situ

(p)T1: Tumor infiltriert Lamina propria oder Submukosa

(p)T2: Tumor infiltriert Muscularis propria

(p)T3: Tumor infiltriert Adventitia

(p)T4: Tumor infiltriert Nachbarstrukturen

Ramifikation von (p)T1:

(p)T1a: Tumor infiltriert Lamina propria (fakultative weitere Unterteilung s. S. 40, Mucosal or intramucosal carcinoma)

(p)T1b: Tumor infiltriert Submukosa

■■■■ **Erfordernisse für pT**

pT1–3: Pathologische Untersuchung des Primärtumors ohne makroskopischen Tumor an den zirkumferenziellen (tiefen, radiären, lateralen), oralen und aboralen Resektionsrändern.

pT4: Mikroskopische Bestätigung der Infiltration von Nachbarstrukturen.

■■■■ **Erläuterungen**

- Im Falle multipler simultaner Tumoren im Ösophagus soll der Tumor mit der höchsten T/pT-Kategorie klassifiziert und die Multiplizität oder die Anzahl der Tumoren in Klammern angegeben werden, z. B. T2(m) oder pT2(3).
- Vorhandensein von lediglich histologisch nachweisbaren zusätzlichen synchronen Primärkarzinomen wird als Multifokalität des Karzinoms bezeichnet und in der TNM-Klassifikation *nicht* berücksichtigt (UICC 2001). Zur Abgrenzung gegenüber sog. Skipmetastasen (intramuralen Metastasen) dient neben der Anordnung und Lagerung der Tumorformationen v. a. der Nachweis angrenzender Epitheldysplasien (Wagner u. Hermanek 1995).
- Sogenannte Skipmetastasen (intramurale Metastasen) sind vom Primärtumor getrennte, oral oder aboral gelegene Tumorherde in der Wand des Ösophagus und/oder des Magens, vorwiegend in der Submukosa. Derartige intramurale Metastasen sind in Ösophagusresektionspräparaten in 10–15% nachweisbar; sie werden als Folge intramuraler Ausbreitung über Lymphgefäße angesehen. Diese Skipmetastasen wer-

den in der TNM/pTNM-Klassifikation *nicht* berücksichtigt und gelten insbesondere *nicht* als Metastasen.

- Invasion von Lymphgefäßen oder Venen wird in der T/pT-Klassifikation nicht berücksichtigt.
- Infiltration der Adventitia entspricht der Infiltration des periösophagealen Fettgewebes. Dies gilt *nicht* als Infiltration des Mediastinums und *nicht* als Invasion von Nachbarstrukturen.
- Als Nachbarstrukturen gelten Trachea, Bronchien, Pleura, Lunge, Perikard, Herz, Aorta, V. cava, V. azygos, auch Befall der Nn. recurrentes oder phrenici oder des Sympathikus. Bei Ösophagobronchial- oder Ösophagotrachealfisteln oder Kompression von V. cava oder V. azygos wird klinisch T4 diagnostiziert.
- Nach den Empfehlungen des TNM-Supplement 2001 berücksichtigt die nach neoadjuvanter Radio- und/oder Chemotherapie vorgenommene ypT-Kategorie nicht nur vitales, sondern auch regressiertes Tumorgewebe (Narben, fibrotische Areale, Granulationsgewebe, Schleimseen etc.). Entsprechend der 6. Auflage von TNM wird jedoch mittels ypTNM nur die „aktuelle Ausbreitung von Tumorgewebe" erfasst. Unseres Erachtens ist darunter die Ausbreitung von vitalem Tumorgewebe zu verstehen. In solchen Fällen sollte gesondert auch die Ausbreitung von regressiertem Tumorgewebe dokumentiert werden, um eine möglichst zuverlässige Schätzung des Ausmaßes der Tumorausbreitung vor Therapie zu erhalten und damit Vergleiche zwischen Patienten mit und ohne adjuvante Therapie bzgl. des prätherapeutischen Tumorstatus zu ermöglichen.

N/pN-Klassifikation

(p)NX: Regionäre Lymphknoten können nicht beurteilt werden

(p)N0: Keine regionären Lymphknotenmetastasen

(p)N1: Regionäre Lymphknotenmetastasen

Ramifikation von (p)N1:

(p)N1a: 1–3 regionäre Lymphknoten befallen

(p)N1b: 4–7 regionäre Lymphknoten befallen

(p)N1c: >7 regionäre Lymphknoten befallen

■■■■ Erfordernisse für pN

pN0: Histologische Untersuchung üblicherweise von 6 oder mehr regionären Lymphkoten. Wenn weniger als 6, aber mindestens ein regionärer Lymphknoten untersucht werden und diese(r) tumorfrei ist/sind, ist dem Befund pN0 in Klammern die Zahl untersuchter Lymphknoten zuzusetzen, um die Verlässlichkeit der pN-Klassifikation anzuzeigen, z. B. pN0(0/2).

pN1: Histologische Bestätigung von Metastase(n) in wenigstens einem regionären Lymphknoten.

Nach Untersuchungen von Dutkowski et al. (1999, 2002) sollten für eine verlässliche Erfassung des Lymphknotenstatus mindestens 12 regionäre Lymphknoten untersucht werden.

■■■■ Erläuterungen

- Wenn regionäre Lymphknoten zwar palpabel oder in bildgebenden Verfahren sichtbar sind, aber keinen klinischen Verdacht auf Metastasen erwecken, ist die klinische Kategorie N0 anzugeben. N1 ist nur dann zutreffend, wenn durch Härte der tastbaren Lymphknoten, durch deren Vergrößerung oder durch Veränderung in den bildgebenden Verfahren hinreichend klinische Evidenz für Metastasierung besteht. Die Bezeichnung „Adenopathie" ist nicht präzise genug, um Lymphknotenmetastasen anzunehmen.
- Direkte Ausbreitung des Primärtumors in regionäre Lymphknoten gilt als regionäre Lymphknotenmetastase.
- Nachweis ausschließlich von isolierten (disseminierten) Tumorzellen in den Sinus von regionären Lymphknoten (sog. Tumorzellemboli, sog. Mikroinvasion) durch morphologische Methoden (insbesondere Immunzytochemie) oder durch molekularpathologische Methoden beeinflusst die pN-Klassifikation nicht (Hermanek et al. 1999; UICC 2001, 2002). Die entsprechenden Befunde sollten wie folgt dokumentiert werden:
  - pN0(i–): Bei morphologischer Untersuchung isolierte Tumorzellen nicht nachweisbar,
  - pN0(i+): Bei morphologischer Untersuchung isolierte Tumorzellen nachweisbar,
  - pN0(mol–): Negativer Befund bei molekularpathologischer Untersuchung,
  - pN0(mol+): Positiver Befund bei molekularpathologischer Untersuchung.

- Ausschließliches Vorkommen von Mikrometastasen, d.h. Metastasen mit einer größten Ausdehnung von 2 mm oder weniger, wird durch den Zusatz von „(mi)" gekennzeichnet: pN1(mi).
- Nach den Empfehlungen des TNM-Supplement 2001 berücksichtigt die nach neoadjuvanter Radio- und/oder Chemotherapie vorgenommene ypTNM-Kategorie nicht nur vitales, sondern auch regressiertes Tumorgewebe (Narben, fibrotische Areale, Granulationsgewebe, Schleimseen etc.). Entsprechend der 6. Auflage von TNM wird jedoch mittels ypTNM nur die „aktuelle Ausbreitung von Tumorgewebe" erfasst. Unseres Erachtens ist darunter die Ausbreitung von vitalem Tumorgewebe zu verstehen. In solchen Fällen sollte gesondert auch das Vorkommen von Narben, fibrotischen Arealen, Granulationsgewebe, Schleimseen etc. in Lymphknoten dokumentiert werden, um eine möglichst zuverlässige Beurteilung des Lymphknotenstatus vor Therapie zu erhalten und damit Vergleiche zwischen Patienten mit und ohne neoadjuvante Therapie bzgl. des prätherapeutischen Tumorstatus zu ermöglichen.

M/pM-Klassifikation

(p)MX: Fernmetastasen können nicht beurteilt werden

(p)M0: Keine Fernmetastasen

Patienten mit Fernmetastasen:

Tumoren des zervikalen Ösophagus

- *(p)M1: Fernmetastasen (einschl. Fernmetastasen in nichtregionären Lymphknoten)*

Tumoren des oberen thorakalen Ösophagus

- *(p)M1a: Metastasen in zervikalen Lymphknoten*
- *(p)M1b: Andere Fernmetastasen*

Tumoren des mittleren thorakalen Ösophagus

- *(p)M1b: Metastasen in nichtregionären Lymphknoten oder andere Fernmetastasen (hier keine Kategorie M1a)*

Tumoren des unteren thorakalen Ösophagus

- *(p)M1a: Metastasen in zöliakalen Lymphknoten*
- *(p)M1b: Andere Fernmetastasen*

■■■■ Erfordernisse für pM

Tumoren des zervikalen Ösophagus:
    pM1:   Mikroskopischer (histologischer, zytologischer) Nachweis von Fernmetastasen.

Tumoren des oberen thorakalen Ösophagus:
    pM1a: Mikroskopischer (histologischer, zytologischer) Nachweis von Metastasen in zervikalen Lymphknoten,
    pM1b: mikroskopischer (histologischer, zytologischer) Nachweis von anderen Fernmetastasen.

Tumoren des mittleren thorakalen Ösophagus:
    pM1b: Mikroskopischer (histologischer, zytologischer) Nachweis von Fernmetastasen.

Tumoren des unteren thorakalen Ösophagus:
    pM1a: Mikroskopischer (histologischer, zytologischer) Nachweis von Metastasen in zöliakalen Lymphknoten,
    pM1b: mikroskopischer (histologischer, zytologischer) Nachweis von anderen Fernmetastasen.

■■■■ Erläuterungen

- Sogenannte Skipmetastasen (intramurale Metastasen, Definition s. S. 34) werden nicht berücksichtigt und insbesondere nicht als Fernmetastasen klassifiziert.
- Nachweis isolierter (disseminierter, zirkulierender) Tumorzellen in Knochenmarkbiopsien beeinflusst die M/pM-Klassifikation nicht. Jedoch sollten die entsprechenden Befunde wie folgt dokumentiert werden (Hermanek et al. 1999; UICC 2001, 2002):
  - M0(i–): Bei morphologischer Untersuchung isolierte Tumorzellen nicht nachweisbar,
  - M0(i+): Bei morphologischer Untersuchung isolierte Tumorzellen nachweisbar.

M0(mol–): negativer Befund bei molekularpathologischer Untersuchung.
M0(mol+): positiver Befund bei molekularpathologischer Untersuchung.
Erfolgen entsprechende Untersuchungen an anderen Fernorganen oder
Blut, wird dies zusätzlich angegeben, z. B. M0(i+, Leber) oder M0(mol–,
Blut).

██████ **Schema zur TNM/pTNM-Klassifikation**

Hinweis: Angaben zu den durch einen seitlichen Balken gekennzeichneten
Zeilen sind fakultativ

		T	pT
Primär-tumor	Primärtumor kann nicht beurteilt werden	○ TX	○ pTX
	Kein Anhalt für Primärtumor	○ T0	○ pT0
	Carcinoma in situ	○ Tis	○ pTis
	Tumor infiltriert Lamina propria oder Submukosa	○ T1	○ pTi
	Tumor infiltriert Lamina propria	○ T1a	○ pT1a
	Tumor infiltriert Submukosa	○ T1b	○ pT1b
	Tumor infiltriert Muscularis propria	○ T2	○ pT2
	Tumor infiltriert Adventitia	○ T3	○ pT3
	Tumor infiltriert Nachbarorgane	○ T4	○ pT4
Regionäre Lymph-knoten	Regionäre Lymphknoten können nicht beurteilt werden	○ NX	○ pNX
	Keine regionären Lymphknotenmetastasen	○ N0	○ pN0
	Regionäre Lymphknotenmetastasen	○ N1	○ pN1
	1–3 regionäre Lymphknoten befallen	○ N1a	○ pN1a
	4–7 regionäre Lymphknoten befallen	○ N1b	○ pN1b
	mehr als 7 regionäre Lymphknoten befallen	○ N1c	○ pN1c
Fernmeta-stasen	Vorliegen von Fernmetastasen kann nicht beurteilt werden	○ MX	○ pMX
	Keine Fernmetastasen	○ M0	○ pM0
	Zervikaler Ösophagus Fernmetastasen (einschl. Metastasen in nicht-regionären Lymphknoten)	○ M1	○ pM1

Oberer thorakaler Ösophagus

Fernmetastasen	○ M1	○ pM1
Metastasen in zervikalen Lymphknoten	○ M1a	○ pM1a
Andere Fernmetastasen	○ M1b	○ pM1b

Mittlerer thorakaler Ösophagus

Fernmetastasen (einschl. Metastasen in nicht-regionären Lymphknoten)	○ M1b	○ pM1b

Unterer thorakaler Ösophagus

Fernmetastasen	○ M1	○ pM1
Metastasen in zöliakalen Lymphknoten	○ M1a	○ pM1a
Andere Fernmetastasen	○ M1b	○ pM1b

TNM: T _____ N _____ M _____

pTNM: pT _____ pN _____ pM _____

Häufig verwendete Bezeichnungen, die auf TNM-pTNM beruhen, sind in Tabelle I.4.1 zusammengestellt.

Tabelle I.4.1. Häufig verwendete Bezeichnungen, die auf TNM/pTNM beruhen

Superficial carcinoma	a) pT1 jedes N/pN jedes M/pM (microinvasive carcinoma) (meist in westlicher Literatur) oder b) pTis und pT1 jedes N/pN jedes M/pM (meist in japanischer Literatur) (Japanese Society for Esophageal Diseases 1992; Nagawa et al. 1995; Sabik et al. 1995)
Mucosal or intra-mucosal carcinoma	pT1a oder pT1a und pTis jedes N/pN jedes M/pM. In Japan (Japanese Society for Esophageal Diseases 1992) wird das Mukosakarzinom je nach Befall der Schleimhautdrittel weiter unterteilt in m1, m2 und m3. Bei m1- und m2-Karzinomen, d. h. bei Befall nur der oberflächlichen 2/3 der Schleimhaut sind Lymphknotenmetastasen nicht zu erwarten (Araki et al. 2002; Pathirana u. Poston 2001)
Early carcinoma	pT1 (z. T. auch pTis einbezogen) (p)N0 (p)M0 (Japanese Society for Esophageal Diseases 1992)
Advanced carcinoma	pT2–4 jedes N/pN jedes M/pM

Tabelle I.4.1. Fortsetzung

Superficial(ly) spreading carcinoma	Zumindest in die Submukosa infiltrierendes Karzinom (pT1b-4) mit lateraler auf die Schleimhaut beschränkter Ausbreitung wenigstens 2 cm jenseits der Submukosainfiltration (Soga et al. 1982)
„Auf Ösophaguswand beschränktes Karzinom"	T1- und T2-Karzinome (Deutsche Krebsgesellschaft 2000)
„Lokal fortgeschrittenes Karzinom"	T3- und T4-Karzinome (Deutsche Krebsgesellschaft 2000)

Achtung: Bei Verwendung der obigen Bezeichnungen sollte in jedem Fall klargestellt werden, ob pTis-Karzinome einbezogen sind oder nicht!

Klinische Stadiengruppierung

	M0		M1		
	N0	N1	M1	M1a	M1b
Tis	St.0				
T1	St.I	St.IIB			
T2	St.IIA		St.IV	St.IVA	St.IVB
T3					
T4		St.III			

Erläuterungen

- Wenn T0 *oder* TX
  - sofern M1: Stadium IV,
  - sofern M1a: Stadium IVA,
  - sofern M1b: Stadium IVB,
  - sonst: Stadium unbestimmt;
- wenn MX
  - sofern Tis: Stadium 0,
  - sofern T1aN0 oder T1aNX (bei T1a sind Lymphknoten- und Fernmetastasen nur sehr selten!): Stadium I,
  - sonst: Stadium unbestimmt;

- wenn NX
  - sofern M1: Stadium IV,
  - sofern M1a: Stadium IVA,
  - sofern M1b: Stadium IVB,
  - sofern Tis: Stadium 0,
  - sofern T1aM0 oder T1aMX (bei T1a sind Lymphknoten- und Fernmetastasen nur sehr selten!): Stadium I,
- sonst: Stadium unbestimmt.

▬▬ Definitive Stadiengruppierung

Für die definitive Stadiengruppierung sind bzgl. Primärtumor und regionärer Lymphknoten pT und pN maßgebend. Nur wenn pTX bzw. pNX vorliegen, wird die klinische T- bzw. N-Kategorie für die definitive Stadiengruppierung herangezogen.

Bei Unterschieden zwischen der klinisch festgestellten M- und der pathologischen pM-Kategorie ist im Einzelfall jeweils unter Berücksichtigung der Gesamtsituation festzulegen, welche Kategorie für die Gesamtbeurteilung (Gesamt-M) bei der Stadiengruppierung maßgeblich ist:

	Gesamt-M0		Gesamt-M1		
	pN0	pN1	Gesamt-M1	Gesamt-M1a	Gesamt-M1b
pTis	St.0				
pT1	St.I	St.IIB			
pT2	St.IIA		St.IV	St.IVA	St.IVB
pT3					
pT4		St.III			

▬▬ Erläuterungen

- Wenn pTX und TX *oder* pTX und T0 *oder* pT0
  - sofern Gesamt-M1: Stadium IV
  - sofern Gesamt-M1a: Stadium IVA,
  - sofern Gesamt-M1b: Stadium IVB,
  - sonst: Stadium unbestimmt;

- wenn pNX und NX
  - sofern Gesamt-M1: Stadium IV,
  - sofern Gesamt-M1a: Stadium IVA,
  - sofern Gesamt-M1b: Stadium IVB,
  - sofern pTis: Stadium 0,
  - sofern pT1a Gesamt-M0 oder pT1a Gesamt-MX: Stadium I (bei T1a sind Lymphknoten- und Fernmetastasen nur sehr selten!),
  - sonst: Stadium unbestimmt;
- wenn Gesamt-MX
  - sofern pTis: Stadium 0,
  - sofern pT1apN0 oder pT1apNX: Stadium I (bei T1a sind Lymphknoten- und Fernmetastasen nur sehr selten!),
  - sonst: Stadium unbestimmt.

▬▬ C-Faktor

Die klinische TNM-Klassifikation ist je nach angewendeten Untersuchungsmethoden unterschiedlich verlässlich. Dies kann durch Angabe des C-(Certainty-)Faktors dokumentiert werden. Die pTNM-Klassifikation entspricht stets C4:

- Primärtumor
  - C1: Klinische Untersuchung, Ösophagogastroduodenoskopie, Ösophagogramm, Bronchoskopie,
  - C2: Chromoendoskopie, Röntgenaufnahmen in speziellen Projektionen, endoluminale Sonographie, CT, MRT, Laparoskopie, Biopsie, Zytologie,
  - C3: Chirurgische Exploration inkl. Biopsie und Zytologie;
- regionäre Lymphknoten
  - C1: Klinische Untersuchung (Halslymphknoten!),
  - C2: Endoluminale Sonographie, CT, MRT, PET, Laparoskopie,
  - C3: Chirurgische Exploration inkl. Biopsie und Zytologie;
- Fernmetastasen
  - C1: Klinische Untersuchung, Standardröntgenaufnahmen,
  - C2: Röntgenschichtaufnahmen, CT, externe Sonographie, MRT, nuklearmedizinische Untersuchungen, Laparoskopie, Biopsie, Zytologie,
  - C3: Chirurgische Exploration inkl. Biopsie und Zytologie.

4.2 Vorschlag zur TNM-Klassifikation maligner mesenchmyaler Tumoren (Sarkome) des Gastrointestinaltrakts (ausgenommen Kaposi-Sarkom) (UICC 2001)

Eine TNM-Klassifikation und eine Stadiengruppierung für gastrointestinale mesenchymale maligne Tumoren (Sarkome) (ausgenommen Kaposi-Sarkom) wurde vom SEER-Programm (Cunningham et al. 1992) vorgeschlagen und im TNM-Supplement sowohl 1993 (UICC 1993) als auch 2001 (UICC 2001) zur Testung empfohlen. Die Stadiengruppierung berücksichtigt neben der anatomischen Ausbreitung auch das histopathologische Grading. Die nachstehende Klassifikation gilt in gleicher Weise für Sarkome von Ösophagus, Magen, Dünndarm, Kolon, Rektum und Analkanal.

T/pT-Klassifikation

(p)TX: Primärtumor kann nicht beurteilt werden

(p)T0: Kein Anhalt für Primärtumor

(p)T1: Tumor 5 cm oder weniger in größter Ausdehnung

(p)T2: Tumor mehr als 5 cm in größter Ausdehnung

N/pN-Klassifikation

(p)NX: Regionäre Lymphknoten können nicht beurteilt werden

(p)N0: Keine regionären Lymphknoten

(p)N1: Regionäre Lymphknoten

M/pM-Klassifikation

(p)MX: Fernmetastasen können nicht beurteilt werden

(p)M0: Keine Fernmetastasen

(p)M1: Fernmetastasen

G-Klassifikation/Histopathologisches Grading

GX: Differenzierungsgrad kann nicht beurteilt werden

G1: Gut differenziert

G2: Mäßig differenziert

G3: Schlecht differenziert

G4: Undifferenziert

Stadiengruppierung

	M0/Gesamt-M0			M1/Gesamt-M1
	(p)N0		(p)N1	
	(p)T1	(p)T2		
G1	St.IA	St.IB		
G2	St.IIA	St.IIB	St.IVA	St.IVB
G3,4	St.IIIA	St.IIIB		

Für die definitive Stadiengruppierung sind bzgl. Primärtumor und re-gionärer Lymphknoten pT und pN maßgebend. Wenn pTX bzw. pNX vor-liegen, wird die klinische T- bzw. N-Kategorie für die definitive Stadien-gruppierung herangezogen. Bei Unterschieden zwischen der klinisch fest-gestellten M- und der pathologischen pM-Kategorie ist im Einzelfall jeweils unter Berücksichtigung der Gesamtsituation festzulegen, welche Kategorie für die Gesamtbeurteilung (Gesamt-M) bei der Stadiengruppierung maß-geblich ist:
- Wenn pTX und TX *oder* pTX und T0 *oder* pT0
  - sofern Gesamt-M1: Stadium IVB,
  - sofern pN1 Gesamt-M0: Stadium IVA,
  - sonst: Stadium unbestimmt;
- wenn pNX und NX
  - sofern Gesamt-M1: Stadium IVB,
  - sonst: Stadium unbestimmt;

- wenn Gesamt-MX
  - Stadium unbestimmt;
- wenn GX
  - sofern Gesamt-M1: Stadium IVB,
  - sofern pN1 Gesamt-M0: Stadium IVA,
  - sonst: Stadium unbestimmt.

5 Residualtumor-(R-)Klassifikation
(Hermanek u. Wittekind 1994; Hermanek et al. 1999; UICC 2001)

Jede pathologische Untersuchung von Ösophagusresektaten hat Aussagen zur Beschaffenheit der Resektionsränder zu liefern. Da beim Ösophaguskarzinom lokoregionärer Residualtumor am häufigsten an den zirkumferenziellen (radiären oder lateralen) Resektionsflächen nachzuweisen ist (Wittekind 1993), stehen diese im Vordergrund des Interesses. Nach Fixation des Resektats wird der Tumor senkrecht zur Längsachse der Speiseröhre lamelliert. Es werden Blöcke aus dem Bereich der tiefsten Tumorinfiltration mit dem periösophagealen Gewebe bis zur zirkumferenziellen Resektionsfläche eingebettet. Darauf kann nur verzichtet werden, wenn die Distanz zwischen Tumor und Resektionsfläche am fixierten Resektat größer als 15 mm ist (Abb. I.5.1).

Zusätzlich sind etwaige makroskopisch auffällige sowie etwa vom Chirurgen markierte verdächtige Stellen histologisch zu untersuchen.

Auf die Untersuchung des aboralen Resektionsrandes kann verzichtet werden, wenn letzterer im Magen liegt und die makroskopische Entfernung zwischen Tumor und aboralem Resektionsrand am frischen nichtausgespannten Resektat größer als 5 cm bzw. am fixierten Resektat größer als 3 cm ist. Der orale Resektionsrand ist grundsätzlich histologisch zu untersuchen.

Abb. I.5.1.
Entnahme von Blöcken zur histologischen Untersuchung der zirkumferenziellen Resektionsränder. *Punktiert* Großblöcke, alternativ Kleinblöcke: *ausgezogene Linien.* (Nach Hermanek u. Wittekind 1994)

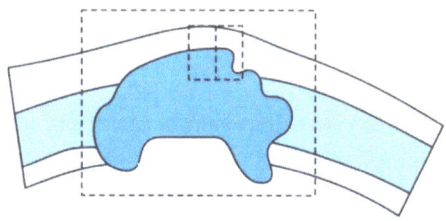

Zur Identifikation der tatsächlichen Resektionsränder in den histologischen Schnitten empfiehlt sich deren Markierung vor der Einbettung durch Tipp-Ex oder Tusche.

R1 wird diagnostiziert, wenn sich direkt an den Resektionsrändern Tumorgewebe befindet (dieses durch die Resektion durchtrennt wurde). Dabei werden sowohl eine direkte kontinuierliche Ausbreitung des Primärtumors als auch Skipmetastasen (intramurale Metastasen) oder regionäre Lymphknotenmetastasen berücksichtigt. Als invasiver Tumor an den Resektionslinien werden sowohl kontinuierliche Primärtumorausläufer als auch diskontinuierliche Tumorherde (sog. Satelliten) und etwaige durchtrennte Lymphknotenmetastasen berücksichtigt. Tumorzellen in Lymph- oder Blutgefäßen am Resektionsrand werden nur dann als R1 klassifiziert, wenn sie Kontakt mit dem Endothel oder Invasion der Gefäßwand zeigen. Andernfalls werden sie als in Lymphe oder Blut frei zirkulierende Tumorzellen in der R-Klassifikation nicht erfasst (Wittekind et al. 2002).

Wenn lediglich eine begleitende intraepitheliale Komponente (Carcinoma in situ, prämaligne Melanose mit Atypie) am Resektionsrand nachgewiesen wird, nicht aber infiltrativer Tumor, wird dies als R1(is) klassifiziert.

Nach den Regeln der UICC wird R1 nur diagnostiziert, wenn histologisch Tumor direkt an der Resektionslinie gefunden wird (Schnitt durch Tumorgewebe) (UICC 2001). Es empfiehlt sich aber bei R0-Fällen, bei denen der Tumor nur 1 mm oder weniger von der Resektionslinie entfernt ist, diesen Befund zu dokumentieren (Tumor „nahe an Resektionsrand").

Werden für die R-Klassifikation spezielle Methoden verwendet, z. B. zusätzliche Imprintzytologie der Resektionsränder, soll dies gesondert dokumentiert werden. Der Nachweis isolierter (disseminierter Tumorzellen in regionären Lymphknoten, Knochenmarkbiopsien, anderen Fernorganen oder Blut) beeinflusst die R-Klassifikation nicht. Entsprechende morphologische (z. B. zytologische oder immunhistochemische) Befunde werden durch den Zusatz „(i-)" oder „(i+)", molekularpathologische Befunde durch den Zusatz von „(mol-)" oder „(mol+)" dokumentiert, z. B. R0(i+) oder R0(mol-) (Hermanek et al. 1999; UICC 2001).

Der zytologische Nachweis maligner Zellen in Aszites oder in Peritonealflüssigkeit ohne makroskopischen oder histologischen Nachweis von Peritonealmetastasen wird durch R1(cy+) gekennzeichnet.

Bei Tumorresektionen mit systematischer Lymphadenektomie wird der Befall des Grenzlymphknotens (apikalen Lymphknotens) (am weitesten vom Primärtumor entfernter Lymphknoten nahe der Resektionslinie) in der R-Klassifikation nicht berücksichtigt, es sei denn, der Grenzlymphknoten wäre durch die Resektionslinie durchtrennt worden.

6 Klinische Anwendung:
Algorithmen zu Diagnose und Therapie
(Deutsche Krebsgesellschaft 2002; Becker et al. 2002)

6.1 Prätherapeutische Diagnostik

Notwendige Untersuchungen:

- Anamnese und klinische Untersuchung,
- Ösophagus- und Magen-Darm-Passage (bei zervikalem Karzinom mit wasserlöslichem Kontrastmittel),
- Röntgen-Thorax in 2 Ebenen,
- Ösophagogastroskopie mit Biopsie des Tumors,
- Spiralcomputertomographie Thorax,
- Spiralcomputertomographie Abdomen.

Im Einzelfall nützliche Untersuchungen:

- Chromoendoskopie zur Erkennung von Frühbefunden,
- Endosonographie (zur Bestimmung des T-Status vor neoadjuvanter Therapie und lokaler Exzision),
- HNO-ärztliche Untersuchung bei zervikalem Tumor und Verdacht auf Rekurrensparese,
- Bronchoskopie (bei suprabifurkalem Tumor),
- Laparoskopie (bei infrabifurkalem Adenokarzinom),
- Sonographie/Computertomographie des Halses (bei suprabifurkalem Tumor).

6.2 Therapie des intrathorakalen Plattenepithelkarzinoms

Algorithmen für die Therapie des intrathorakalen Plattenepithelkarzinoms bei operablen Patienten (geringer Risikoscore) ohne Fernmetastasen und ohne Ösophagotrachealfistel zeigen die Abb. I.6.1–I.6.3.

Anmerkung: Für minimal-invasive thorakoskopische oder laparoskopische Operationsmethoden gibt es derzeit keinen gesicherten Platz bei der operativen Therapie des Ösophaguskarzinoms mit kurativem Ziel (Fumagilli et al. 1996).

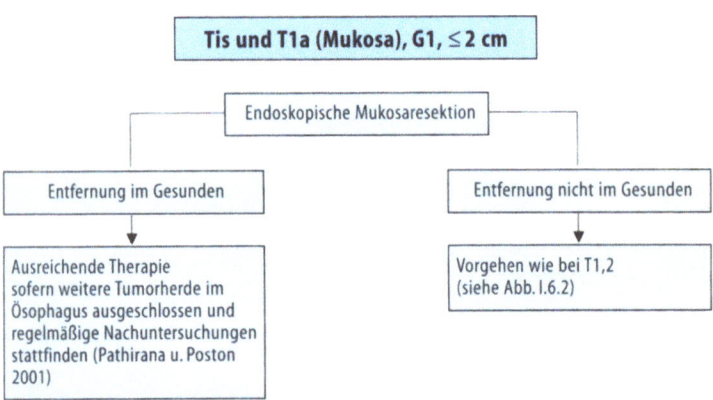

Abb. I.6.1. Vorgehen bei Carcinoma in situ (Tis) und auf Mukosa beschränkten Karzinomen (T1a), sofern hochdifferenziert (G1) und 2 cm oder kleiner

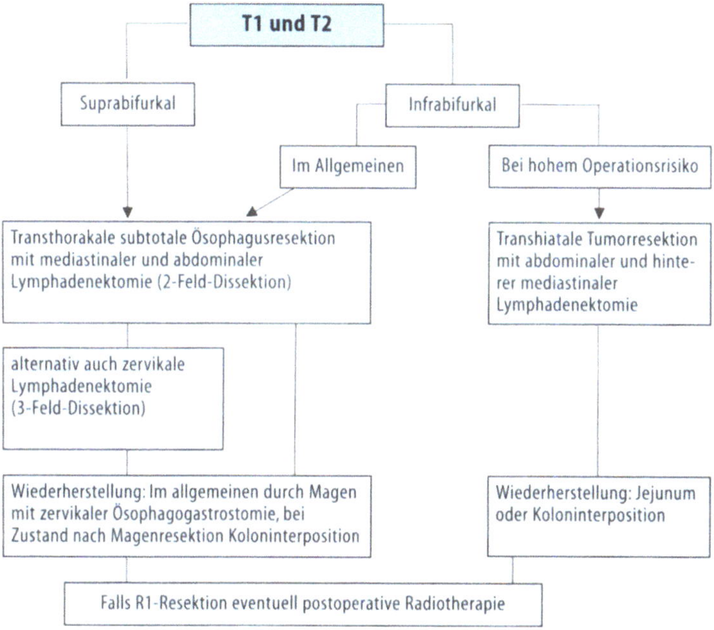

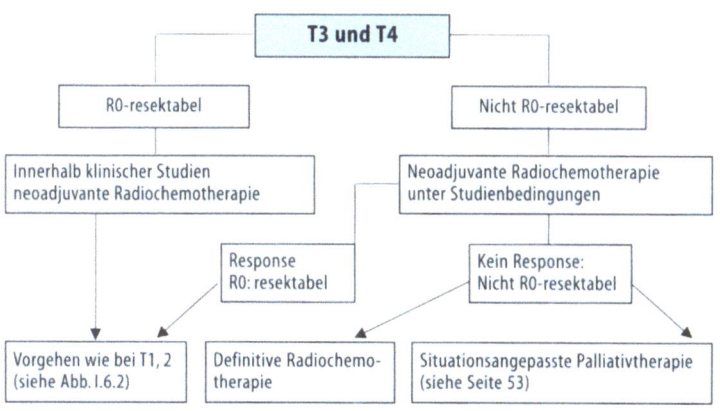

```
                        ┌─────────────────┐
                        │   T1 und T2     │
                        └─────────────────┘
           ┌────────────────────┴────────────────────┐
    ┌──────────────┐                          ┌──────────────┐
    │ Suprabifurkal│                          │ Infrabifurkal│
    └──────────────┘                   ┌──────┴──────┐
                                ┌──────────────┐  ┌────────────────────┐
                                │Im Allgemeinen│  │Bei hohem Operations-│
                                └──────────────┘  │      risiko         │
                                                  └────────────────────┘
```

Transthorakale subtotale Ösophagusresektion mit mediastinaler und abdominaler Lymphadenektomie (2-Feld-Dissektion)

Transhiatale Tumorresektion mit abdominaler und hinterer mediastinaler Lymphadenektomie

alternativ auch zervikale Lymphadenektomie (3-Feld-Dissektion)

Wiederherstellung: Im allgemeinen durch Magen mit zervikaler Ösophagogastrostomie, bei Zustand nach Magenresektion Koloninterposition

Wiederherstellung: Jejunum oder Koloninterposition

Falls R1-Resektion eventuell postoperative Radiotherapie

Abb. I.6.2. Vorgehen bei T1- und T2-Plattenepithelkarzinomen

```
                        ┌─────────────────┐
                        │   T3 und T4     │
                        └─────────────────┘
           ┌────────────────────┴────────────────────┐
    ┌──────────────┐                          ┌──────────────────┐
    │ R0-resektabel│                          │Nicht R0-resektabel│
    └──────────────┘                          └──────────────────┘
```

Innerhalb klinischer Studien neoadjuvante Radiochemotherapie

Neoadjuvante Radiochemotherapie unter Studienbedingungen

Response R0: resektabel

Kein Response: Nicht R0-resektabel

Vorgehen wie bei T1, 2 (siehe Abb. I.6.2)

Definitive Radiochemotherapie

Situationsangepasste Palliativtherapie (siehe Seite 53)

Abb. I.6.3. Vorgehen bei T3- und T4-Plattenepithelkarzinom

6.3 Therapie des zervikalen Ösophaguskarzinoms

Diesbezüglich besteht derzeit kein Konsens. Studien sind wünschenswert.

6.4 Therapie des distalen Adenokarzinoms (sog. Barrett-Karzinom, Adenokarzinom im Barrett-Ösophagus)

Entsprechende Algorithmen für Patienten ohne Fernmetastasen zeigen die Abb. I.6.4 und I.6.5.

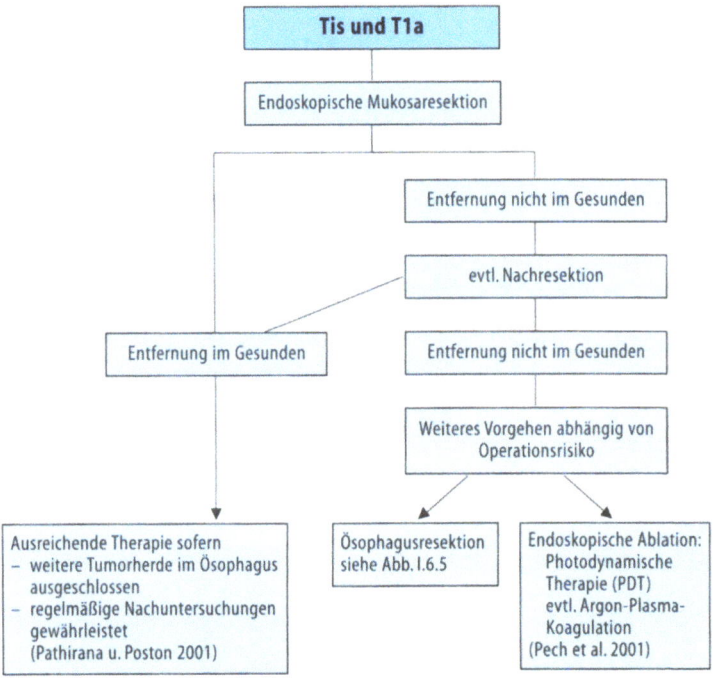

Abb. I.6.4. Vorgehen bei distalem Adenokarzinom mit Infiltration nur der Schleimhaut (T1a) und glandulärer hochgradiger (high grade) intraepithelialer Neoplasie (Tis)

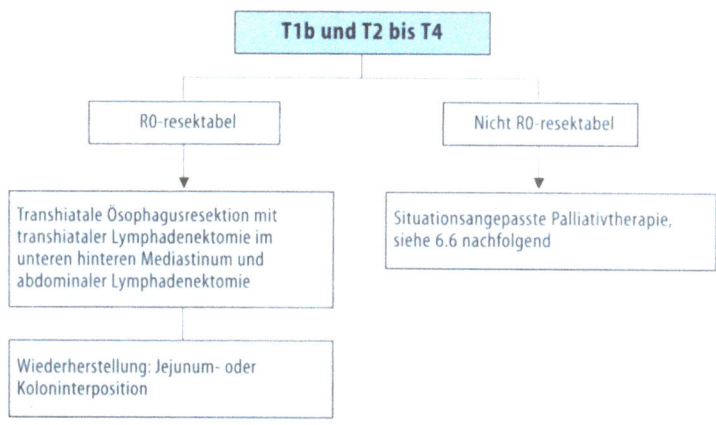

Abb. I.6.5. Vorgehen bei distalem Adenokarzinom mit Infiltration der Submukosa oder tiefer (T1b–T4)

6.5 Therapie des Adenokarzinoms im mittleren und oberen intrathorakalen Ösophagusabschnitt

Gleiches Vorgehen wie beim Plattenepithelkarzinom, s. Abb. I.6.1–I.6.3.

6.6 Palliative/symptomatische Therapie

Nicht resektabler Primärtumor

■ *Radiochemotherapie;*

Tumorstenose

■ *intraluminale Bestrahlung in Afterloadingtechnik,*
■ *perkutane Radiotherapie,*
■ *mittlerer und unterer intrathorakaler Ösophagus: Endotubus, Stent,*
■ *oberer intrathorakaler Ösophagus: Bougierung, Laserung, PEG;*

Ösophagotrachealfistel

■ *Stent;*

Fernmetastasen

■ *Chemotherapie.*

7 Prognosefaktoren

(Brücher et al. 2001; Becker et al. 2002;
Hamilton u. Aaltonen 2000; Mueller et al. 2000;
Roder et al. 1995; Rosai 1996; Stein u. Feith 2001)

7.1 Karzinome

Fünfjahresüberlebensraten: alle Patienten mit Ösophaguskarzinom: ~10, nach R0-Resektion: 30–40%.

Wesentlich ist v. a. die anatomische Ausbreitung vor und nach Therapie. Die Befunde der R-Klassifikation und TNM/pTNM sind gesicherte unabhängige Prognosefaktoren. Für alle anderen möglichen Prognosefaktoren fehlen bislang hinreichend beweisende multivariate Studien.

Bezogen auf alle Patienten – ohne Berücksichtigung der Therapie und der anatomischen Ausbreitung nach Therapie – sind die Lokalisation und der histologische Typ von Bedeutung: Infrabifurkale Tumoren, insbesondere solche des unteren thorakalen Abschnittes sind häufiger einer R0-Resektion zu unterziehen und damit prognostisch günstiger. Kleinzellige und basaloide Karzinome befinden sich zum Zeitpunkt der Diagnose meist in weiter fortgeschrittenen Stadien, Spindelzellkarzinome meist in früheren Stadien als die typischen Plattenepithel- und Adenokarzinome und sind dementsprechend prognostisch ungünstiger bzw. günstiger.

Nach R0-Resektion sind als wahrscheinliche Prognosefaktoren, deren endgültige Sicherung aber noch aussteht, anzuführen:

- bei pT1-Tumoren: histologischer Typ: Adenokarzinome günstiger als Plattenepithelkarzinome;
- bei Plattenepithelkarzinomen: Veneninvasion, Lymphgefäßinvasion, Beschaffenheit des Tumorrandes (invasiv ungünstiger als expansiv), ausgeprägte peritumoröse Entzündung (Vorhandensein prognostisch günstig) (letztere beide Faktoren kombiniert beurteilt als „diagnostic score", s. S. 28), Skipmetastasen;

- Ausmaß der Lymphknotendissektion (beurteilt nach der sog. lymph node ratio d.h. Verhältnis befallener zu histologisch untersuchten Lymphknoten);
- postoperative Komplikationsrate, Anzahl peri- und postoperativ verabreichter Bluttransfusionen, Erfahrung des Behandlungszentrums;
- bei Patienten mit neoadjuvanter Threapie: Ausmaß der histologisch beurteilten Tumorregression.

Molekulare und biologische Marker verschiedenster Art sind bisher als unabhängige prognostische Faktoren nicht gesichert, weitere diesbezügliche Untersuchungen sind erforderlich.

Nach R1-/R2-Resektion bzw. bei nichttherapierten Patienten ist neben TNM auch der Allgemeinzustand (performance status) prognostisch bedeutungsvoll.

7.2 Karzinoidtumoren

Für die Prognose ausschlaggebend ist das Vorhandensein von Fernmetastasen. Weitere prognostische Faktoren sind bei diesen sehr seltenen Tumoren nicht bekannt.

7.3 Maligne mesenchymale Tumoren

Auch bei diesen Tumoren ist die Prognose in erster Linie von der anatomischen Ausbreitung abhängig (Emory et al. 1999).

8 Klinische Information für die histopathologische Untersuchung

Abbildung I.8.1 zeigt ein Formblatt für die klinische Information bei Biopsien, Polypektomien und Mukosektomien. Die bei Ösophagusresektionen erforderlichen Informationen an den Pathologen sind in Abb. I.8.2 dargestellt.

Personaldaten		**Einsender**	

	Läsion Nr.1	Läsion Nr.2	Läsion Nr.3
Untersuchungsmaterial			
Zytologie	○	○	○
Inzisionsbiopsie	○	○	○
Polypektomie	○	○	○
Mukosektomie	○	○	○
Zahl der Partikel	/_____/	/_____/	/_____/
Lokalisation (cm von Zahlreihe)	/_____/	/_____/	/_____/
Makroskopischer Typ			
Oberflächlich			
0-I Vorgewölbt	○	○	○
0-IIa Leicht erhaben	○	○	○
0-IIb Flach	○	○	○
0-IIc Leicht eingesunken	○	○	○
0-III Exkaviert	○	○	○
0-Mischtyp	○	○	○
Vorgewölbt (polypoid)	○	○	○
Ulzerös lokalisiert (mit scharfem Rand)	○	○	○
Ulzerös infiltrativ (mit unscharfem Rand)	○	○	○
Diffus-infiltrativ (szirrhös)	○	○	○
Nicht klassifizierbar	○	○	○
Größte longitudinale Tumorausdehnung (mm)	/__/__/	/__/__/	/__/__/
Stenose			
Passierbar (partiell)	○	○	○
Komplett	○	○	○

Verdacht auf Barrett-Ösophagus   ○ Nein   ○ Ja
   wenn ja   ○ Long-Segment   ○ Short-Segment

Sonstige Befunde: ....
....
....

Bei Polypektomien und Mukosektomien: Klinische R-Klassifikation:

Makroskopisch Residualtumor?
   ○ Nein   ○ Lokoregionär   ○ Fernmetastasen
   Lokalisation von Fernmetastasen ....
   Mikroskopische Bestätigung des Residualtumors?   ○ Nein   ○ Ja

....
   Datum   Unterschrift

Abb. I.8.1. Formblatt für klinische Informationen zur histopathologischen Untersuchung von Biopsien, Polypektomien und Mukosektomien bei malignen Tumoren des Ösopha-

Personaldaten	**Einsender**

Neoadjuvante Therapie? ○ Nein   ○ Ja

Klinische R-Klassifikation
  Makroskopisch Residualtumor? ○ Nein ○ Lokoregionär ○ Fernmetastasen
  Lokalisation von Fernmetastasen ....
  ....
  Mikroskopische Bestätigung des Residualtumor? ○ Nein   ○ Ja

Tumorlokalisation und Lymphknotenstationen
Resektionsausmaß Bitte entfernte Gruppe ankreuzen
Bitte einzeichnen:
1. Tumorlokalisation
2. Resektionsgrenzen

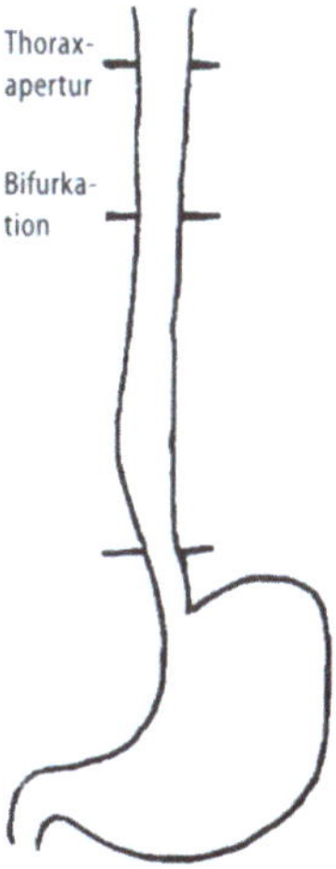

		Trans-thorakale Resektion	Trans-hiatale Resektion	Entfernung einzelner LK
Zervikales Kompartiment				
100 Lateral	rechts	○	○	○
zervikal	links	○	○	○
101 Zervikal	parösophageal	○	○	○
102 Tief	rechts	○	○	○
zervikal	links	○	○	○
103 Retropharyngeal		○	○	○
104 Suprakla-	rechts	○	○	○
vikular	links	○	○	○
Mediastinales Kompartiment				
105 Thorakal-parösophageal				
obere Gruppe		○	○	○
106 Thorakal para-	rechts	○	○	○
tracheal	links	○	○	○
107 Bifurkation		○	○	○
108 Thorakal-parösophageal				
mittlere Gruppe		○	○	○
109 Lungenhilus	rechts	○	○	○
	links	○	○	○
110 Thorakal-parösophageal				
untere Gruppe		○	○	○
111 Diaphragmal		○	○	○
112 Mediastinal hinten		○	○	○

Thorax-apertur
Bifurka-tion

Abb. I.8.2. Formblatt für klinische Informationen zur histopathologischen Untersuchung von Ösophagusresektaten bei malignen Tumoren

Perigastrisches Kompartiment

1 Kardia rechts	○	○	○
2 Kardia links	○	○	○
3 Kleine Kurvatur	○	○	○
4 Große Kurvatur	○	○	○
5 Suprapylorisch	○	○	○
6 Subpylorisch	○	○	○
7 An A.gastrica sinistra	○	○	○

Nicht-regionäre abdominale LK

8 An A.hepatica communis	○	○	○
9 Zoeliakal	○	○	○
10 Milzhilus	○	○	○
11 An A.lienalis	○	○	○
Sonstige:	○	○	○
....	○	○	○
....	○	○	○

Mitentfernte Nachbarstrukturen (Bitte ankreuzen)

○ Zwerchfell   ○ Herzbeutel   ○ Pleura/Lunge   ○ Larynx   ○ Milz

○ Sonstige / Welche? ....

Tumorperforation   ○ Nein   ○ Spontan   ○ Iatrogen

....
Datum   Unterschrift

Abb. I.8.2. Fortsetzung

9 Dokumentation

9.1 Minimaldokumentation

Entsprechend der Tumorbasisdokumentation (Dudeck et al. 1999) sind zur Tumorklassifikation zu dokumentieren:

1. Lokalisation des Primärtumors (einschließlich Seitenlokalisation);
2. histologischer Tumortyp einschl. Angaben über etwaige Bestätigung der Tumorhistologie durch andere Institutionen;
3. histopathologisches Grading;
4. anatomische Ausbreitung vor Therapie
   - klinischer TNM-Befund,
   - pathologischer TNM-Befund (pTNM),
   - definitives M (Gesamt-M) (bei Unterschieden zwischen der klinisch festgehaltenen M- und der pathologischen pM-Kategorie ist jeweils im Einzelfall unter Berücksichtigung der klinischen Gesamtsituation festzuhalten, welche Kategorie für die Gesamtbeurteilung gilt und bei der definitiven Stadiengruppierung maßgeblich ist),
   - definitives Stadium;
5. weitere Angaben zu regionären Lymphknoten
   - Zahl untersuchter regionärer Lymphknoten,
   - Zahl befallener regionärer Lymphknoten;
6. weitere Angaben zu Fernmetastasen
   - Lokalisation;
7. anatomische Ausbreitung nach Therapie
   - Residualtumor-(R-)Klassifikation,
   - Lokalisation des Residualtumors.

Ein Formblatt für die Zusammenfassung der histopathologischen Begutachtung nach operativer Entfernung maligner Ösophagustumoren zeigt Abb. I.9.1.

Personaldaten	Einsender

Untersuchungsmaterial   ☐
    ○ P=Polypektomie   ○ M=Mukosektomie   ○ L=Lokale chir. Exzision
    ○ D=Distale Ösophagusresektion   ○ Z=Zervikale Ösophagusresektion
    ○ T= Totale Ösophagektomie
    Mitresektion des proximalen Magens   ○=Nein   ○=Ja   ☐

1. *Lokalisation des Primärtumors*   C. ☐☐☐
Zervikaler Ösophagus C15.0
Oberer thorakaler Ösophagus C15.3
Mittlerer thorakaler Ösophagus C15.4
Unterer thorakaler Ösophagus C15.5
Mehrere Teilbereiche übergreifend C15.8

2. *Histologischer Tumortyp*   ☐☐☐☐ / ☐
Plattenepitheliale intraepitheliale High-grade-Neoplasie 8077/2
Glanduläre intraepitheliale High-grade-Neoplasie 8148/2
Plattenepithelkarzinom (invasiv) 8070/3
Verruköses Karzinom 8051/3
Spindelzellkarzinom 8074/3
Basaloides Plattenepithelkarzinom 8083/3
Lymphoepitheliales Karzinom 8082/3
Adenokarzinom 8140/3
Muzinöses Adenokarzinom 8480/3
Adenosquamöses Karzinom 8560/3
Mukoepidermoidkarzinom 8430/3
Adenoid-zystisches Karzinom 8200/3
Kleinzelliges Karzinom 8041/3
Gemischt endokrin-exokrines Karzinom 8244/3
Sonstiger histologischer Typ ....

3. *Histopathologisches Grading*   ☐
    ○ G1   ○ G2   ○ G3   ○ G4   ○ L=Low grade   ○ H=High grade
    ○ G0 (Grading nicht vorgesehen)

4. *pTNM-Klassifikation*   ☐☐☐☐☐☐☐☐☐

    (y) /___/ pT /__/__/ (m) /__/ pN /__/__/ pM /__/__/   (y)   pT   m   pN   pM

Zahl untersuchter regionärer Lymphknoten /__/__/
Zahl befallener regionärer Lymphknoten /__/__/   ☐☐

Lokalisation mikroskopisch bestätigter Fernmetastasen (Klartext):
....
....

Abb. I.9.1. Zusammmenfassung der histopathologischen Begutachtung bei operativer Entfernung maligner Ösophagustumoren

5. *Fakultative zusätzliche Angaben zu pN und pM*

                                                      i   mol

  zu pN0 und pM0   pN0 ☐ ☐

    ○ 1=i   ○ 2=i+   ○ 3=mol-   ○ 4=mol+   ○ E=Entfällt

    (ungleich pN0 bzw. pM0)   ○ X=Nicht untersucht   pM0 ☐ ☐

  zu pN1 und pM1   pN1

    ○ 1=mi   ○ E=Entfällt (ungleich pN1 bzw. pM1)   ○ X=F.A.   pM1

6. *Daten zur R-Klassifikation*

  A) Befunde an Resektionslinien

    ○ F=Tumorfrei   ○ T=Tumor   ○ X=Nicht untersucht

  B) Falls verbindliche Angaben über die klinische R-Klassi-

    fikation vorliegen: Definitive R-Klassifikation   R ☐☐

    ○ Kein Residualtumor (R0)

    ○ Nur mikroskopischer invasiver Residualtumor (R1)

    ○ Nur mikroskopischer nicht-invasiver Residualtumor (R1is)

    ○ Makroskopischer Residualtumor, mikrosk. nicht bestätigt (R2a)

    ○ Makroskopischer Residualtumor, mikrosk. bestätigt (R2b)

7. *Minimale Entfernung des Tumors von den Resektionsrändern*

(in mm)	Zirkum- ferentiell	Oral	Aboral	Zirkumf.	Oral	Aboral
Makroskopisch (XXX= F.A.)	/_/_/_/	/_/_/_/	/_/_/_/	☐☐☐	☐☐☐	☐☐☐
Histologisch (XX= F.A.)	/_/_/	/_/_/	/_/_/	☐☐	☐☐	☐☐

  Messmethode bei makroskopischer Messung   ☐

  1= am frischen Präparat ohne Zug, 2= nach Fixation des nichtaufgespannten Präparates,
  3= nach Fixation des ohne Zug aufgespannten Präparates, 4= nach Fixation des mit Zug
  aufgespannten Präparates, 5= nach Fixation im nicht eröffneten Zustand und nachträglicher
  Eröffnung, X= F.A.

8. *Entfernung in toto*

  ○ J=Ja   ○ N=Nein / in wieviel Teilen ? /___/   ☐

9. *Örtliche Tumorzelldissemination*

  Schnitt durch Tumorgewebe   ○ N=Nein   ○ J=Ja   ☐

  Tumorperforation   ○ N=Nein   ○ S=Spontan   ○ I=Iatrogen

10. *Nachweis von Barrett-Mukosa*

    ○ N=Nein   ○ J=Ja   ☐

Abb. I.9.1. Fortsetzung

9.2   Erweiterte Dokumentation

Die in der Organspezifischen Tumordokumentation (Wagner u. Hermanek 1995) zusätzlich zur Minimaldokumentation abgefragten Items sowie sonstige wünschenswerte Daten sind – soweit sie die Tumorklassifikation betreffen – in Tabelle I.9.1 aufgelistet.

Tabelle I.9.1. Zusätzlich zur Minimaldokumentation abgefragte Items sowie sonstige wissenschaftliche Daten

Lokalisation	Welche Abschnitte des Ösophagus befallen?
	Mitbefall des Magens (Ausbreitung jenseits des ösophagogastralen Übergangs (wie weit, in cm)
Makroskopische Befunde	Zahl makroskopisch erkennbarer synchroner Primärtumoren
	Größter longitudinaler Tumordurchmesser (in mm)
	Größter transversaler Tumordurchmesser (in mm)
	Zirkumferenzieller Befall (nein, ja)
	Makroskopischer Wachstumstyp (oberflächlich-vorgewölbt, oberflächlich-flach, oberflächlich-leicht erhaben, oberflächlich-leicht eingesunken, oberflächlich-exkaviert, oberflächlich-Mischtyp, vorgewölbt (polypoid), ulzerös-lokalisiert (mit scharfem Rand), ulzerös-infiltrativ (mit unscharfem Rand), diffus-infiltrativ
	Tumorstenose
Histomorphologie	Nur mikroskopisch nachweisbare Multifokalität (nein, ja)
	Beschaffenheit des Tumorrandes (expansiv, infiltrativ, Mischform)
	Entzündliche Stromareaktion (ausgeprägt, mäßiggradig, geringgradig, keine)
	Sog. diagnostic score (Sarbia et al. 1995) (Prognosegruppe 1, 2, 3, 4)
	Desmoplastische Stromareaktion (keine oder nicht ausgeprägt, ausgeprägt)
	HPV-Befall des Plattenepithels (nein, mikroskopisch, molekularpathologisch, beides, nicht untersucht)

Tabelle I.9.1. Fortsetzung

Ausbreitung Primärtumor	Maximale Tumordicke (in mm)
	Falls pT4: welche(s) Nachbarorgan(e) befallen?
	Skipmetastasen (oral, aboral; Mukosa, Submukosa, Musc. propria, Adventitia)
	Lymphgefäßinvasion (L0, nein, L1, ja)
	Veneninvasion (V0, nein, V1, mikroskopisch, V2, makroskopisch)
	Perineuralinvasion (nein, ja)
	Falls R1: Lokalisation des histologisch nachgewiesenen Residualtumors: oral, aboral, zirkumferenziell, an mitresezierten Nachbarorganen)
Regionäre Lymphknoten	Sog. lymph node ratio (Anteil befallener Lymphknoten unter histologisch untersuchten Lymphknoten)
	Falls regionäre Lymphknotenmetastasen: 1) Lokalisation: a) befallene Kompartimente (zervikal, mediastinal, abdominal), b) befallene Lymphknotengruppe. 2) Befall des oberen Grenzlymphknotens (ja, nein). 3) Befall des (der) unteren Grenzlymphkoten(s) (ja, nein). 4) Extrakapsuläre Ausbreitung (nein, ja). 5) Größter Durchmesser der größten regionären Lymphknotenmetastase (mm)
	Zahl untersuchter und befallener Lymphknoten in den einzelnen Lymphknotengruppen
Falls neoadjuvante Therapie	Histologisches Regressionsgrading: a) Graduierungsmethode (s. S. 30), b) Graduierung Primärtumor, c) Graduierung regionäre Lymphknoten
	Ausbreitung des vitalen und regressierten Tumorgewebes
Begleitende Läsionen	Plattenepitheliale intraepitheliale Neoplasie (nein, ja; low grade, high grade; an Tumor angrenzend, getrennt vom Tumor, beides)
	Basalzellhyperplasie
	Papillomatose
	Chronische unspezifische Ösophagitis
	Barrett-Ösophagus (Länge, Ulzeration, Stenose)
	Glanduläre intraepitheliale Neoplasie (spezifiziert wie bei plattenepithelialer intraepithelialer Neoplasie)

Literatur

Araki K, Ohno S, Egashira A, Saeki H, Kawaguchi H, Sugimachi K (2002) Pathologic features of superficial esophageal squamous cell carcinoma with lymph node and distal metastasis. Cancer 94:570–575

Ancona E, Ruol A, Santi S, Merigliano S, Sileni VC, Koussis H, Zaninotto G et al. (2001) Only pathologic complete response to neoadjuvant chemotherapy improves significantly the long term survival of patients with resectable esophageal squamous cell carcinoma. Cancer 91:2165–2174

Becker HD, Hohenberger W, Junginger Th, Schlag PM (Hrsg) (2002) Chirurgische Onkologie. Thieme, Stuttgart New York

Becker K, Fink U, Siewert JR, Höfler H (1996) Morphologische Veränderungen nach präoperativer Chemotherapie lokal fortgeschrittener Magenkarzinome. Verh Dtsch Ges Path 80:400

Becker K, Mueller J, Fink U, Matzen K, Sendler A, Dittler HJ, Helmberger H, Siewert JR, Höfler H (1997) The interpretation of pathologic changes in the resection specimen following multimodal therapy for gastric adenocarcinoma. In: Siewert JR, Roder JD (eds) Progress in gastric cancer research. Monduzzi, Bologna, pp 1275–1279

Bollschweiler E, Hölscher AH (2000) Deutliche Zunahme des Adenokarzinoms im Ösophagus. Dtsch Ärztebl 97:A-1896–1900

Brücher BLDM, Stein HJ, Werner M, Siewert JR (2001) Lymphatic vessel invasion is an independent prognostic factor in patients with a primary resected tumor with esophageal squamous cell carcinoma. Cancer 92:2228–2233

Chrisholm EM, Rhys-Williams S, Leung JWC et al. (1992) Lugol's jodine dye-enhanced endoscopy in patients with cancer of the oesophagus and head and neck. Eur J Surg Oncol 18:550–552

Cunningham J, Ries L, Hankey B et al. (1992) SEER Program Code Manual NIH Publication no. 92-1999. National Cancer Institute, Bethesda

Deutsche Krebsgesellschaft (Schmitt-Thomas B, Hrsg) (2002) Kurzgefasste interdisziplinäre Leitlinien 2002. Zuckschwerdt, München Bern Wien New York

Dudeck J, Wagner G, Grundmann E, Hermanek P (Hrsg) (1999) Basisdokumentation für Tumorkranke, 5. Aufl. Zuckschwerdt, München Bern Wien New York

Dutkowski P, Hommel G, Böttger T et al. (1999) Wie viele Lymphknoten müssen bei gastrointestinalen Tumoren zur Beurteilung des pN Status entfernt werden? Langenbecks Archiv Chir [suppl I] (Forumband):117–121

Dutkowski P, Hommel G, Böttger T et al. (2002) How many lymph nodes are needed for an accurate pN classification in esophageal cancer? Evidence for a new threshold value. Hepato-Gastroenterol 49:176–180

Emory TS, Sobin LH, Lukes L et al. (1999) Prognosis of gastrointestinal smooth-muscle (stromal) tumors. Am J Surg Pathol 23:82–87

Endo M, Takeshita K, Yoshino K (1988) Oesophagoscopy for the diagnosis of superficial oesophageal cancer. Surg Endosc 2:205–208

Fritz A, Percy C, Jack A et al. (2000) International classification of diseases for oncology (ICD-O), 3rd ed. WHO, Geneva

Grundmann E, Hermanek P, Wagner G (1997) Tumorhistologieschlüssel – Empfehlungen zur aktuellen Klassifikation und Kodierung der Neoplasien, 2. Aufl. Springer, Berlin Heidelberg New York

Hamilton SR, Aaltonen LA (eds) (2000) World Health Organization Classification of tumours. Pathology and genetics of tumours of the digestive system. IARC Press, Lyon

Hermanek P, Wittekind Ch (1994) Diagnostic seminar: the pathologist and the residual tumor (R) classification. Path Pract Res 190:115–123

Hermanek P, Hutter RVP, Sobin LH, Wittekind Ch (1999) Classification of isolated tumor cells and micrometastasis. Cancer 86:2668–2673

Japanese Society for Esophageal Diseases (1992) Guidelines for the clinical and pathologic studies on carcinoma of the esophagus (in Japanisch), 8th ed. Kanehara & Co, Tokyo

Lewin KL, Appelman HD (1996) Tumors of the esophagus and stomach. Atlas of tumor pathology, 3rd ser, fasc 18. AFIP, Washington, DC

Mandard A-M, Dalibard F, Mandard J-C et al. (1994) Pathologic assessment of tumor regression after preoperative chemoradiotherapy of esophageal carcinoma. Cancer 73:2680–2686

Mueller J, Nekarda H, Stein HJ (2000) Konventionelle und neue Prognosefaktoren. In: Roder JD, Stein HJ, Fink U (Hrsg) Therapie gastrointestinaler Tumoren. Prinzipien der Chirurgischen Klinik und Poliklinik der Technischen Universität München. Springer, Berlin Heidelberg New York, pp 54–61

Nagawa H, Kaizaki S, Sato Y et al. (1995) The relationship of macroscopic shape of superficial oesophageal carcinoma of depth of invasion and regional lymph node metastasis. Cancer 75:1061–1064

Pathirana A, Poston GJ (2001) Lessons from Japan – endoscopic management of early gastric and oesophageal cancer. Eur J Surg Oncol 27:9–16

Pech O, May A, Gossner L, Ell C (2001) Endoskopische ablative Therapieoptionen beim Barrett-Ösophagus. In: Schönleben K (Hrsg) Umdenken in der Chirurgie. Sonderband zum Chirurgenkongress 2001. Marseille, München

Roder JD, Stein HJ, Siewert JR (1995) Oesophageal carcinoma. In: Hermanek P, Gospodarowicz MK, Henson DE, Hutter RVP, Sobin LH (eds) Prognostic factors in cancer. Springer, Berlin Heidelberg New York, pp 37–46

Rosai J (1996) Ackerman's surgical pathology, 8th ed. Mosby, St. Louis, pp 589–615

Sabik JF, Rich TW, Goldblum JR et al. (1995) Superficial esophageal carcinoma. Ann Thorac Surg 60:896–902

Sarbia M, Bittinger F, Porschen R et al. (1995) Prognostic value of histopathologic parameters of esophageal squamous cell carcinoma. Cancer 78:922–927

Schneider PM, Zirbes TK, Metzger R et al. (1999) Histomorphologisches Regressionsgrading und Apoptose-Index als objektive Responseparameter beim neoadjuvant chemotherapierten Adenocarcinom des Magens und ösophagogastralen Übergangs. Langenbecks Arch Chir [suppl I] (Forumband):17–21

Seifert G (1990) Histological typing of salivary gland tumours, 2nd ed. WHO International Histological Classification of Tumours. Springer, Berlin Heidelberg New York

Siewert JR (1999) Adenocarcinoma of the esophago-gastric junction. Gastric Cancer 2:87–88

Siewert JR, Stein HJ (1998) Classification of adenocarcinoma of the esophago-gastric junction. Br J Surg 85:1457–1459

Soga J, Tanaka O, Sasaki K et al. (1982) Superficial spreading carcinoma of the esophagus. Cancer 50:1641–1645

Stein HJ, Feith M (2001) Prognostic factors in cancer of the esophagus. In: Gospodarowicz MK, Henson DE, Hutter RVP, O'Sullivan B, Sobin LH, Wittekind Ch (eds) Prognostic factors in cancer, 2nd ed. Wiley & Sons, New York

UICC (Hermanek P, Henson DE, Hutter RVP, Sobin LH, eds) (1993) TNM supplement 1993. A commentary on uniform use. Springer, Berlin Heidelberg New York

UICC (Wittekind Ch, Wagner G, Hrsg) (1997) TNM-Klassifikation maligner Tumoren, 5.Aufl. Springer, Berlin Heidelberg New York

UICC (Hermanek P, Hutter RVP, Sobin LH, Wagner G, Wittekind Ch, eds) (1999) TNM atlas. Illustrated guide to the TNM/pTNM classification of malignant tumours, 4th ed, corrected second printing. Springer, Berlin Heidelberg New York

UICC (Wittekind Ch, Henson DE, Hutter RVP, Sobin LH, eds) (2001) TNM supplement, 2nd ed. A commentary on uniform use. Wiley & Sons, New York

UICC (Sobin LH, Wittekind Ch, eds) (2002) TNM classification of malignant tumours, 6th ed. Wiley & Sons, New York

Wagner G (Hrsg) (1993) Tumorlokalisationsschlüssel, 5. Aufl. Springer, Berlin Heidelberg New York

Wagner G, Hermanek P (1995) Organspezifische Tumordokumentation. Prinzipien und Verschlüsselungsanweisungen für Klinik und Praxis. Springer, Berlin Heidelberg New York

Watanabe H, Jass JR, Sobin LH (1990) Histological typing of oesophageal and gastric tumours, 2nd ed. WHO International Histological Classification of Tumours. Springer, Berlin Heidelberg New York

Werner M, Höfler H (2000) Pathologie. In: Roder JD, Stein HJ, Fink U (Hrsg) Therapie gastrointestinaler Tumoren. Prinzipien der Chirurgischen Klinik und Poliklinik der Technischen Universität München. Springer, Berlin Heidelberg New York, S 45–53

Wittekind Ch (1993) Bedeutung von Tumorwachstum und -ausbreitung für die chirurgische Radikalität. Zbl Chir 118:590–597

Wittekind Ch, Compton CC, Greene FL, Sobin LH (2002) TNM Residual tumor classification revisited. Cancer 94:2511–2519

II Adenokarzinom des ösophagogastralen Übergangs

Adenokarzinome des ösophagogastralen Übergangs (ÖGÜ, oesophagogastric junction, OG junction) sind entsprechend der 2000 erschienenen WHO-Klassifikation der Tumoren des Verdauungstrakts (Hamilton u. Aaltonen 2000) definiert als Adenokarzinome, die sich auf die Gegend des ÖGÜ erstrecken; dabei wird nicht berücksichtigt, wie viel des Tumors im Ösophagus und wie viel im Magen liegt (Näheres s. S. 12). Ausgeschlossen hiervon sind natürlich ausgedehnte Karzinome der Speiseröhre und des Magens, die mit Ausläufern den ÖGÜ überschreiten, vielmehr gilt die Definition nur für Adenokarzinome, deren Zentrum nicht weiter als 5 cm vom ÖGÜ gelegen ist. Das Adenokarzinom des ÖGÜ in diesem Sinn entspricht dem Typ II des AEG (adenocarcinoma of the esophago-gastric junction) (eigentliches Kardiakarzinom, „junctional carcinoma") der Nomenklatur der Chirurgischen Klinik der Technischen Universität München (Stein et al. 2000).

Mit diesem Begriff wurde eine zusätzliche Kategorie zu den malignen Tumoren des Ösophagus und des Magens geschaffen, womit von den bisher üblichen, allerdings nicht einheitlichen Definitionen für Magen- und Ösophaguskarzinome abgewichen wurde. Damit sind Vergleiche mit bisherigen epidemiologischen Angaben des Schrifttums und Daten von Krebsregistern schwierig, wenn überhaupt möglich.

Epidemiologisch und ätiologisch nehmen die Adenokarzinome des ÖGÜ im aktuellen Sinn eine Art Zwischenstellung zwischen den Adenokarzinomen des distalen Ösophagus und jenen im oralen Magendrittel ein. Nach Daten der Chirurgischen Klinik der Technischen Universität München (Stein et al. 2000) beträgt das Überwiegen der Männer 5,1 : 1 (vs. 8,2 : 1 beim Adenokarzinom des distalen Ösophagus und 2,4:1 beim Adenokarzinom des oralen Magendrittels). Hiatushernien sind in 28% (bei Adenokarzinomen des distalen Ösophagus 72%, bei Adenokarzinomen des oralen

Magendrittels 2%), Refluxsymptome in 42% (vs. 84 bzw. 29%) und ein Barrett-Ösophagus in 11% (vs. 81 bzw. 2%) zu finden.

Für Adenokarzinome des ÖGÜ sollte als Lokalisationscodenummer C16.0 verwendet werden (wenngleich diese sich auf Lokalisationen im Magen bezieht) (UICC 2002). Die Code-Nr. C16.0 ist laut Tumorlokalisationsschlüssel (Wagner 1993) vorgesehen für „Kardia (ösophagokardialer Übergang)", laut ICD-O-3 (Fritz et al. 2000) für „Cardia NOS, Gastric cardia, Cardioesophageal junction, Esophagogastric junction, Gastroesophageal junction". Die Verwendung dieser Codenummer für das Adenokarzinom des ÖGÜ setzt allerdings voraus, dass für Adenokarzinome des oberen Magendrittels, die den ÖGÜ *nicht* erreichen, ausschließlich die Codenummer C16.1 (Fundus) verwendet wird.

Der Lymphabfluss des Adenokarzinoms des ÖGÜ erfolgt vornehmlich in Richtung abdominale Lymphknoten. Verglichen mit Adenokarzinomen des distalen Ösophagus findet sich aber (ebenso wie bei Karzinomen des oralen Magendrittels) eine Neigung zur Metastasierung in linke paraaortale Lymphknoten und solche im Bereich des linken Nierenhilus sowie entlang der A. lienalis zu Lymphknoten des Milzhilus (Stein et al. 2000). Relativ häufig ist auch die Ausbreitung in Lymphgefäßen nach oral mit Skipmetastasen vorwiegend in der Submukosa.

2 Makroskopische Klassifikation

Die makroskopische Klassifikation der Adenokarzinome des ÖGÜ ist identisch mit jener der Ösophaguskarzinome (s. S. 17ff).

3 Histomorphologie

(Hamilton u. Aaltonen 2000)

Die Klassifikation erfolgt nach der traditionellen WHO-Klassifikation für Magenkarzinome (s. S. 104). Entsprechend wird auch das Grading durchgeführt (s. S. 121).

Im Vordergrund stehen papilläre (8260/3) und tubuläre Adenokarzinome (8211/3). Nur selten werden muzinöse Adenokarzinome (8480/3), Siegelringzellkarzinome (8490/3) und adenosquamöse Karzinome (8560/3) beobachtet. Karzinome vom diffusen Typ nach Laurén finden sich seltener als bei Karzinomen des Magens.

Das von Mulligan u. Rember (1954) als häufigstes Karzinom dieser Gegend beschriebene pylorokardiale Karzinom (ähnlich den Pylorusdrüsen, schlanke Zellen mit klarem oder blassem Zytoplasma und basalen oder zentral gelegenen Kernen) ist schwierig gegen andere Adenokarzinome abzugrenzen (Stubbe Teglbjaerg u. Vetner 2000). Die Verwendung dieses Begriffes wird daher in der WHO-Klassifikation (Hamilton u. Aaltonen 2000) nicht empfohlen. Auch ist in der ICD-O-3 für diesen Typ keine Codenummer vorgesehen.

Für Adenokarzinome des ÖGÜ wurde von Schneider et al. (1999) ein Regressionsgrading wie beim nichtkleinzelligen Lungenkarzinom mit der Bestimmung eines Apoptoseindex kombiniert.

In der 5. Auflage des TNM-Systems (UICC 1997) gibt es keine Festlegung bzgl. der Klassifikation der Adenokarzinome des ÖGÜ. Nach der 6. Auflage (UICC 2002) ist das Adenokarzinom des ÖGÜ nach den Regeln für das Magenkarzinom zu klassifizieren, wie das auch in den meisten Publikationen, die sich mit diesen Tumoren beschäftigen, bereits früher erfolgte (Blomjous et al. 1992; Stein et al. 2000).

Als *regionäre Lymphknoten* für das Adenokarzinom des ÖGÜ gelten:

- Lymphknoten links und rechts an der Kardia,
- perigastrische Lymphknoten entlang der kleinen Kurvatur,
- Lymphknoten entlang den Aa. gastrica sinistra und coeliaca,
- diaphragmatische Lymphknoten,
- untere mediastinale paraösophageale Lymphknoten.

Regionäre Lymphknotenmetastasen finden sich beim Adenokarzinom des ÖGÜ in erster Linie im abdominalen Kompartiment. Die Ausbreitung in Lymphgefäßen erfolgt aber häufig auch intramural nach oral und führt oft zu sog. Skipmetastasen (intramurale Metastasen), die aber in der TNM-Klassifikation nicht berücksichtigt werden (UICC 2001).

5 Residualtumor-(R-)Klassifikation

Es gelten die gleichen Regeln wie für das Ösophaguskarzinom (s. S. 47).

6 Klinische Anwendung: Algorithmen zu Diagnose und Therapie

Für die prätherapeutische Diagnostik des Adenokarzinoms des ÖGÜ gilt Gleiches wie beim Ösophaguskarzinom, s. S. 49. Auch bzgl. Therapie wird auf den Abschnitt Ösophagus, Vorgehen beim distalen Adenokarzinom, verwiesen, s. S. 52–53.

In den meisten Untersuchungen zur Prognose wurden die Adenokarzinome des ÖGÜ im aktuellen Sinne gemeinsam mit Magen- oder mit Ösophaguskarzinomen analysiert. Dabei erwies sich bei gemeinsamer Analyse mit den Magenkarzinomen die Lokalisation im oralen Magendrittel und am ÖGÜ als ungünstiger Prognosefaktor (UICC 1995).

Nach den Daten der Chirurgischen Klinik der Technischen Universität München (Stein et al. 2000) ist nach R0-Resektion mit Fünfjahresüberlebensraten von ca. 40%, nach R1,2-Resektion mit solchen von 5–10% zu rechnen. Im großen und ganzen gleicht die Prognose jener der Magenkarzinome.

Unter den neben der anatomischen Ausbreitung vor und nach Therapie (TNM/pTNM und R) maßgeblichen Prognosefaktoren scheint dem Grading zumindest bei lymphknotennegativen Patienten eine unabhängige prognostische Bedeutung zuzukommen (Blomjous et al. 1992). Weitere Prognosefaktoren speziell für das Adenokarzinom des ÖGÜ im aktuellen Sinn müssen in Zukunft näher analysiert werden.

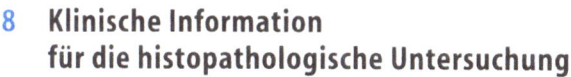

8 Klinische Information für die histopathologische Untersuchung

Hierfür kann das im Abschnitt Magen dargestellte Formblatt verwendet werden (s. S. 162).

Auch hier empfiehlt sich, analog zum Magenkarzinom vorzugehen (s. S. 163ff).

Literatur

Blomjous JG, Hop WC, Langenhorst BL et al. (1992) Adenocarcinoma of the gastric cardia. Recurrence and survival after resection. Cancer 70:569–573

Fritz A, Percy C, Jack A, Shanmugaratnam K, Sobin L, Parkin DM, Whelan S (2000) International classification of diseases for oncology (ICD-O), 3rd ed. WHO, Geneva

Hamilton SR, Aaltonen LA (eds) (2000) World Health Organisation classification of tumours. Pathology and genetics of tumours of the digestive system. IARC Press, Lyon

Mulligan RM, Rember RR (1954) Histogenesis and biological behaviour of gastric carcinoma. Study of one hundred thirty eight cases. Arch Pathol 58:1–25

Schneider PM, Zirbes TK, Metzger R et al (1999) Histomorphologisches Regressionsgrading und Apoptose-Index als objektive Responseparameter beim neoadjuvant chemotherapierten Adenocarcinom des Magens und ösophagogastralen Übergangs. Langenbecks Arch Chir [suppl 1] (Forumband):17–21

Stein HJ, Feith M, Fink U et al. (2000) Adenokarzinom des ösophagogastralen Überganges (AEG). In: Roder JD, Stein HJ, Fink U (Hrsg) Therapie gastrointestinaler Tumoren. Prinzipien der Chirurgischen Klinik der Technischen Universität München. Springer, Berlin Heidelberg New York, S 208–216

Stubbe Teglbjaerg P, Vetner M (2000) Gastric carcinoma I. The reproducibility of histogenetic classification proposed by Masson, Rember and Mulligan. Acta Path Microbiol Scand 85:519–527

UICC (Hermanek P, Gospodarowicz MK, Henson DE, Hutter RVP, Sobin LH, eds) (1995) Prognostic factors in cancer. Springer, Berlin Heidelberg New York

UICC (Wittekind Ch, Wagner G, Hrsg) (1997) TNM-Klassifikation maligner Tumoren, 5. Aufl. Springer, Berlin Heidelberg New York

UICC (Wittekind Ch, Henson DE, Hutter RVP, Sobin LH, eds) (2001) TNM supplement, 2nd ed. A commentary on uniform use. Wiley & Sons, New York

UICC (Sobin LH, Wittekind Ch, eds) (2002) TNM classification of malignant tumours, 6th ed. Wiley & Sons, New York

Wagner G (Hrsg) (1993) Tumorlokalisationsschlüssel, 5. Aufl. Springer, Berlin Heidelberg New York

III Maligne Tumoren des Magens (ausschließlich Adenokarzinome des ösophagogastralen Übergangs)

1 Zur Anatomie

1.1 Lokalisation des Primärtumors

Die Grenze zwischen Ösophagus und Magen ist der „ösophagogastrale Übergang" (ÖGÜ). Er ist eine imaginäre Linie, an der der tubuläre Ösophagus endet und der Magen beginnt. Nur Adenokarzinome, die den ÖGÜ nicht erreichen, dürfen als Magenkarzinome des oberen Drittels klassifiziert werden. Karzinome, die den ÖGÜ erreichen, werden als eigene Entität bewertet (früher meistens topographisch als Kardiakarzinom aufgefasst) und mit C16.0 kodiert. Ausführliche Begründung dieser Neuklassifikation s. S. 73, Adenokarzinom des ösophagogastralen Übergangs.

Zur Beschreibung der Lokalisation des Primärtumors wird der Magen in 3 Unterbezirke unterteilt (Tabelle III.1.1).

Für die Einteilung des Magens in die obengenannten Unterbezirke werden die kleine und die große Kurvatur jeweils durch 2 Punkte in 3 gleich große Abschnitte unterteilt und diese Punkte dann verbunden (UICC 1997, 1998).

In der ICD-O ist für Antrum die Codenummer 16.3, für Pylorus C16.4 vorgesehen. Es wird empfohlen, für alle Tumoren des unteren Drittels einheitlich C16.3 zu verwenden, da eine Trennung zwischen Tumoren, die nur

Tabelle III.1.1. Die 3 Unterbezirke des Magens

Unterbezirk	ICD-O-Topographiecode (Fritz et al. 2000; Wagner 1993)
Oberes Magendrittel (Fundus)	C16.1
Mittleres Magendrittel (Korpus)	C16.2
Unteres Magendrittel (Antrum und Pylorus)	C16.3

den Pylorus befallen, und solchen, die Pylorus und Antrum befallen, kaum durchführbar und ohne klinische Relevanz ist.

Tumoren, die mehrere Unterbezirke befallen, werden jenem Unterbezirk zugeordnet, in dem der größere bzw. größte Teil des Tumorvolumens (longitudinaler Durchmesser) liegt. Betrifft ein Tumor 2 Unterbezirke zu genau gleichen Teichen, wird C16.8 (mehrere Teilbereiche überlappend) verwendet. Dies gilt auch für Tumoren mit Totalbefall oder Fast-Totalbefall des Magens.

1.2 Regionäre Lymphknoten
(UICC 1997, 1998, 2001, 2002)

Die regionären Lymphknoten für Magentumoren sind die perigastrischen Lymphknoten entlang der kleinen und großen Kurvatur, die Lymphknoten entlang der A. gastrica sinistra, A. hepatica communis, A. lienalis, A. coeliaca und die hepatoduodenalen Lymphknoten.

Die regionären Lymphknoten können in 2 Kompartimente unterteilt werden (s. Tabelle III.1.2). Als Lymphknoten entlang der genannten Arterien gelten nur jene entlang des Stammes dieser Arterien, Lymphknoten an den Ästen der A. gastrica sinistra werden den perigastrischen Lymphknoten zugeordnet.

Befall anderer intraabdomineller Lymphknoten wie retropankreatischer, mesenterialer oder paraaortaler ist bereits als Fernmetastasierung aufzufassen. Ebenso gelten Metastasen in Lymphknoten oberhalb des Zwerchfells bereits als Fernmetastasen (Abb. III.1.1).

Bei Infiltration des Ösophagus sind auch die infradiaphragmatischen Lymphknoten (Nr. 19) und jene des Hiatus oesophagei (Nr. 20) regionär.

Bei an der Anastomose gelegenen Magenstumpfkarzinomen gelten auch die Lymphknoten im Mesenterium der für die Anastomose verwendeten Dünndarmschlinge als regionär.

Die regionären und nichtregionären abdominallen Lymphknoten werden nach den Vorschlägen der JGCA (1998) in die nachstehenden Gruppen unterteilt und nummeriert (Tabelle III.1.2).

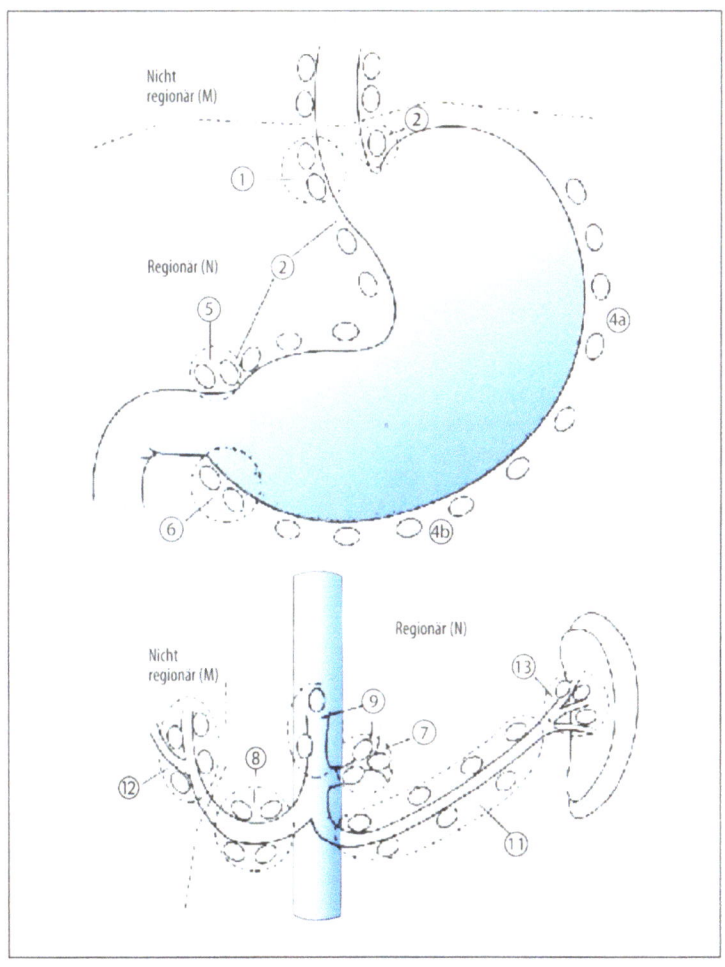

Abb. III.1.1. Regionäre und nichtregionäre Lymphknoten für maligne Magentumoren. (Aus UICC 1998)

Tabelle III.1.2. Gruppenunterteilung und Nummerierung der regionären und nichtre-gionären abdominalen und mediostinalen Lymphknoten

Gruppennummer	Lymphknotengruppe	Kompartiment
1	Kardia rechts	I – Perigastrische Lymphknoten
2	Kardia links	
3	Kleine Kurvatur	
4	Große Kurvatur (4a links, 4b rechts, Unterteilung nach UICC 1998)	
5	Oberhalb Pylorus	
6	Unterhalb Pylorus	
7	A. gastrica sinistra	II – Lymphknoten des Magenbettes
8	A. hepatica communis	
9	Truncus coeliacus	
10	Milzhilus	
11	A. lienalis	
12	Lig. hepatoduodenale (A. hepatica propria)	
13	Hinter Pankreaskopf	III – Nichtregionäre Lymphknoten
14	Mesenterialwurzel (entlang A. u. V. mesent. sup.)	
15	A. colica media	
16	Um Aorta abdominalis	
17	Vorderfläche des Pankreaskopfes	
18	Unterrand des Pankreas	
19	Infradiaphragmatisch	
20	Am Durchtritt des Öso-phagus durch das Zwerchfell (Lymphknoten des Hiatus oesophagei)	
110	Unten parösophageal	
111	Supradiaphragmatisch	
112	Hinteres Mediastinum	

In der japanischen Klassifikation (JGCA 1998) werden die Gruppen 4, 8, 11, 12, 14 und 16 weiter unterteilt:

- 4sa: Aa. und Vv. gastricae breves,
- 4sb: A. und V. gastroepiploica sinistra,
- 4d: A. und V. gastroepiploica dextra,
- 8a: anteriosuperiore Gruppe,
- 8b: posteriore Gruppe,
- 11p: proximale A. lienalis,
- 11d: distale A. lienalis,
- 12a: A. hepatica propria,
- 12b: Gallengang,
- 12p: hinter V. portae,
- 14v: V. mesenterica superior,
- 14a: A. mesenterica superior,
- 16a1: Hiatus aorticus,
- 16a2: paraaortal vom Oberrand des Truncus coeliacus bis zum Unterrand der V. renalis sinistra,
- 16b1: paraaortal vom Unterrand der V. renalis sinistra bis zum Oberrand der A. mesenterica inferior,
- 16b2: paraaortal vom Oberrand der A. mesenterica inferior bis zur Aortenbifurkation.

Befall der Lymphknotengruppen 1–12 gilt nach der UICC-Klassifikation (UICC 1997, 2002) stets als Befall regionärer Lymphknoten. Befall von Lymphknotengruppen 13 und höher wird im TNM-System der UICC stets als Fernmetastasierung klassifiziert.

Die Kenntnis der makroskopischen Wachstumstypen ist für die gezielte Entnahme von Biopsiematerial und die Beurteilung der Befunde bildgebender Verfahren wie z. B. der Endosonographie außerordentlich wichtig und erlaubt zudem eine grobe Vorbeurteilung der Tumorausdehnung (Abb. III.2.1). Dabei werden heute die Japanische Klassifikation für Magenfrühkarzinome (JGCA 1998) und die Borrmann-Klassifikation (Borrmann 1926) für die fortgeschrittenen Magenkarzinome verwendet (Deutsche Krebsgesellschaft 1995; Wagner u. Hermanek 1995).

Beim Typ OI ist die Läsion mehr als 2-mal so hoch wie die normale Schleimhaut, beim Typ OIIa erreicht die Läsion maximal die doppelte Höhe der Schleimhaut. Der Typ OIIb wird neuerdings in Japan auch als Gastritistyp bezeichnet (Yoshida 1998). Zusätzlich soll stets dokumentiert werden, ob im Tumorbereich eine Ulzeration oder eine Vernarbung makroskopisch festzustellen ist.

Die Bedeutung des Borrmann-Typs liegt darin, dass hierbei Tumortypen identifiziert werden können, bei denen die tatsächliche Ausdehnung des Tumors nur histologisch sicher erkannt werden kann (Typen III und IV).

Die makroskopische Typenklassifikation des Frühkarzinoms bestimmt v. a. die Entnahme von Biopsien mit: beim Typ OIc finden sich maligne Formationen am Grund, beim Typ OIII v. a. am Rand.

In Japan wird für die Indikation zur lokalen Therapie des Frühkarzinoms auch der makroskopische Typ mitberücksichtigt (Indikation nur bei den Typen OI und OII) (Hiki et al. 1995), obwohl in multivariaten Analysen ein unabhängiger Einfluss des makroskopischen Typs auf die Häufigkeit von Lymphknotenmetastasen nicht nachzuweisen ist (Hermanek 2001).

A. Japanische Klassifikation des Magenfrühkrebses (T1, pT1)

Vorgewölbt   I

Oberflächlich-erhaben   IIa

Oberflächlich-flach   IIb

Oberflächlich-vertieft   IIc

Exkaviert   III

Mischtypen   III+IIc

      IIc+III

B. Borrmann-Klassifikation des fortgeschrittenen Magenkrebses (T2–4, pT2–4)

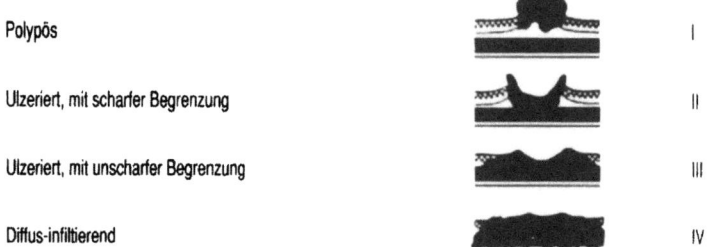

Polypös   I

Ulzeriert, mit scharfer Begrenzung   II

Ulzeriert, mit unscharfer Begrenzung   III

Diffus-infiltrierend   IV

Abb. III.2.1. Klassifikation des makroskopischen Typs des Magenkarzinoms. (Mod. nach DKG 1995)

3 Histomorphologie (Typing und Grading)

3.1 Systematik des Typings

Maßgeblich ist die 2000 erschienene WHO-Klassifikation der Tumoren des Verdauungstrakts (Hamilton u. Aaltonen 2000), die die frühere WHO-Klassifikation der Ösophagus- und Magentumoren (Watanabe et al. 1990) nur gering modifiziert hat. Bezüglich der endokrinen Tumoren folgen wir der WHO-Klassifikation der endokrinen Tumoren (Solcia et al. 2000).

▄▄▄▄ Intraepitheliale glanduläre High-grade-Neoplasie

Als intraepitheliale glanduläre High-grade-Neoplasie (Carcinoma in situ, hochgradige oder schwere Dysplasie, ICD-O-Code-Nr. 8148/2) werden alle auf das Epithel beschränkten Veränderungen mit ausgeprägter Atypie bezeichnet. Dabei finden sich auch Ausreifungsstörungen und Veränderungen der Architektur (Unregelmäßigkeiten in der Zelllagerung, unregelmäßige Verzweigungen und Sprossbildungen der Tubuli). Entscheidend ist, dass die Basalmembran nirgends durchbrochen wird und Tumorzellen nirgends in die Lamina propria der Mukosa infiltriert sind.

In Follow-up-Studien lassen sich bei Nachuntersuchung nach mehreren Monaten bis zu über 80% invasive Karzinome nachweisen (Literaturübersicht bei Hamilton u. Aaltonen 2000).

Insbesondere in der Biopsiediagnostik bietet die Abgrenzung zwischen intraepithelialer glandulärer High-grade-Neoplasie und invasiven Karzinomen vielfach nicht unbeträchtliche Schwierigkeiten. Im Allgemeinen ist in den westlichen Ländern die Diagnostik zurückhaltender als in Japan, auch gibt es Unterschiede in der Nomenklatur (Schlemper et al. 1997; Riddell u. Iwafuchi 1998; Lauwers et al. 1999; Rugge et al. 2000). Wesentlich ist, dass nach der WHO-Klassifikation (Hamilton u. Aaltonen 2000) die definitive Diagnose eines invasiven Karzinoms den zweifelsfreien Nachweis einer Invasion zumindest der Lamina propria mucosae erfordert.

In klinisch-epidemiologischen Statistiken wie auch bei Berichten über Therapieresultate sollte stets klar erkennbar sein, ob nur über Patienten mit invasivem Karzinom (wie in den westlichen Ländern allgemein üblich) berichtet wird oder ob auch Patienten mit intraepithelialer glandulärer High-grade-Neoplasie eingeschlossen sind, was zu „positiven Verzerrungen" von globalen (nicht nach pT aufgegliederten) Therapieresultaten führt.

■■■■ **Unterschiedliche Klassifikationen**
für nichtendokrine invasive Karzinome

Die *traditionelle Klassifikation* der nichtendokrinen invasiven Karzinome berücksichtigt in erster Linie die Architektur (Drüsenbildung, papilläres Wachstum) und die Schleimbildung (extra-, intrazellulär) und unterscheidet neben den im Vordergrund stehenden unterschiedlich strukturierten Adenokarzinomen (tubulär, papillär oder muzinös, Siegelringzellkarzinome) die seltenen Plattenepithel-, adenosquamösen und undifferenzierten Karzinome. Die Klassifikation ist dadurch kompliziert, dass ein hoher Anteil der Magenkarzinome (bis zu 78%) pluriform gebaut ist (Hermanek u. Wittekind 1993). Dabei gilt der Grundsatz der Einordnung nach dem überwiegenden Anteil.

In der WHO-Klassifikation (Hamilton u. Aaltonen 2000) ist auch die *Laurén-Klassifikation* (Laurén 1965) angeführt. Sie trägt der Tatsache Rechnung, dass der Magenkrebs sich in 2 unterschiedlichen klinischen Formen („two diseases" [Fenoglio-Preiser et al. 1999], „two entities" [Hermanek u. Wittekind 1993]) manifestiert. Diese sind durch Unterschiede in Ätiologie, Epidemiologie und Tumorausbreitung charakterisiert (Tabelle III.3.1).

Wegen des unterschiedlichen Wachstumsverhaltens ist die Laurén-Klassifikation von wesentlicher Bedeutung für die Therapiewahl, insbesondere das Ausmaß der Operation am Magen selbst (Differenzialindikation Gastrektomie/subtotale Resektion, Wahl des oralen Sicherheitsabstandes) (Deutsche Krebsgesellschaft 2000).

Siegelringzell- und undifferenzierte Karzinome entsprechen dem diffusen Typ, gut bis mäßiggradig differenzierte papilläre, tubuläre und mu-

Tabelle III.3.1. Laurén-Klassifikation

	Intestinaltyp	Diffuser Typ
Ätiologie	Überwiegend Umweltfaktoren	Individuelle Faktoren von größerer Bedeutung, auch öfter familiär vorkommend
Epidemiologie (Munoz 1998)	Epidemisch	Endemisch
Inzidenz in verschiedenen Ländern	Unterschiedlich	Mehr oder minder gleich
Alters- und Geschlechtsverteilung	Mit höherem Alter zunehmend, bei Männern häufiger	Auch bei jüngeren Patienten und bei Frauen häufiger vorkommend
Lokales Wachstumsverhalten		
Adhärenz der Tumorzellen	Ausgeprägt	Gering
Tumorrand	Expansiv	Diffus-infiltrativ
Histologische Ausbreitung jenseits des makroskopischen Tumorrandes[a]	Gering (einige mm)	Ausgedehnt (bis mehrere cm)
Lokoreginäre Ausbreitung (regionäre Lymphknoten, Serosa, Lymphgefäß, Veneninvasion)	Im Allgemeinen weniger ausgedehnt	Meist weiter fortgeschritten
Fernmetastasierung	Vor allem hämatogen	Peritoneale Metastasen bevorzugt

[a] Kontinuierlich und diskontinuierlich, Angaben über Ausbreitung beziehen sich auf Messung am histologischen Schnitt

zinöse Adenokarzinome meist dem Intestinaltyp. Schlecht differenzierte tubuläre, papilläre oder muzinöse Adenokarzinome können nach Laurén sowohl als diffuser als auch als intestinaler Typ klassifiziert werden.

Die Benennung der 2 Typen als Intestinal- und diffuser Typ fußt auf Überlegungen zur Histogenese und Differenzierung, tatsächlich ist diese Klassifikation aber weniger hierdurch als durch die unterschiedliche Adhäsivität der Tumorzellen charakterisiert. Dennoch haben sich die Bezeichnungen Intestinaltyp und diffuser Typ weitgehend durchgesetzt.

Auch bei der Laurén-Klassifikation finden sich häufig sowohl Strukturen eines Intestinaltyps als auch eines diffusen Typs. In diesen Fällen richtet sich die Klassifikation nach der Zielsetzung (Watanabe et al. 1990; Hermanek u. Wittekind 1993):

- für klinische Zwecke (Therapiewahl, Darstellung der Therapieergebnisse), werden alle Tumoren, die in irgendeinem Areal Strukturen eines diffusen Typs zeigen, ungeachtet der quantitativen Verhältnisse als diffuser Typ klassifiziert; die Kategorie Mischtyp ist nicht vorgesehen;
- für epidemiologische und histogenetische Untersuchungen werden histologisch nicht einheitlich strukturierte Tumoren nach dem überwiegenden Anteil klassifiziert. Tumoren mit gleichen Teilen von intestinalem Typ und diffusem Typ werden als Mischtyp bezeichnet.

Adenosquamöse Karzinome und Plattenepithelkarzinome sowie sehr seltene Typen wie Chorionkarzinom, Embryonalkarzinom, Dottersacktumor, Parietalzellkarzinom, hepatoides Karzinom, medulläres Karzinom mit lymphoidem Stroma können nicht nach Laurén klassifiziert werden. Für derartige Tumoren kann die Bezeichnung „nach Laurén unklassifizierbares Karzinom" oder „indeterminate carcinoma" verwendet werden. In der WHO-Klassifikation (Hamilton u. Aaltonen 2000) wird die Kategorie „indeterminate carcinoma" angeführt für Tumoren, die „zu wenig differenziert sind, um in den intestinalen oder diffusen Typ eingeordnet zu werden", d. h. für undifferenzierte Karzinome. Vor allem aus klinischer Sicht sollten solche Tumoren aber dem diffusen Typ zugeordnet werden.

Im Schrifttum sind zahlreiche weitere histologische Klassifikationen invasiver nichtendokriner Karzinome publiziert. Hiervon seien erwähnt:

- *Ming-Klassifikation* (Ming 1977): sie berücksichtigt ausschließlich das Verhalten am Tumorrand, eine Klassifikation an Biopsien ist daher nicht möglich. Der expansive Typ nach Ming entspricht dem Intestinaltyp nach Laurén, der invasive Typ dem diffusen Typ.
- *Goseki-Klassifikation* (Goseki et al. 1992): sie entspricht einer Kombination von Typing und Grading und berücksichtigt den Grad der „tubulären Differenzierung" und die Menge von Schleim im Zytoplasma:
  - Gruppe I: Gute tubuläre Differenzierung, wenig Schleim im Zytoplasma,
  - Gruppe II: Gute tubuläre Differenzierung, reichlich Schleim im Zytoplasma,
  - Gruppe III: Geringe tubuläre Differenzierung, wenig Schleim im Zytoplasma,
  - Gruppe IV: Geringe tubuläre Differenzierung, reichlich Schleim im Zytoplasma.

Unterschiede bestehen in erster Linie im Typ der lokoregionären Ausbreitung und Metastasierung: bei Gruppe I steht die hämatogene Metastasierung in die Leber im Vordergrund, bei Gruppe IV die lymphogene Metastasierung, die direkte Ausbreitung in die Nachbarschaft und die Ausbreitung in die Peritonealhöhle. Möglicherweise besitzt diese Klassifikation unabhängige prognostische Bedeutung (Songun et al. 1999).

Die *Klassifikation der JGCA* (JGCA 1998) kombiniert Typing und Grading. Bei den gewöhnlichen Karzinomen werden dabei folgende Formen unterschieden:

- papilläres Adenokarzinom,
- gut differenziertes Adenokarzinom,
- mäßiggradig differenziertes tubuläres Adenokarzinom,
- schlecht differenziertes tubuläres Adenokarzinom vom soliden Typ (solide Tumorhaufen und -felder mit undeutlicher drüsiger Differenzierung),
- schlecht differenziertes Adenokarzinom vom nichtsoliden Typ (diffuse Infiltration in kleinen Zügen, Nestern und Einzelzellen, gelegentlich drüsige Stukturen),
- Siegelringzellkarzinom,
- muzinöses Adenokarzinom.

Für die Einordnung in den jeweiligen Typ gilt die überwiegende Komponente. Dies trifft auch für das Grading tubulärer Adenokarzinome zu. Ein mäßig differenziertes tubuläres Adenokarzinom der WHO-Klassifikation, das die mäßig differenzierten Areale nur in einem kleinen Teil des Tumors zeigt, sonst jedoch gut differenziert ist, wird nach der japanischen Klassifikation als gut differenziertes tubuläres Adenokarzinom klassifiziert.

Als „special types" werden angeführt: adenosquamöses Karzinom, Plattenepithelkarzinom, Karzinoidtumor, kleinzelliges Karzinom, Chorionkarzinom, AFP-produzierendes Karzinom und undifferenziertes Karzinom. Diese histologische Klassifikation wird ergänzt durch obligate Angaben zu:

- „Cancer-Stroma-Beziehung": szirrhös (reichlich Stroma), intermediär, medullär (spärlich Stroma).
- Beschaffenheit des Tumorrandes, INF (Infiltration): alpha: expansiv, scharf gegen umgebendes Gewebe begrenzt, beta: Zwischenstellung zwischen alpha und gamma, gamma: infiltrativ, unscharfe Grenze gegen umgebendes Gewebe. Dabei entspricht INF alpha der Kategorie TCD 0,

beta TCD 1 und 2 und gamma TCD 3 der Graduierung der Tumorzelldissoziation an der Invasionsfront (s. S. 126).

- Lymphgefäßinvasion. ly 0: keine, ly 1: minimale, ly 2: mäßiggradige, ly 3: ausgeprägte.
- Veneninvasion (nur Venen in der Magenwand werden berücksichtigt). v0: keine, v1: minimale, v2: mäßiggradige, v3: schwere.

Definitionen für die Grade der Lymphgefäß- und Veneninvasion werden nicht angeführt.

Zunehmend wird in Japan eine vereinfachte Einteilung in sog. differenzierte und undifferenzierte Karzinome vorgenommen (Gotoda et al. 2000). Dabei werden papilläre, gut und mäßig differenzierte tubuläre Adenokarzinome der japanischen Klassifikation als „differenzierte Karzinome", schlecht differenzierte Adenokarzinome vom soliden wie auch nichtsoliden Typ und Siegelringzellkarzinome als „undifferenzierte Karzinome" zusammengefasst.

Familiäre und hereditäre Magenkarzinome
(Hamilton u. Aaltonen 2000; Franquemont 1995)

Bei ca. 8–10% aller Patienten mit Magenkarzinom kann eine familiäre Häufung beobachtet werden. Magenkarzinome werden auch gelegentlich bei familiärer adenomatöser Polypose und Peutz-Jeghers-Polypose sowie bei HNPCC-Patienten gesehen (s. S. 239ff). In letzterem Fall handelt es sich durchwegs um Karzinome vom Intestinaltyp, im Tumorgewebe ist meist Mikrosatelliteninstabilität nachweisbar.

Erst in den letzten Jahren wurde das „hereditäre diffuse Magenkarzinom" beschrieben (Gayther et al. 1998; Guilford et al. 1998, 1999; Huntsman et al. 2001). Es ist durch eine Keimbahnmutation im E-Cadherin-Gen (CDH1) bedingt und durch eine autosomal-dominante Prädisposition zu diffusen Magenkarzinomen charakterisiert. Die Karzinome treten in sehr frühem Alter (ab 14 Jahren) auf, histologisch erweisen sie sich als diffuse Karzinome bzw. Siegelringzellkarzinome oder schlecht differenzierte tubuläre Adenokarzinome mit gelegentlichen Siegelringzellen und infiltrativem Tumorrand.

▬▬ Allgemeines zur Klassifikation endokriner Neoplasien des Gastrointestinaltrakts

Als Gastrointestinaltrakt werden hier im Sinne der WHO-Klassifikation endokriner Tumoren (Solcia et al. 2000) verstanden: Magen, Duodenum, Jejunum, Ileum, Appendix, Kolon, Rektum (Tabelle III.3.2).

▬▬ Grundprinzipien der WHO-Klassifikation endokriner Tumoren

In der WHO-Klassifikation endokriner Tumoren (Solcia et al. 2000) wird einerseits eine morphologisch-funktionelle Klassifikation angewendet, andererseits nach dem biologischen Verhalten unterteilt.

▬▬ Sogenante morphofunktionelle Klassifikation/ hormonelle Überfunktionssyndrome

Die WHO-Klassifikation endokriner Tumoren ist eine sog. morphofunktionelle Klassifikation. Hierbei werden die verschiedenen endokrinen Tumoren nach dem Zelltyp durch Angabe des produzierten Hormons charakterisiert, z.B. wird von gastrin- oder serotoninproduzierenden Tumoren gesprochen. Diese Einordnung erfolgt ausschließlich aufgrund morphologischer Befunde (Lichtmikroskopie, Spezialfärbungen, Immunhistochemie, Ultrastruktur).

Tabelle III.3.2. Endokrine Zellen des Gastrointestinaltrakts als Ausgangspunkte endokriner Neoplasien

Zelltyp	Hauptprodukt	Hauptlokalisation der Tumoren
EC-Zellen (enterochromaffine Zellen)	Serotonin	Ileum, Duodenum, Jejunum
G-Zellen	Gastrin	Magenantrum, Duodenum
ECL-Zellen (enterochromaffinlike cells)	Histamin	Magenkorpus
D-Zellen	Somatostatin	Duodenum
L-Zellen	Enteroglukagon, PYY	Kolon, Rektum, Ileum, Jejunum

Verursacht ein Tumor ein hormonelles Überfunktionssyndrom (funktionell aktiver Tumor), wird er nach der Hormonproduktion bezeichnet, z. B. Gastrinom, Somatostatinom; bei EC-Zelltumoren allerdings wird von „serotoninproduzierenden Tumoren mit Karzinoidsyndrom" gesprochen. Funktionell aktive Tumoren verhalten sich im Allgemeinen onkologisch aggressiver, insbesondere finden sich hierbei häufiger Metastasen als bei funktionell inaktiven Tumoren.

Allgemeine Klassifikation nach dem biologischen Verhalten

Allgemein wird nach dem biologischen Verhalten zwischen 3 Kategorien unterschieden:

1. Gut differenzierter endokriner *Tumor* (traditionelle Bezeichnung Karzinoid oder Karzinoidtumor),
2. gut differenziertes endokrines *Karzinom* (traditionelle Bezeichnung malignes Karzinoid oder maligner Karzinoidtumor),
3. schlecht differenziertes endokrines Karzinom (kleinzelliges Karzinom).

Der gut differenzierte endokrine *Tumor* ist entweder als benigner Tumor oder als Tumor fraglicher Dignität zu werten. Tabelle III.3.3 zeigt die Kriterien für die Einordnung in diese Kategorien.

Als Karzinoid-Adenokarzinom (gemischt endokrin-exokriner Tumor) sollen nur Tumoren klassifiziert werden, in denen annähernd gleiche Anteile endokriner und exokriner Elemente vorkommen; die Beimengung einer kleinen Zahl endokriner Zellen zu primär exokrinen Tumoren wird nicht berücksichtigt.

Klassifikation gastrointestinaler endokriner Tumoren nach der WHO-Klassifikation der Tumoren des Verdauungssystems

In der 2000 erschienenen WHO-Klassifikation der Tumoren des Verdauungssystems (Hamilton u. Aaltonen 2000) wird eine Klassifikation verwendet, die auf der WHO-Klassifikation der endokrinen Tumoren (Solcia et al. 2000) „basiert", aber „vereinfacht wurde", um von „größerer praktischer Nützlichkeit bei der morphologischen Klassifikation zu sein". Diese „Vereinfachung" besteht darin, dass unter der Bezeichnung „Karzinoid (gut dif-

Tabelle III.3.3. Allgemeine biologische Klassifikation gastrointestinaler endokriner Neoplasien

	Gut differenzierter endokriner Tumor (Karzinoid)	Gut differenziertes endokrines Karzinom (malignes Karzinoid)	Schlecht differenziertes endokrines Karzinom (kleinzelliges Karzinom)
Histomorphologie			
Allgemeine Struktur	Gewöhnlich monomorphe Zellen in soliden Nestern, Trabekeln oder Pseudodrüsen	Solide Nester, Trabekel oder große weniger gut begrenzte Zellansammlungen	Große schlecht begrenzte Zellansammlungen kleiner bis mittelgroßer Zellen, oft mit Nekrosen
Atypien	Keine oder geringgradig	Mäßiggradig	Hochgradig
Ausbreitung	Begrenzt auf Mukosa oder Submukosa	Musc. propria oder weiter und/oder Metastasen (regionäre Lymphknoten und/oder Leber)	Deutliche Angioinvasion und/oder Perineuralinvasion, gewöhnlich regionäre Lymphknoten- und Fernmetastasen (abdominal und extraabdominal)
Weitere morphologische Befunde	–	Tumorgröße in der Regel >1 cm, >2 Mitosen/10 HPF, >2% Ki67-positive Zellen	Mind. 10 Mitosen/10 HPF, >15% Ki67-positive Zellen
Biologisches Verhalten	Benigne oder fragliche Dignität. Benigne: wenn keine Angioinvasion, Tumorgröße ≤1 cm, ≤2 Mitosen/10 HPF. Andernfalls: Fragliche Dignität	Niedrige Malignität (low grade)	Hohe Malignität (high grade)

HPF Gesichtsfeld bei starker Vergrößerung (400fach)

ferenzierte endokrine Neoplasie)" die Kategorie gut differenzierter endokriner Tumor (Karzinoid) und gut differenziertes endokrines Karzinom (malignes Karzinod) der WHO-Klassifikation endokriner Tumoren zusammengefasst werden. Da diese Unterscheidung aber aus klinischer Sicht und in Hinblick auf die Prognose von größter praktischer Bedeutung ist, wird in diesem Band der WHO-Klassikfikation endokriner Tumoren (Solcia et al. 2000) gefolgt.

■■■■ **Auflistung der malignen invasiven Tumoren des Magens**

Die in Frage kommenden Tumortypen entsprechend der WHO-Klassifikation (Hamilton u. Aaltonen 2000) sind in Tab. III.3.4 mit ihren Morphologie-Codenummern (Fritz et al. 2000; Grundmann et al. 1997) aufgelistet.

Tabelle III.3.4. Maligne invasive Tumoren des Magens

1. Karzinome	
Traditionelle Klassifikation	
Adenokarzinom o. n. A.	8140/3
Papilläres Adenokarzinom	8260/3
Tubuläres Adenokarzinom	8211/3
Muzinöses Adenokarzinom	8480/3
Siegelringzellkarzinom	8490/3
Adenosquamöses Karzinom	8560/3
Plattenepithelkarzinom	8070/3
Undifferenziertes Karzinom	8020/3
Andere sehr seltene Tumortypen	
Parietalzellkarzinom	8214/3
Hepatoides Adenokarzinom	8576/3
Medulläres Karzinom mit lymphoidem Stroma	8512/3[a]
Chorionkarzinom	9100/3
Embryonalkarzinom	9070/3
Dottersacktumor	9071/3
Panethzellreiches Karzinom	_[b]
Laurén-Klassifikation[c]	
Adenokarzinom vom Intestinaltyp	8144/3
Adenokarzinom vom diffusen Typ	8145/3
2. Maligne endokrine Tumoren	
Gut differenziertes endokrines Karzinom (malignes Karzinoid)	8240/3
Malignes ECL-Zell-Karzinoid	8242/3
Malignes serotoninproduzierendes Karzinoid	8241/3

Tabelle III.3.4. Fortsetzung

Malignes gastrinproduzierendes Karzinoid	8153/3
Malignes ACTH-produzierendes Karzinoid	8240/3[d]
Schlecht differenziertes endokrines Karzinom (kleinzelliges Karzinom)	8041/3
Karzinoid-Adenokarzinom	8244/3
3. Maligne mesenchymale Tumoren	
Maligner gastrointestinaler Stromatumor (GIST)	8936/3[e]
Leiomyosarkom	8890/3
Kaposi-Sarkom	9140/3
4. Maligne Lymphome	s. Band Lymphome und Leukämien dieser Buchreihe

[a] In der WHO-Klassifikation 2000 als Variante des tubulären Adenokarzinoms angeführt, hier jedoch wegen der histologischen und klinischen Besonderheiten als eigener Typ herausgehoben.

[b] In der WHO-Klassifikation 2000 als seltener Karzinomtyp angeführt, in der ICD-O nicht erwähnt.

[c] Für den Mischtyp nach Laurén, eine Diagnose, die nur bei epidemiologischen und histogenetischen Untersuchungen gestellt werden soll, gibt es in der ICD-O keine Codenummer. Falls gewünscht, kann diese Diagnose mit einer Doppelcodierung 8144/3 + 8145/3 verschlüsselt werden.

[d] Für diesen seltenen Tumortyp ist in der ICD-O keine eigene Codenummer vorgesehen.

[e] Zur problematischen, noch kontrovers diskutierten Entität GANT (gastrointestinaler autonomer Nerventumor) s. S. 115. In der ICD-O nur als Synonym des GIST o. n. A. angeführt

Bezüglich in der WHO-Klassifikation 2000 nicht erwähnter sehr seltener maligner Tumoren wie Adenokarzinom mit rhabdoider Differenzierung, Karzinom mit osteoklastischen Riesenzellen, Karzinosarkom (sarkomatoides Karzinom), Adenosarkom, Rhabdomyosarkom, malignes fibröses Histiozytom, Angiosarkom, alvoläres Weichteilsarkom s. Remmele 1996; Rosai 1996; Wagner u. Hermanek 1995.

3.2 Alphabetisches Verzeichnis der anerkannten Tumortypen (ausgenommen maligne Lymphome) mit Definitionen und Hinweisen zur Klinik

Hierzu s. Tabelle III.3.5 (Hamilton u. Aaltonen 2000; Hermanek u. Wittekind 1993; Watanabe et al. 1990).

Tabelle III.3.5. Alphabetisches Verzeichnis der anerkannten Tumortypen (ausgenommen maligne Lymphome) mit Definitionen und Hinweisen zur Klinik. Die in der linken Spalte mit (L) gekennzeichneten Tumortypen sind solche der Laurénklassifikation

Tumortyp/ICD-O-Codenummer	Definition	Hinweise zur Klinik
Adenokarzinom, diffuser Typ (L)/8145/3	Zumindest stellenweise[a] unscharf begrenzter Tumor mit schlecht kohäsiven diffus infiltrierenden Zellen	s. S. 105
Adenokarzinom, hepatoides/8576/3	Karzinom, das neben drüsiger Differenzierung auch Areale hepatoider Differenzierung aufweist (kubische oder polygonale Zellen mit reichlich eosinophilem oder klarem Zytoplasma, trabekulär oder solide angeordnet [Nagai et al. 1993]). AFP nur in einem Teil der Fälle im Serum und immunhistochemisch in Tumorzellen nachweisbar. AFP-Positivität allein berechtigt nicht zur Diagnose eines hepatoiden Adenokarzinoms, da AFP-Positivität auch bei anderen Magenkarzinomen vorkommen kann (Matsunou et al. 1994)	Prognostisch relativ ungünstig, oft Veneninvasion und Lebermetastasen. AFP-positive und AFP-negative Formen ohne wesentliche prognostische Unterschiede
Adenokarzinom, Intestinaltyp (L)/8144/3	Überall gut umschriebener Tumor mit verdrängendem Rand[a], gut zusammenhängende Zellgruppen meist in drüsiger Anordnung	s. S. 105
Adenokarzinom, muzinöses/8480/3	Adenokarzinom, das zu mehr als 50% aus extrazellulärem Schleim besteht, Schleim teils in Drüsen, teils interstitiell, häufig auch einzelne Siegelringzellen	Schleim gewöhnlich schon makroskopisch sichtbar

[a] Definition für klinische Klassifikation; bzgl. Definitionen für epidemiologische und histogenetische Studien

Tabelle III.3.5. Fortsetzung

Tumortyp/ICD-O-Codenummer	Definition	Hinweise zur Klinik
Adenokarzinom, o. n. A./8140/3	Maligner Tumor des Drüsenepithels, bestehend aus tubulären, azinären oder papillären Strukturen. Wann immer möglich, weitere Präzisierung der Diagnose!	Weitaus häufigste Tumorgruppe im Magen
Adenokarzinom, papilläres/8260/3	Adenokarzinom, überwiegend bestehend aus zarten oder plumpen Papillen mit fibrovaskulärem Grundstock	Makroskopisch meist Typ 0I des Frühkarzinoms bzw. Borrmann Typ 1
Adenokarzinom, tubuläres/8211/3	Adenokarzinom, das überwiegend aus sich verzweigenden Tubuli besteht. Tubuli z. T. zystisch erweitert, gelegentlich intra- und/oder extrazelluläre Verschleimung	Häufigster Typ der traditionellen Klassifikation
Chorionkarzinom/ 9100/3	Maligner Keimzelltumor von gleichem histologischen Aussehen wie an typischer Lokalisation, meist mit gleichzeitiger adenokarzinomatöser Komponente. Nachweis einzelner HCG-positiver Zellen berechtigt nicht zur Diagnose eines Chorionkarzinoms, da dies bei bis zu 10% aller typischer Magenkarzinome gesehen wird (Ita u. Tahara 1983)	Im Magen sehr selten
Dottersacktumor/ 9071/3, Embryonalkarzinom/9070/3	Maligne Keimzelltumoren von gleichem histologischen Aussehen wie an typischer Lokalisation	Im Magen sehr selten
GANT (gastrointestinal autonomic nerv tumor)/ In ICD-O-3 nicht erwähnt	Als eigene Entität noch kontrovers beurteilt; z. T. dem GIST zugeordneter maligner mesenchymaler Tumor, lichtmikroskopisch sehr ähnlich GIST, ultrastrukturell Merkmale von autonomen Nervenzellen, zumindest teilweise positiv für CD117 (KIT), nach WHO-Klassifikation (Hamilton u. Aaltonen 2000) Beziehungen zwischen GANT und GIST noch zu klären	Allgemein als maligne angesehen
Kaposi-Sarkom/9140/3	Meist in Schleimhaut entstehend, selten als intramuraler Tumor, histologisch gleiches Aussehen wie an anderen Lokalisationen	Gewöhnlich bei HIV-positiven Patienten
Karzinoid, malignes, ACTH produzierendes/8240/3	Gut differenziertes endokrines Karzinom, immunhistochemisch ACTH-Bildung nachweisbar	Klinisch Cushing-Syndrom

Tabelle III.3.5. Fortsetzung

Tumortyp/ICD-O-Codenummer	Definition	Hinweise zur Klinik
Karzinoid, malignes, der ECL-Zellen/8242/3	Gut differenziertes endokrines Karzinom der ECL-Zellen. Malignitätskriterien: Infiltration der Muscularis propria oder weiter, Angioinvasion, Tumorgröße mehr als 1 cm und/oder atypisches Karzinoidsyndrom	Solitärer Tumor im oberen oder mittleren Magendrittel. Mit atypischem Karzinoidsyndrom (dann Lebermetastasen) oder ohne funktionelles Überfunktionssyndrom, in letzterem Fall meist sog. sporadisches Auftreten (Typ III), d.h. unabhängig von prädisponierenden Schleimhautveränderungen wie chronischer atrophischer Autoimmungastritis (Typ I) oder hypertrophisch-hypersekretorischer Gastropathie mit Hypergastrinämie im Rahmen eines MEN-Syndroms Typ I mit Zollinger-Ellison-Syndrom (Typ II)
Karzinoid, malignes, gastrin-produzierendes/8153/3	Gut differenziertes endokrines Karzinom der G-Zellen	Sehr selten, ohne oder mit hormonellem Überfunktionssyndrom (Zollinger-Ellison-Syndrom), Lokalisation im unteren Magendrittel
Karzinoid, malignes, serotonin-produzierendes/8241/3	Gut differenziertes endokrines Karzinom der EC-Zellen, histologisch wie entsprechende Tumoren des Duodenums	Ohne oder mit Karzinoidsyndrom; wenn letzteres vorhanden, durchwegs Lebermetastasen
Karzinoid-Adenokarzinom/8244/3	Maligner Tumor, bei dem mehr als 30% der Tumorzellpopulation endokrine Zellen sind	Seltener Tumor

Tabelle III.3.5. Fortsetzung

Tumortyp/ICD-O-Codenummer	Definition	Hinweise zur Klinik
Karzinom, adeno-squamöses/8560/3	Tumor, der eine adenokarzinomatöse und eine plattenepitheliale Komponente enthält. Kleine Herde plattenepithelialer Metaplasie in Adenokarzinomen berechtigen nicht zu dieser Diagnose	Prognose etwas ungünstiger als bei Adenokarzinomen
Karzinom, endokrines, gut differenziertes/8240/3	Endokriner Tumor mit Invasion zumindest der Muscularis propria und/oder Metastasen. Wenn immer möglich, Unterteilung nach morphofunktioneller Klassifikation (s. S. 109)	Ohne oder mit hormonellem Überfunktionssyndrom. Endokrine Tumoren sind in 10–20% mit synchronen oder metachronen Karzinomen des Gastrointestinaltrakts assoziiert
Karzinom, endokrines, schlecht differenziertes/8041/3	Kleinzelliger endokriner Tumor, histologisch wie kleinzelliges Lungenkarzinom	Gewöhnlich ohne funktionelles Überfunktionssyndrom, gelegentlich Cushing-Syndrom. Meist in mittlerem und oberem Magendrittel. Sehr ungünstige Prognose
Karzinom, medulläres, mit lymphoidem Stroma/8512/3	Trabekuläre, mikroalveoläre oder unreif-drüsige Karzinomformationen mit einem durchwegs mit reichlich Lymphozyten und Plasmazellen infiltrierten Stroma (Watanabe et al. 1976)	Prognose trotz schlechter Differenzierung der Karzinomformationen günstiger als bei sonstigen Magenkarzinomen (Nakamura et al. 1994). Meist Epstein-Barr-Virus-assoziiert
Karzinom, panethzellreiches/ in ICD-O-3 nicht erwähnt	Mehrzahl der Tumorzellen vom Aussehen der Siegelringzellen, aber mit groben eosinophilen Granula vom Typ jener bei Panethzellen (Kazzaz u. Eulderink 1989)	Sehr selten

Tabelle III.3.5. Fortsetzung

Tumortyp/ICD-O-Codenummer	Definition	Hinweise zur Klinik
Karzinom, undifferenziertes/8020/3	Maligner Tumor, der außer epithelialem Phänotyp (z. B. Zytokeratinexpression) keine spezielle Differenzierung zeigt, die eine Zuordnung zu bestimmten Tumortypen erlaubt. Differenzialdiagnose gegen schlecht differenzierte endokrine Karzinome, maligne Lymphome, undifferenzierte mesenchymale Tumoren durch Immunhistologie (Denk u. Klimpfinger 1989; Klimpfinger 1993)	Seltener Tumor mit ungünstiger Prognose
Leiomyosarkom/8890/3	Spindelzelliger Tumor mit eindeutiger Differenzierung in Richtung glatter Muskulatur, Aktin und Desmin stark und diffus positiv, negativ für CDl17 (KIT) und CD34. Die meisten früher als Leiomyosarkome klassifizierten Tumoren werden heute als GIST eingeordnet!	Sehr selten, in fortgeschrittenem Alter, meist hochmaligne
Parietalzellkarzinom/8214/3	Karzinom, das ausschließlich aus runden bis polygonalen Zellen mit reichlich eosinophil granuliertem Zytoplasma, ähnlich den Parietalzellen, besteht (Capella et al. 1984). Vereinzelte verstreute derartige Zellen kommen in etlichen Adenokarzinomen vor und berechtigen nicht zur Diagnose eines Parietalzellkarzinoms	Sehr seltener Tumor. Selten Lymphknotenmetastasen und relativ günstige Prognose
Plattenepithelkarzinom/8070/3	Maligner epithelialer Tumor, der überwiegend aus malignem Plattenepithel besteht. Kleine Herde von Adenokarzinom meist vorhanden	Bei Lokalisation im oberen Magendrittel Differenzialdiagnose gegen auf den Magen übergreifendes Ösophaguskarzinom!
Siegelringzellkarzinom/8490/3	Adenokarzinom, das zu mehr als 50% aus einzeln oder in kleinen Gruppen liegenden malignen Zellen mit reichlich intrazytoplasmatischem Muzin und an den Rand gedrängten Kernen besteht (bei Biopsien Differenzialdiagnose gegen lipid- oder muzinhaltige Makrophagen und siegelringzellähnliche Lymphomzellen!)	Häufig diffus-infiltrierend (Borrmann-Typ IV) und oft mit beträchtlicher Fibrose (szirrhöses Karzinom)

Tabelle III.3.5. Fortsetzung

Tumortyp/ICD-O-Codenummer	Definition	Hinweise zur Klinik
Stromatumor, maligner gastrointestinaler (GIST)/ 8936/3	Spindelzelliger Tumor, ähnlich Leiomyosarkom, manchmal ähnlich neurogenem Tumor, manchmal epitheloid. Ausgehend von gemeinsamen Vorläuferzellen der interstitiellen Cajal-Zellen und der glatten Muskelzellen. Meist positiv für CD117(KIT), 70–80% positiv für CD34, weniger als 5% positiv für Desmin, fast immer S 100-negativ. Malignitätskriterien: mehr als 1–5 Mitosen/10 HPF (in Literatur Grenzen variabel) und/oder Tumor größer als 10 cm (Hamilton u. Aaltonen 2000). Nach Franquement (1995) GIST maligne, wenn Tumor größer als 5 cm, Mitoserate >2/10 HPF und/oder PCNA-Index >10%	Häufigster mesenchymaler maligner Magentumor (Thomas u. Sobin 1995), vorwiegend in 6. und 7.Dekade, im Gegensatz zu Karzinomen kein Überwiegen des männlichen Geschlechts. Magen häufigste Lokalisation von GISTs, 30% aller GISTs des Magens maligne

3.3 Alphabetische Liste der Synonyme sowie veralteter und obsoleter Bezeichnungen für maligne Tumoren, ausgenommen maligne Lymphome

Hierzu s. Tabelle III.3.6. In eckige Klammern gesetzte Bezeichnungen sollen im Magen nicht verwendet werden.

Tabelle III.3.6. Alphabetische Liste der Synonyme sowie veralteter und obsoleter Bezeichnungen für maligne Tumoren, ausgenommen maligne Lymphome

Synonym	Vorzugsbezeichnung	ICD-O-Codenummer
[Adenoakanthom[a]]	–	–
[Adenokarzinom, embryonales]	Embryonalkarzinom	9070/3
[Adenokarzinom, gelatinöses]	Muzinöses Adenokarzinom	8480/3

Tabelle III.3.6. Fortsetzung

Synonym	Vorzugsbezeichnung	ICD-O-Code-nummer
Adenokarzinom, kolloides	Muzinöses Adenokarzinom	8480/3
Adenokarzinom, mit platten-epithelialer Differenzierung[a]	–	–
Adenokarzinom, muköses	Muzinöses Adenokarzinom	8480/3
Adenokarzinom, mukoides	Muzinöses Adenokarzinom	8480/3
[Adenokarzinom, mukozelluläres[b]]	Muzinöses Adenokarzinom	8480/3
[Argentaffinom, malignes]	Malignes serotoninprodu-zierendes Karzinoid	8241/3
Belegzellkarzinom	Parietalzellkarzinom	8214/3
Carcinoid, composite	Karzinoid-Adenokarzinom	8244/3
ECL-(enterochromaffinlike) Tumor, maligner	Malignes ECL-Zell-Karzinoid	8242/3
EC (enterochromaffin)-Zell-Karzinoid, malignes	Malignes serotoninprodu-zierendes Karzinoid	8241/3
Epidermoidkarzinom	Plattenepithelkarzinom	8070/3
Gastrinom, malignes	Malignes gastrinproduzie-rendes Karzinoid	8153/3
Gastrinzelltumor, maligner	Malignes gastrinproduzie-rendes Karzinoid	8153/3
G-Zell-Tumor, maligner	Malignes gastrinproduzie-rendes Karzinoid	8153/3
Intestinalkarzinom	Adenokarzinom vom Intestinaltyp	8144/3
Karzinoid, malignes	Gut differenziertes endo-krines Karzinom	8240/3
Karzinoid-Adenokarzinom, kombiniertes	Karzinoid-Adenokarzinom	8244/3
Karzinom, diffuses	Adenokarzinom vom diffusen Typ	8145/3
Karzinom, gemischt exokrin-endokrines	Karzinoid-Adenokarzinom	8244/3
Karzinom, hepatoides	Hepatoides Adenokarzinom	8576/3
Karzinom, infantiles embryonales	Dottersacktumor	9071/3
Karzinom, intestinales	Adenokarzinom vom Intestinaltyp	8144/3
Karzinom, kleinzelliges	Schlecht differenziertes endokrines Karzinom	8041/3
Karzinom, lymphoepitheliales	Medulläres Karzinom mit lymphoidem Stroma	8512/3

Tabelle III.3.6. Fortsetzung

Synonym	Vorzugsbezeichnung	ICD-O-Code-nummer
[Karzinom, mukozelluläres[c]]	Siegelringzellkarzinom	8480/3
Karzinom, muzinöses	Muzinöses Adenokarzinom	8480/3
[Karzinom, solides]	Schlecht differenziertes tubuläres Adenokarzinom	8211/3
Karzinom, tubuläres	Tubuläres Adenokarzinom	8211/3
Karzinom, undifferenziertes, mit lymphoidem Stroma	Medulläres Karzinom mit lymphoidem Stroma	8512/3
Kolloidkarzinom	Muzinöses Adenokarzinom	9480/3
Parietalzelladenokarzinom	Parietalzellkarzinom	8214/3
Plexussarkom	GANT	s. S. 115
Siegelringzelladenokarzinom	Siegelringzellkarzinom	8490/3
Sinustumor, endodermaler	Dottersacktumor	9071/3
[Tumor, argentaffiner, maligner]	Malignes serotoninproduzierendes Karzinoid	8241/3

[a] Bezeichnung für klinisch bedeutungslose Variante eines meist tubulären Adenokarzinoms mit umschriebenen Herden gutartigen Plattenepithels. Sollte wegen Verwechslungsgefahr mit adenosquamösem Karzinom nicht verwendet werden.
[b] Wegen Verwechslungsgefahr mit mukozellulärem Karzinom = Siegelringzellkarzinom nicht zu empfehlen.
[c] Wegen Verwechslungsgefahr mit mukozellulärem Adenokarzinom = muzinöses Adenokarzinom nicht zu empfehlen

3.4 Grading (Hamilton u. Aaltonen 2000; UICC 2001; Watanabe et al. 1990)

Grading von Karzinomen

Allgemeine Grundsätze

Das Grading kann 4- oder 2-stufig erfolgen:

- 4-stufiges Grading
  - G1: gut differenziert – histologische und zelluläre Merkmale, die dem Ausgangsgewebe sehr ähnlich sind,
  - G2: mäßiggradig differenziert – Mittelstellung zwischen G1 und G3,
  - G3: schlecht differenziert – histologische und zelluläre Merkmale, die kaum mehr Ähnlichkeit mit dem Ausgangsgewebe haben,

- G4: undifferenziert – keine glandulären oder plattenepithelialen Strukturen oder andere Merkmale, die eine bestimmte Differenzierung anzeigen;
- 2-stufiges Grading
  - Low grade = G1 und G2,
  - High grade = G3 und G4.

Das 2-stufige Grading ist zu bevorzugen, da es besser reproduzierbar ist und für klinische Zwecke durchaus ausreicht.

Cave: Beim Grading sollen die Anteile direkt unter einer Ulzeration und am tiefsten Tumorrand nicht berücksichtigt werden!

Bei Vorhandensein unterschiedlicher Differenzierungsgrade erfolgt die Klassifikation nach dem ungünstigsten Grad!

Karzinome, bei denen derzeit ein Grading nicht vorgesehen ist

Chorionkarzinom

Dottersacktumor

Embryonalkarzinorn

Hepatoides Karzinom

Karzinoid-Adenokarzinom

Medulläres Karzinom mit lymphoidem Stroma

Panethzellreiches Karzinom

Parietalzellkarzinom

Karzinome, deren Differenzierungsgrad sich aus dem Tumortyp ergibt

Adenokarzinom vom diffusen Typ

- *4-stufiges Grading (4-st. Gr.): entfällt*
- *2-stufiges Grading (2-st. Gr.): High grade*

Gut differenziertes endokrines Karzinom (malignes Karzinoid)

- *4-st. Gr.: entfällt*
- *2-st. Gr.: Low grade*

Schlecht differenziertes endokrines Karzinom (kleinzelliges Karzinom)

- *4-st. Gr.: G4*
- *2-st. Gr.: High grade*

Siegelringzellkarzinom

- *4-st. Gr.: G3*
- *2-st. Gr.: High grade*

Undifferenziertes Karzinom

- *4-st. Gr.: G4*
- *2-st. Gr.: High grade*

Karzinomtypen, für die ein Grading nach definierten Kriterien vorgenommen werden soll

Nach der WHO-Klassifikation 2000 (Hamilton u. Aaltonen 2000) wird ein Grading nur bei tubulären Adenokarzinomen und bei endokrinen Karzinomen vorgenommen. Nach der WHO-Klassifikation 1990 (Watanabe et al. 1990) werden aber alle Adenokarzinome, auch papilläre und muzinöse, graduiert.

Nachstehend werden die diesbezüglichen Vorschläge miteinbezogen, ebenso auch 2 semiquantitative Verfahren für Adenokarzinome.

Grading tubulärer Adenokarzinome
(Hamilton u. Aaltonen 2000; Watanabe et al. 1990)

Gl: Adenokarzinom mit gut ausgebildeten Drüsen, oft ähnlich metaplastischem intestinalem Epithel

G2: Adenokarzinom weder mit den Kriterien von Gl noch von G3

G3: Adenokarzinom, das aus hochgradig unregelmäßigen, nur schwer erkennbaren Drüsen oder einzeln oder in kleinen und größeren Haufen gelagerten Zellen mit Schleimsekretion oder azinären Strukturen besteht

Grading papillärer Adenokarzinome (Watanabe et al. 1990)

Low grade: Tumorzellen zylindrisch oder kubisch, nur geringe oder mäßige Zell- und Kernpolymorphie

High grade: Hochgradige Zell- und Kernatypien

Grading muzinöser Adenokarzinome (Watanabe et al. 1990)

Low grade: Drüsen mit zylindrischem schleimbildendem Epithel und interstitiellem Schleim

High grade: a) Unregelmäßige Zellnester umgeben von Schleim oder b) Tumoren mit signifikanter Zahl von Siegelringzellen (aber weniger als 50%)

Grading unverlässlich, wenn exzessive Mengen von Schleim und nur wenige zellige Elemente vorhanden sind.

Grading für Plattenepithel- und adenosquamöse Karzinome

Siehe Abschn. Ösophagus, S. 28 u. 29.

Semiquantitatives Grading für Adenokarzinome nach Schmitz-Moormann et al. 1992
(Verfahren der Deutschen TNM-Studie)

Unterschiede im Zelltyp

- *fehlend: 0*
- *leicht: 1*
- *mittel: 2*
- *stark: 3*

Kernpolymorphie und -hyperchromasie

- *fehlend: 0*
- *leicht: 1*
- *mittel: 2*
- *stark: 3*

Mitosen/Gesichtsfeld (Vergr. 400fach)

- *fehlend: 0*
- *1: 1*
- *2–3: 2*
- *>3: 3*

Punktezahl

- *0–1: G1*
- *2–6: G2*
- *>6: G3*

**Semiquantitatives Grading für Adenokarzinome
nach Cancer Committee, College of American Pathologists**
(Compton u. Sobin 1999)

G1: >95% aus Drüsen bestehend

G2: 50–95% aus Drüsen bestehend

G3: 5–50% aus Drüsen bestehend

G4: <5% aus Drüsen bestehend

Nach Originalangabe bleibt offen, wie ein Tumor mit genau 50% Drüsen eingeordnet werden soll.

Anhang: Graduierung der Tumorzelldissoziation an der Invasionsfront (Gabbert et al. 1992, 1994)

TCD 0 (rein expansives Wachstum): kompakte Tumordrüsen oder Tumorzellkomplexe ohne jede Tumorzelldissoziation

TCD 1 (leichte Tumorzelldissoziation): kompakte Drüsen oder Tumorzellkomplexe mit nur einzelnen dissoziierten Tumorzellen

TCD 2 (mittelgradige Tumorzelldissoziation): teilweise aufgelöste Tumordrüsen oder Tumorzellkomplexe mit mäßiger Zahl dissoziierter Zellen

TCD 3 (starke Tumorzelldissoziation): an der Invasionsfront überwiegen dissoziierte Tumorzellen

Grading maligner mesenchymaler Tumoren
(Hamilton u. Aaltonen 2000)

Es wird nach der Mitosezahl zwischen Low grade und High grade unterschieden:

- Low grade: ≤ 10 Mitosen/10 Gesichtsfeldern bei starker Vergrößerung (HPF),
- High grade: >10 Mitosen/10 HPF.

Grading maligner Lymphome

Siehe Band Lymphome und Leukämien dieser Buchreihe .

3.5 Histologisches Regressionsgrading

Die Beurteilung kann entweder nach der Graduierung der Japanese Research Society for Gastric Cancer (JRSGC) oder nach den Vorschlägen der Münchener Arbeitsgruppe erfolgen.

Die JRSGC (1995) sieht folgende Regressionsgrade vor:

Grad 0 (keine Regression): keine Veränderungen; weder Nekrosen noch zelluläre oder strukturelle Veränderungen zu sehen (als zelluläre Veränderungen gelten Ballonierung oder Vakuolisierung der Zellen und Kernpyknosen, als strukturelle Veränderung Verminderung und Desorganisation der drüsigen Strukturen)

Grad 1 (geringe Regression): Nekrose oder Verschwinden des Tumors und/oder zelluläre oder strukturelle Veränderungen – in weniger als 1/3 des Tumors: Grad 1a, in 1/3 des Tumors oder mehr, aber in nicht mehr als 2/3 des Tumors: Grad 1b

Grad 2 (mäßiggradige Regression): Nekrose oder Verschwinden des Tumors in mehr als 2/3 des Tumors; aber noch vitale Tumorzellen erkennbar

Grad 3 (ausgeprägte Regression): Tumor komplett nekrotisch und/oder komplett durch Fibrose (mit oder ohne granulomatöse Veränderungen) ersetzt; keine vitalen Tumorzellen nachweisbar

An der Technischen Universität München erfolgt die Beurteilung des Response nach Becker et al. (1996, 1997) in 5 Kategorien:

Kompletter Response (CR): keine Tumorzellen erkennbar

Subtotaler Response (SR): in <10% des Tumorbettes morphologisch intakte neoplastische Zellen

Partieller Response (PR): in 10–50% des Tumorbettes morphologisch intakte neoplastische Zellen

Geringer Response (MR): in >50% des Tumorbettes morphologisch intakte neoplastische Zellen

Kein Response (NR): keine histologischen Regressionszeichen

Als histologische Regressionszeichen gelten Ödem, Nekrose, Schaumzellen, Fibrose in oberflächlichen Teilen des Tumorbettes, vaskuläre Veränderungen (besonders in der Tumorperipherie), noduläre Fibrose und Hyalinose in den Lymphknoten und ausgedehnte azelluläre Schleimablagerungen (bei muzinösen Adenokarzinomen).

Ein histologisches Regressionsgrading kombiniert mit einer semiquantitativen Beurteilung der Apoptose wurde von Schneider et al. (1999) für Adenokarzinome des ösophagogastralen Übergangs und auch solche des Magens vorgeschlagen. Es ist bisher noch nicht an größeren Patientenzahlen evaluiert.

Für alle Karzinome, auch für kleinzellige (endokrine Karzinome von hohem Malignitätsgrad) und gemischt exokrin-endokrine Karzinome (Karzinoid-Adenokarzinom) (nicht aber für endokrine Karzinome von niedrigem Malignitätsgrad bzw. maligne Karzinoide) ist die TNM-Klassifikation akzeptiert.

Für maligne mesenchymale Tumoren (Sarkome) (ausgenommen Kaposi-Sarkome) ist eine TNM-Klassifikation vorgeschlagen, die bei allen gastrointestinalen Lokalisationen gleich definiert ist, s. Abschn. Ösophagus, S. 44.

Bezüglich maligner Lymphome s. entsprechenden Band dieser Buchreihe.

Bei allen anderen malignen Tumortypen wird die anatomische Ausbreitung in 4 Kategorien beschrieben (Dudeck et al. 1999):

- In situ (nichtinvasiv, intraepithelial),
- lokalisiert: begrenzt auf das Ursprungsorgan,
- regionär: Metastasierung in regionäre Lymphknoten und/oder direkte kontinuierliche Ausbreitung auf die Nachbarschaft,
- Fernmetastasen (einschl. Metastasen in nichtregionären Lymphknoten).

In der japanischen Klassifikation von Magenkarzinomen (JGCA 1998) wird eine von der UICC abweichende TNM-Klassifikation und Stadieneinteilung verwendet. Insbesondere sind dabei die regionären Lymphknoten anders definiert (s. S. 141). Direkte Vergleiche zwischen dem japanischen und dem internationalen System sind daher nicht möglich.

4.1 TNM/pTNM-Klassifikation für Magenkarzinome

T/pT-Klassifikation, gültig bis 31.12.2002

(p)TX: Tumor kann nicht beurteilt werden

(p)T0: Kein Anhalt für Primärtumor

(p)Tis: Carcinoma in situ: intraepithelialer Tumor ohne Infiltration der Lamina propria

(p)Tl: Tumor infiltriert Lamina propria oder Submukosa

(p)T2: Tumor infiltriert Muscularis propria oder Subserosa

(p)T3: Tumor penetriert Serosa (viszerales Peritoneum) (infiltriert aber nicht benachbarte Strukturen)

(p)T4: Tumor infiltriert benachbarte Strukturen

Ramifikation von pTl

pTla: Tumor infiltriert Lamina propria (Mukosa)

pTlb: Tumor infiltriert Submukosa

Ramifikation von pT2

pT2a: Tumor infiltriert Muscularis propria

pT2b: Tumor infiltriert Subserosa

T/pT-Klassifikation, gültig ab 01.01.2003

Die fakultative Unterteilung von pT2 wird nunmehr obligat:

(p)T2: Tumor infiltriert Muscularis propria oder Subserosa

(p)T2a: Tumor infiltriert Muscularis propria

(p)T2b: Tumor infiltriert Subserosa

Sonst keine Änderungen

Erfordernisse für pT

Histologische Untersuchung des durch limitierte oder radikale Resektion entfernten Primärtumors ohne makroskopisch erkennbaren Tumor an sämtlichen chirurgischen Resektionsflächen (zirkumferenziell/tief-lateral, oral und aboral) *oder* histologische Untersuchung des durch endoskopische Polypektomie oder lokale Exzision entfernten Primärtumors mit histologisch tumorfreien Resektionsrändern *oder* mikroskopische Bestätigung einer Infiltration von benachbarten Organen oder Strukturen.

Erläuterungen

- Im Falle multipler simultaner Tumoren im Organ sollen der Tumor mit der höchsten T/pT-Kategorie klassifiziert und die Multiplizität oder die Anzahl der Tumoren in Klammern angegeben werden, z. B. T2(m) oder pT2(3).
- Vorhandensein von lediglich histologisch nachweisbaren zusätzlichen synchronen Primärkarzinomen wird als Multifokalität des Karzinoms bezeichnet und in der TNM-Klassifikation nicht berücksichtigt (UICC 2001).
- Der Tumor kann über die Muscularis propria in das Lig. gastrocolicum oder hepatogastricum oder in das große oder kleine Netz eindringen, ohne dass dabei das viszerale Peritoneum penetriert wird. In diesem Fall ist der Tumor als (p)T2 zu klassifizieren. Bei Perforation des viszeralen Peritoneums über den gastrischen Ligamenten oder dem großen oder kleinen Netz ist der Tumor als (p)T3 zu klassifizieren.
- Penetration oder Perforation der viszeralen Serosa kann bestätigt werden durch histologische Untersuchung von Biopsien oder Resektionspräparaten oder durch zytologische Untersuchung von Abstrichen von der Serosa über dem Tumor. Bei Hohlorganen gilt makroskopische Perforation im Tumorbereich als Perforation der viszeralen Serosa.
- Direkte Invasion des Mesocolon transversum wird als (p)T2 klassifiziert. Gleiches gilt für direkte Infiltration bis in das große Netz; hingegen gelten vom Primärtumor getrennte Tumorknötchen im großen Netz als Peritoneal- und damit Fernmetastasen.
- Benachbarte Strukturen des Magens sind Milz, Colon transversum, Leber, Zwerchfell, Pankreas, Bauchwand, Nebenniere, Niere, Dünndarm und Retroperitoneum.

- Intramurale Ausbreitung im Duodenum oder Ösophagus wird nach der tiefsten Infiltration in diesen Organen oder im Magen klassifiziert.
- Invasion von Lymphgefäßen oder Venen wird in der T/pT-Klassifikation nicht berücksichtigt.
- Sogenannte Skipmetastasen (intramurale Metastasen) d. h. vom Primärtumor getrennte Tumorherde meist in der Submukosa, oral oder aboral des Primärtumors, werden in der TNM-Klassifikation nicht berücksichtigt und gelten nicht als Metastasen.

Nach den Empfehlungen des TNM-Supplements (UICC 2001) berücksichtigt die nach neoadjuvanter Radio- und/oder Chemotherapie vorgenommene ypT-Kategorie nicht nur vitales, sondern auch regressiertes Tumorgewebe (Narben, fibrotische Areale, Granulationsgewebe, Schleimseen etc.). Entsprechend der 6. Auflage von TNM (UICC 2002) wird jedoch mittels ypTNM nur die „aktuelle Ausbreitung von Tumorgewebe" erfasst. Unseres Erachtens ist darunter die Ausbreitung von vitalem Tumorgewebe zu verstehen. In solchen Fällen sollte gesondert auch die Ausbreitung von regressiertem Tumorgewebe dokumentiert werden, um eine möglichst zuverlässige Schätzung des Ausmaßes der Tumorausbreitung vor Therapie zu erhalten und damit Vergleiche zwischen Patienten mit und ohne neoadjuvante Therapie bzgl. des prätherapeutischen Tumorstatus zu ermöglichen.

N/pN-Klassifikation

(p)NX: Regionäre Lymphknoten können nicht beurteilt werden

(p)N0: Keine regionären Lymphknotenmetastasen

(p)N1: Metastasen in 1–6 regionären Lymphknoten

(p)N2: Metastasen in 7–15 regionären Lymphknoten

(p)N3: Metastasen in mehr als 15 regionären Lymphknoten

Ramifikationen

N1, N2, N3

- *jeweils a: Lymphknotenmetastasen nur in Gruppen 1–6*
- *b: Lymphknotenmetastasen auch in Gruppen 7–12*

Erfordernisse für pN

pN0: Histologische Untersuchung üblicherweise von mehr als 15 regionären Lymphknoten[1]

pN1: Histologische Bestätigung von Metastasen in 1–6 regionären Lymphknoten bei histologischer Untersuchung von üblicherweise mehr als 15 regionären Lymphknoten[1]

pN2: Histologische Bestätigung von Metastasen in 7–15 regionären Lymphknoten bei histologischer Untersuchung von üblicherweise mehr als 15 regionären Lymphknoten[1]

pN3: Histologische Bestätigung von Metastasen in mehr als 15 regionären Lymphknoten

Erläuterungen

– Wenn regionäre Lymphknoten zwar palpabel oder in bildgebenden Verfahren sichtbar sind, aber keinen klinischen Verdacht auf Metastasen erwecken, ist die klinische Kategorie N0 anzuwenden. N1 wird nur dann angewendet, wenn sich durch Härte der tastbaren Lymphknoten, deren Vergrößerung oder durch Veränderung in den bildgebenden Verfahren hinreichende klinische Evidenz für Metastasierung ergibt. Die Bezeichnung „Adenopathie" ist nicht präzise genug, um Lymphknotenmetastasen anzunehmen.
– Direkte Ausbreitung des Primärtumors in regionäre Lymphknoten gilt als regionäre Lymphknotenmetastase.

---

[1] Wenn nicht mehr als 15 regionäre Lymphknoten untersucht werden, ist der pN-Kategorie in Klammern die Zahl befallener und untersuchter Lymphknoten obligat zuzusetzen, um die Verlässlichkeit der Klassifikation anzuzeigen, z.B. pN0 (0/12) oder pN1 (5/14). Die Angabe der Zahl befallener und untersuchter Lymphknoten ist darüber hinaus allgemein auch bei mehr als 15 untersuchten Lymphknoten empfehlenswert und erleichtert Auswertungen im Rahmen der medizinischen Qualitätssicherung. – In der TNM-Klassifikation (UICC 1997, 2002) ist – offenbar irrtümlich – die histologische Untersuchung von üblicherweise 15 oder mehr Lymphknoten angegeben. Jedoch erfordert die Bestimmung der höchsten pN-Kategorie (pN3: Metastasen in mehr als 15 regionären Lymphknoten) die Untersuchung von mindestens 16 Lymphknoten, weshalb es richtig „mehr als 15" und nicht „15 oder mehr" Lymphknoten lauten muss.

- Der Nachweis von isolierten (disseminierten) Tumorzellen in den Sinus von regionären Lymphknoten (sog. Tumorzellemboli, sog. Mikroinvasion) durch morphologische Methoden (insbesondere Immunzytochemie) oder durch molekularpathologische Methoden beeinflusst die pN-Klassifikation nicht. Die entsprechenden Befunde sollen aber wie folgt (Hermanek et al. 1999; UICC 2001, 2002) dokumentiert werden:
  - pN0(i–): bei morphologischer Untersuchung isolierte Tumorzellen nicht nachweisbar,
  - pN0(i+): bei morphologischer Untersuchung isolierte Tumorzellen nachweisbar,
  - pN0 (mol–): negativer Befund bei molekularpathologischer Untersuchung,
  - pN0 (mol+): positiver Befund bei molekularpathologischer Untersuchung.
- Ausschließliches Vorkommen von Mikrometastasen, d.h. Metastasen mit einer größten Ausdehnung von 2 mm oder weniger wird durch den Zusatz „(mi)"gekennzeichnet, z. B. pN1(mi).

Nach den Empfehlungen des TNM-Supplements (UICC 2001) berücksichtigt die nach neoadjuvanter Radio- und/oder Chemotherapie vorgenommene ypN-Kategorie nicht nur vitales, sondern auch regressiertes Tumorgewebe (Narben, fibrotische Areale, Granulationsgewebe, Schleimseen etc.) Entsprechend der 6. Auflage UICC (2002) von TNM wird jedoch mittels yp-TNM nur die „aktuelle Ausbreitung von Tumorgewebe" erfasst. Unseres Erachtens ist darunter die Ausbreitung von vitalem Tumorgewebe zu verstehen. In solchen Fällen sollte gesondert auch das Vorkommen von Narben, fibrotischen Arealen, Granulationsgewebe, Schleimseen etc. in Lymphknoten dokumentiert werden, um eine möglichst zuverlässige Beurteilung des Lymphknotenstatus vor Therapie zu erhalten und damit Vergleiche zwischen Patienten mit und ohne neoadjuvante Therapie bzgl. des prätherapeutischen Tumorstatus zu ermöglichen.

M/pM-Klassifikation

(p)MX: Fernmetastasen können nicht beurteilt werden

(p)M0: Keine Fernmetastasen

(p)Ml: Fernmetastasen

Ramifikation von (p)M1

(p)M1a: Fernmetastasen nur in nichtregionären Lymphknoten

(p)M1b: Fernmetastasen in anderen Lokalisationen, aber keine Peritoneal- und keine Pleurametastasen

(p)M1c: Peritoneal- und/oder Pleurametastasen

▬▬▬ Erfordernisse für pM1

Mikroskopischer (histologischer oder zytologischer) Nachweis von Fernmetastasen.

▬▬▬ Erläuterungen

- Nachweis isolierter (disseminierter) Tumorzellen in Knochenmarkbiopsien beeinflusst die M-Kategorie nicht (Hermanek et al.1999; UICC 2001, 2002). Jedoch sollten die entsprechenden Befunde wie folgt dokumentiert werden:
  - M0(i–): bei morphologischer Untersuchung isolierte Tumorzellen nicht nachweisbar,
  - M0(i+): bei morphologischer Untersuchung isolierte Tumorzellen nachweisbar,
  - M0(mol–): negativer Befund bei molekularpathologischer Untersuchung,
  - M0(mol+): positiver Befund bei molekularpathologischer Untersuchung.
- Erfolgen entsprechende Untersuchungen an Fernorganen oder Blut wird dies zusätzlich angegeben, z. B. M0(i+, Leber) oder M0 (mol–, Blut).
- Patienten, bei denen positive zytologische Befunde an Peritonealspülungen am Beginn eines operativen Eingriffes vor jeder sonstigen Manipulation erhoben werden, ohne dass Fernmetastasen klinisch oder während des Eingriffs in der Bauchhöhle nachweisbar wären, werden als M1(cy+) klassifiziert.
- Finden sich in Fernorganen ausschließlich Mikrometastasen (2 mm oder weniger in größter Ausdehnung) wird dies als pM1(mi) klassifiziert.

- Lymphgefäßinvasion in einem Fernorgan, z. B. in der Lunge, wird als pM1 klassifiziert.

Häufig verwendete Bezeichnungen, die auf TNM/pTNM beruhen, sind in Tabelle III.4.1 aufgelistet.

Tabelle III.4.1. Häufig verwendete Bezeichnungen, die auf TNM/pTNM beruhen

Magenfrühkrebs (early carcinoma)	Karzinom, beschränkt auf Schleimhaut und Submukosa (pT1), mit oder ohne regionäre Lymphknoten- oder Fernmetastasen
Intramuköses Karzinom (mucosal carcinoma)	Magenfrühkarzinom, beschränkt auf Lamina propria (pT1a)
Submuköses Karzinom	Magenfrühkarzinom mit Infiltration der Submukosa (pT1b)
Minute early carcinoma (Nakamura et al. 1968)	Frühkrebs mit größtem Durchmesser von 5 mm oder weniger
Fortgeschrittenes Karzinom (advanced carcinoma)	Karzinom mit Infiltration zumindest der Muscularis propria (pT2–pT4)

▬▬ Klinische Stadiengruppierung

T	M0				M1
	N0	N1	N2	N3	
is	0				
1	IA	IB	II		
2	IB	II	IIIA		
3	II	IIIA	IIIB		IV
4	IIIA				

▬▬ Erläuterungen

- Wenn T0 *oder* TX
  - sofern M1: Stadium IV,
  - sofern M0N3: Stadium IV,
  - sonst: Stadium unbestimmt;

- wenn MX
  - sofern T1N0 (bei T1 sind Fernmetastasen, bei T1a Lymphknotenme-
    tastasen sehr selten!): Stadium IA,
  - sonst: Stadium unbestimmt;
- wenn NX
  - sofern M1: Stadium IV,
  - sofern T1aM0 oder T1aMX (bei T1 sind Fernmetastasen, bei T1a
    Lymphknotenmetastasen sehr selten!): Stadium IA,
  - sonst: Stadium unbestimmt.

Definitive Stadiengruppierung

Für die definitive Stadiengruppierung sind bzgl. Primärtumor und regionärer Lymphknoten pT und pN maßgebend. Nur wenn pTX bzw. pNX
vorliegen, wird die klinische T- bzw. N-Kategorie für die definitive Stadiengruppierung herangezogen.

Bei Unterschieden zwischen der klinisch festgestellten M- und der pathologischen pM-Kategorie ist im Einzelfall jeweils unter Berücksichtigung
der Gesamtsituation festzulegen, welche Kategorie für die Gesamtbeurteilung (Gesamt-M) bei der Stadiengruppierung maßgeblich ist:

	Gesamt-M0				Gesamt-M1
	pN0	pN1	pN2	pN3	
pTis	St.0				
pT1	St.IA	St.IB	St.II		
pT2	St.IB	St.II	St.IIIA		St.IV
pT3	St.II	St.IIIA	St.IIIB		
pT4	St.IIIA				

Erläuterungen

- Wenn pTX und TX *oder* pTX und T0 *oder* pT0
  - sofern Gesamt-M1: Stadium IV,
  - sofern Gesamt-M0 und pN3: Stadium IV,
  - sonst: Stadium unbestimmt;

- wenn Gesamt-MX
  - sofern pT1(p)N0 (bei T1 sind Fernmetastasen, bei T1a Lymphknotenmetastasen sehr selten!): Stadium IA,
  - sofern pTis: Stadium 0,
  - sonst: Stadium unbestimmt;
- wenn pNX und NX
  - sofern Gesamt M1: Stadium IV,
  - sofern pTl Gesamt M0 oder pT1a Gesamt-MX (bei T1 sind Fernmetastasen, bei T1a Lymphknotenmetastasen sehr selten!): Stadium IA,
  - sofern pTis: Stadium 0,
  - sonst: Stadium unbestimmt.

■■■ C-Faktor

Die klinische TNM-Klassifikation ist je nach angewendeten Untersuchungsmethoden unterschiedlich verlässlich. Dies kann durch Angabe des C-(Certainty-)Faktors dokumentiert werden. Die pTNM-Klassifikation entspricht stets C4:

- Primärtumor
  - C1: Klinische Untersuchung, Standardröntgenaufnahmen, Gastroskopie,
  - C2: Externe Sonographie, endoluminale Sonographie, CT, MRT, Laparoskopie, Biopsie, Zytologie,
  - C3: Chirurgische Exploration einschließlich Biopsie und Zytologie;
- Regionäre Lymphknoten
  - C1: Entfällt
  - C2: Externe Sonographie, endoluminale Sonographie, CT, MRT,
  - C3: Chirurgische Exploration einschließlich Biopsie und Zytologie;
- Fernmetastasen
  - C1: Klinische Untersuchung, Standardröntgenaufnahmen
  - C2: Externe Sonographie, endoluminale Sonographie, CT, MRT, nuklearmedizinische Untersuchungen, Laparoskopie. Biopsie, Zytologie
  - C3: Chirurgische Exploration mit Biopsie und Zytologie.

▬▬▬ Schema zur TNM/pTNM-Klassifikation

Hinweis: Angaben zu den durch einen seitlichen Balken gekennzeichneten Zeilen sind fakultativ.

		TNM	pTNM
Primärtumor	Primärtumor kann nicht beurteilt werden	○ TX	○ pTX
	Kein Anhalt für Primärtumor	○ T0	○ pT0
	Carcinoma in situ (High-grade intra-epitheliale Neoplasie)	○ Tis	○ pTis
	Infiltration von Lamina propria oder Submukosa	○ T1	○ pT1
	Infiltration der Lamina propria	○ T1a	○ pT1a
	Infiltration der Submukosa	○ T1b	○ pT1b
	Infiltration von Muscularis propria oder Subserosa	○ T2	○ pT2
	(1) Infiltration der Muscularis propria	○ T2a	○ pT2a
	Infiltration der Subserosa	○T2b	○pT2b
	Penetration der Serosa (viszerales Peritoneum), nicht aber benachbarter Strukturen (2, 3, 4)	○ T3	○ pT3
	Infiltration benachbarter Strukturen (3, 4)	○ T4	○ pT4

Anmerkungen: (1) Ab 01.01.2003 obligat

(2) Ein Tumor kann sich über die Muscularis propria in das Lig. gastrocolicum oder hepatogastricum oder in das große oder kleine Netz ausbreiten, ohne das diese Strukturen bedeckende viszerale Peritoneum zu penetrieren. In diesem Fall wird der Tumor als T2 klassifiziert. Findet sich eine Perforation des viszeralen Peritoneums über den gastrischen Ligamenten oder dem großen oder kleinen Netz, ist der Tumor als T3 zu klassifizieren.

(3) Benachbarte Strukturen des Magens sind Milz, Colon transversum, Leber, Zwerchfell, Pankreas, Bauchwand, Nebennieren, Niere, Dünndarm und Retroperitoneum.

(4) Intramurale Ausbreitung in Duodenum oder Ösophagus wird nach der tiefsten Infiltration in diesen Organen oder im Magen klassifiziert.

Regionäre Lymphknoten	Regionäre Lymphknoten können nicht beurteilt werden	○ NX	○ pNX
	Keine regionären Lymphknoten-metastasen	○ N0	○ pN0
	Metastasen in 1–6 regionären Lymph-knoten	○ N1	○ pN1
	Nur in Lymphknotengruppen 1–6 (Kompartiment I)	○ N1a	○ pN1a
	In Lymphknotengruppen 7–12 (Kompartiment II)	○ N1b	○ pN1b
	Metastasen in 7–15 regionären Lymphknoten	○ N2	○ pN2
	Nur in Lymphknotengruppen 1–6 (Kompartiment I)	○ N2a	○ pN2a
	In Lymphknotengruppen 7–12 (Kompartiment II)	○ N2b	○ pN2b
	Metastasen in mehr als 15 regionären Lymphknoten	○ N3	○ pN3
	Nur in Lymphknotengruppen 1–6 (Kompartiment I)	○ N3a	○ pN3a
	In Lymphknotengruppen 7–12 (Kompartiment II)	○ N3b	○ pN3b
Fernmeta-stasen	Vorliegen von Fernmetastasen kann nicht beurteilt werden	○ MX	○ pMX
	Keine Fernmetastasen	○ M0	○ pM0
	Fernmetastasen	○ M1	○ pM1
	Fernmetastasen nur in nichtregionären Lymphknoten	○ M1a	○ pM1a
	Fernmetastasen an anderen Lokalisationen (ausgenommen Peritoneum und Pleura)	○ M1b	○ pM1b
	Peritoneal- oder Pleurametastasen	○ M1c	○ pM1c

```
TNM:    T_____  N_____  M_____
pTNM:   pT_____  pN_____  pM_____
```

4.2   Japanische TNM-Klassifikation und Stadiengruppierung

In der TNM-Klassifikation der Japanese Gastric Cancer Association (1998) ist die T-Klassifikation identisch mit jener der UICC, jedoch N- und M-Klassifikation unterschiedlich.

Nach der japanischen Klassifikation sind die regionären Lymphknoten je nach Lokalisation des Primärtumors unterschiedlich definiert. Zum Beispiel gilt Befall der Lymphknoten an der Kardia links oder am Milzhilus (Nr. 2, 10) bei Karzinomen des unteren Magendrittels nach der japanischen Klassifikation als Fernmetastasierung, nach der UICC jedoch als regionärer Lymphknotenbefall. Andererseits gibt es Situationen, in denen Lymphknotenbefall nach der japanischen Klassifikation als regionär, nach UICC jedoch als Fernmetastasierung eingeordnet wird.

Überdies unterscheidet sich die japanische N-Klassifikation von jener der UICC dadurch, dass nicht die Zahl, sondern nur die Lokalisation der befallenen Lymphknoten berücksichtigt wird; nach letzterer wird zwischen N1, N2 und N3 unterschieden, wobei N3 den Befall abdominaler Fernlymphknoten (entsprechend UICC M1) beinhaltet.

Aus all diesen Gründen sind die N- und M- Klassifikation der JGCA und auch deren Stadiengruppierung nicht mit jenen der UICC vergleichbar (Hermanek 1999).

Die Stadiengruppierung erfolgt nach nachstehenden Regeln: Wenn Lebermetastasen (H1) oder Peritonealmetastasen (P1) oder andere Fernmetastasen (M1) oder Krebszellen in Peirtonealzytologie (CY1): Stadium IV, in allen anderen Fällen:

	N0	N1	N2	N3
T1	IA	IB	II	
T2	IB	II	IIIA	
T3	II	IIIA	IIIB	IV
T4	IIIA	IIIB	IV	

Tabelle III.4.2 zeigt die japanische Einordnung der verschiedenen Lymphknotenstationen zu N1, N2 und N3 in Abhängigkeit von der Tumorlokalisation.

Die Beziehungen zwischen UICC- und JGCA-Stadiengruppierung und umgekehrt zeigen die Tabellen III.4.3 und III.4.4.

Tabelle III.4.2. Japanische Einordnung der verschiedenen Lymphknotenstationen zu N1, N2 und N3 in Abhängigkeit von der Tumorlokalisation

Tumorlokalisation	N1	N2	N3
Befall aller Magendrittel ohne Duodenal- und Ösophagus-befall, ohne Berücksichtigung der Lokalisation der Tumor-hauptmasse	1–6	7, 8a, 9–11, 12a, 14v	8p, 12b, 12p, 16b2, 19, 20
Antrum+/–Duodenum	3, 4d, 5, 6	1, 7, 8a, 9, 11p, 12a, 14v	4sb, 8p, 12b, 12p, 13, 16a2, 16b1
Antrum+/–Korpus	1, 3, 4sb, 5, 6	7, 8a, 9, 11p, 12a	2, 4sa, 8p, 10, 11d, 12b, 12p, 13, 14v, 16a2, 16b1
Korpus+/–Fundus+/–Kardia	1–6	7, 8a, 9–11, 12a	8p, 12b, 12p, 14v, 16a2, 16 b1, 19, 20
Fundus+/–Kardia	1–3, 4sa, 4sb	4d, 7, 8a, 9–11	5, 6, 8p, 12, 16a2, 16b1, 19, 20
Bei Ösophagusbefall zusätzlich	20	19	110, 111, 112

Befall aller nicht angeführten Lymphknotenstationen gilt als M1 (LYM)

Tabelle III.4.3. Beziehungen zwischen UICC- und JGCA-Stadiengruppierung

UICC-Stadium	JGCA-Stadium
I A	I A
IB	IB, II, IV
II	IB, II, IIIA, IV
IIIA	II, IIIA, IIIB, IV
IIIB	IIIA, IIIB, IV
IV	IA, IB, II, IIIA, IIIB, IV

Tabelle III.4.4. Beziehungen zwischen JGCA- und UICC-Stadiengruppierung

JGCA-Stadium	UICC-Stadium
I A	I A
IB	IB, II, IV
II	IB, II, IIIA, IV
IIIA	II, IIIA, IIIB, IV
IIIB	IIIA, IIIB, IV
IV	IV

▬▬▬ Klassifikation der Magenkarzinome nach Wachstumstyp, Tumorgröße und Invasionstyp (Inokuchi et al. 1966; Kodama et al. 1983; Inokuchi u. Sugimachi 1993)

Die Einteilung nach Wachstumstyp und Tumorgröße ist innerhalb der Frühkarzinome von Bedeutung für die Schätzung der Wahrscheinlichkeit bereits bestehender Lymphknotenmetastasen: beim Pen-A-Typ finden sich Lymphknotenmetastasen wesentlich häufiger als bei allen anderen Typen. Damit korreliert eine im Vergleich zu anderen Typen häufigere p53-Expression und seltenere p21-Expression (Noda et al. 2001). Der Pen-A-Typ hat auch innerhalb der fortgeschrittenen Karzinome die ungünstigste Prognose (Inokuchi u. Sugimachi 1993).

Bei dieser Einteilung werden 3 Haupttypen unterschieden, die teilweise noch weiter unterteilt werden:

- „Super-Typ" (superficial spreading type): Tumor mit flächenhaftem Durchmesser von mehr als 4 cm,
  Weitere Unterteilung nach Tiefeninvasion:
  - Super-M (pT1a),
  - Super-SM (pT1b),
  - Super-PM (pT2),
  - Super-S (pT3, 4);
- „Small mucosa type": Karzinom kleiner als 4 cm (in den Originaldefinitionen bleibt offen, wie ein genau 4 cm großes Karzinom zu klassifizieren ist), beschränkt auf Mukosa oder mit „nur leichter" Submukosainfiltration;
- „Pen-Typ" (penetrating type): Karzinom kleiner als 4 cm (in den Originaldefinitionen bleibt offen, wie ein genau 4 cm großes Karzinom zu klassifizieren ist) mit Invasion zumindest der Submukosa auf breiter Front.

  Weitere Unterteilung:
  a) nach Verhalten zu Muscularis mucosae
    - Pen-A-Typ: expansives Wachstum, Muscularis mucosae komplett destruiert,
    - Pen-B-Typ: infiltratives Wachstum, fensterförmige Durchlöcherung der Muscularis mucosae;
  b) nach Tiefeninvasion
    - Pen (ohne Zusatz): beschränkt auf Submukosa (pT1b),
    - Pen-PM: Invasion der Muscularis propria (pT2),
    - Pen-S: Invasion jenseits Muscularis propria (pT3, 4).

5 Residualtumor-(R-)Klassifikation
(UICC 1997, 1998, 2001, 2002)

Empfehlungen zur R-Klassifikation, insbesondere bzgl. Materialbehandlung und Durchführung der histologischen Untersuchung der Resektionsränder wurden 1995 durch die Deutsche Krebsgesellschaft nach Abstimmung mit der Deutschen Gesellschaft für Pathologie publiziert (Deutsche Krebsgesellschaft 1995).

5.1 Vorgehen bei lokalen Therapieverfahren

Die R-Klassifikation bei lokalen endoskopischen oder chirurgischen Therapieverfahren erfordert eine entsprechende Gewebeentfernung und Behandlung der Präparate durch den Kliniker!

Bei der *endoskopischen Polypektomie* ist eine zweifelsfreie R-Klassifikation nur möglich, wenn der polypoide Tumor in einem Stück entfernt werden kann. Für die histologische Untersuchung ist wie bei kolorektalen polypösen Tumoren zu verfahren, s. S. 263.

Bei der *endoskopischen Mukosektomie* und bei den seltenen *chirurgischen lokalen Exzisionen* sollen die Präparate vor Fixation auf Karton oder Kork aufgespannt werden, die Bearbeitung erfolgt wie bei entsprechenden Präparaten aus dem Kolorektum, s. S. 264.

5.2 Vorgehen bei Gastrektomien und Magenresektionen

Das Schwergewicht der histologischen Untersuchung liegt auf den Resektionslinien im Bereich des Halteapparates, d. h. am kleinen Netz, Lig. gastrocolicum und im perimuskulär-adventitiellen Gewebe der nicht peritonealisierten Teile von Kardia, Fundus und Duodenum (sog. laterale, radiäre oder zirkumferenzielle Resektionsränder). In 70% der inkompletten Tumorresektionen wird Tumor im Bereich dieser Resektionsflächen angetroffen (Hermanek u. Wittekind 1994).

Grundsätzlich sind etwaige makroskopisch auf Tumor verdächtige Stellen an den Resektionsrändern (vom Chirurgen markiert oder bei Inspektion und Palpation durch den Pathologen auffallend) einzubetten, weiter ein 4 mm breiter Streifen des Resektionsrandes am kleinen Netz nach vorheriger Markierung des Resektionsrandes durch Farbstoffe (z. B. Tusche oder Tipp-Ex).

Oraler und aboraler Resektionsrand werden in Abhängigkeit von der Entfernung des Tumors zu den Resektionsrändern und dem histologischen Tumortyp nach Laurén eingebettet. Die histologische Untersuchung kann unterbleiben, wenn der Abstand zwischen makroskopischem Tumorrand und Resektionsrand

- bei Messung am frischen Resektat ohne Zug oder am fixierten ohne Zug aufgespannten Präparat beim Intestinaltyp mehr als 3 cm, beim diffusen Typ mehr als 5 cm beträgt,
- bei Messung am fixierten nicht aufgespannten Präparat beim Intestinaltyp mehr als 2 cm, beim diffusen Typ mehr als 3, 5 cm beträgt.

Wenn der orale oder aborale Resektionsrand histologisch untersucht werden muss, werden nach Farbstoffmarkierungen (z. B. Tusche oder Tipp-Ex) beim Intestinaltyp 2 Blöcke, beim diffusen Typ 5 Blöcke entnommen. Die Einbettung erfolgt parallel zum Resektionsrand, in Tumornähe vertikal hierzu (Abb. III.5.1).

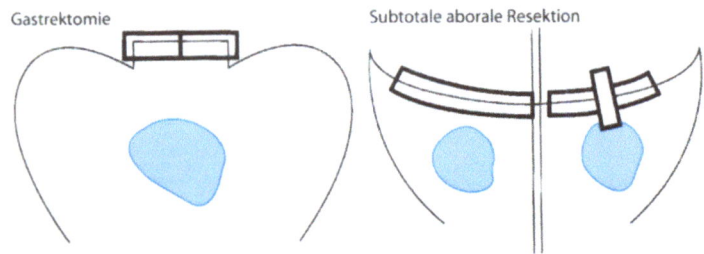

Abb. III.5.1. Zuschneiden der oralen Resektionslinie beim Magenkarzinom. (Aus Hermanek u. Wittekind 1994)

5.3 Weitere Erläuterungen zur R-Klassifikation
(Hermanek et al. 1999; Hermanek u. Wittekind 1994; UICC 2001)

- Wenn am Resektionsrand lediglich eine intraepitheliale Veränderung (Carcinoma in situ) nachgewiesen wird, nicht aber ein infiltrativer Tumor, wird dies durch R1(is) gekennzeichnet.
- Nach den Regeln der UICC wird R1 nur diagnostiziert, wenn histologisch Tumor direkt an der Resektionslinie gefunden wird (Schnitt durch Tumorgewebe) (UICC 2001). Es empfiehlt sich aber, bei R0-Fällen, bei denen der Tumor nur 1 mm oder weniger von der Resektionslinie entfernt ist, diesen Befund zusätzlich zu dokumentieren (Tumor „nahe am Resektionsrand").
- Als invasive Tumoren an den Resektionslinien werden sowohl kontinuierliche Primärtumorausläufer als auch diskontinuierliche Tumorherde (sog. Satelliten) und etwaige durchtrennte Lymphknotenmetastasen berücksichtigt. Tumorzellen in Lymph- oder Blutgefäßen am Resektionsrand werden nur dann als R1 klassifiziert, wenn sie Kontakt mit dem Endothel oder Invasion der Gefäßwand zeigen. Andernfalls werden sie als in Lymphe oder Blut frei zirkulierende Tumorzellen in der R-Klassifikation nicht erfasst (Wittekind et al. 2002).
- Der Nachweis isolierter Tumorzellen in regionären Lymphknoten, Knochenmarkbiopsien, anderen Fernorganen oder Blut beeinflusst die R-Klassifikation nicht. Entsprechende morphologische Befunde werden durch die Zusätze (i–) oder (i+) zu R0, molekularpathologische Befunde durch den Zusatz von (mol–) oder (mol+) dokumentiert, z. B. R0(i+) oder R0(mol+).
- Zytologisch positive Befunde an Peritonealspülungen ohne sonstige Hinweise auf Residualtumor werden als R1 (cy+) klassifiziert. Dabei ist darauf zu achten, dass die untersuchte peritoneale Spülflüssigkeit vor der operativen Präparation zur chirurgischen Resektion, also unmittelbar nach Eröffnung des Peritonealraums, erfolgen muss.
- Werden für die R-Klassifikation spezielle Methoden verwendet, z. B. zusätzliche Imprintzytologie der Resektionsränder, soll dies gesondert dokumentiert werden.
- Bei Tumorresektionen mit systematischer Lymphadenektomie wird der Befall des Grenzlymphknotens (apikalen Lymphknotens, am weitesten vom Primärtumor entfernter Lymphknoten nahe der Resektionslinie) in der R-Klassifikation nicht berücksichtigt.

6 Japanische Klassifikation des sogenannten kurativen Potenzials der Tumorentfernung

In Japan wird aufgrund der endgültigen Beurteilung klinischer und pathologischer Befunde am Tumorresektat von der JGCA (1998) eine Klassifikation der chirurgischen Tumorentfernung vorgenommen, in der eine prognostisch besonders günstige, eine intermediäre und eine besonders ungünstige Patientengruppe unterschieden werden. Diese Klassifikation beruht auf der anatomischen Ausbreitung vor Therapie, dem Ausmaß der Operation und der R-Klassifikation. Die Definitionen sind für Patienten mit Tumorentfernung und Lymphadenektomie und solche, die nur durch Mukosektomie behandelt werden, unterschiedlich.

6.1 Definitionen für Patienten mit Tumorentfernung und Lymphadenektomie

- Resektion A
  - R0,
  - pT1 oder pT2,
  - pN0 behandelt durch D1-, D2- oder D3-Dissektion oder
  - pN1 (japanische Definition s. S. 142), behandelt durch D2- oder D3-Dissektion (D-Klassifikation s. nachstehend),
  - (p)M0 (japanische Definition),
  - Peritonealzytologie negativ,
  - oraler und aboraler Sicherheitsabstand mehr als 10 mm (am histologischen Schnitt);
- Resektion B
  - R0, nicht sämtliche Kriterien von Resektion A erfüllt;
- Resektion C
  - R1 oder R2.

6.2 Definitionen für Patienten mit Mukosektomie

- Resektion EA
  - Invasion nur der Schleimhaut,
  - papillares oder gut oder mäßig differenziertes tubuläres Adenokarzinom (japanische Definition, s. S. 107),
  - kein Ulkus und keine Ulkusnarbe im Tumor,
  - kein Befall des tiefen (submukösen) Resektionsrandes,
  - seitlicher Sicherheitsabstand mindestens 1 mm (am histologischen Schnitt),
  - keine Lymphgefäß- und keine Veneninvasion;
- Resektion EB
  - tiefe und seitliche Resektionsränder tumorfrei, jedoch nicht alle Kriterien von Resektion EA erfüllt;
- Resektion EC
  - Tumor an tiefen oder seitlichen Resektionsrändern.

6.3 Japanische D-Klassifikation

Die D-Klassifikation der JGCA (1998) beschreibt das Ausmaß der Lymphknotendissektion nach folgenden Kriterien:

- D0: Keine Dissektion oder inkomplette Dissektion der N1-Gruppe,
- D1: Dissektion aller Lymphknoten der N1-Gruppe,
- D2: Dissektion aller Lymphknoten der N1- und N2-Gruppe,
- D3: Dissektion aller Lymphknoten der N1-, N2- und N3-Gruppe.

Zur Definition der N1-, N2- und N3-Gruppen nach japanischen Regeln s. S. 142.

Ausdrücklich sei darauf hingewiesen, dass in den westlichen Ländern in der Regel als D1-Dissektion die Entfernung der perigastrischen Lymphknoten (Stationen 1–6), als D2-Dissektion die Entfernung der Lymphknoten auch des Magenbettes (Stationen 7–12) und als D3-Dissektion die zusätzliche Entfernung von abdominalen oder mediastinalen nichtregionären Lymphknoten bezeichnet werden. Dabei wird die Lokalisation des Tumors nicht berücksichtigt. Daher ist diese Definition nicht identisch mit der japanischen D-Klassifikation (Hermanek 1999).

7 Klinische Anwendung: Algorithmen zu Diagnose und Therapie
(Deutsche Krebsgesellschaft 2002)

7.1 Prätherapeutische Diagnostik

Notwendige Untersuchungen:

- Klinische Untersuchung (supraklavikuläre Lymphknotenvergrößerung, Aszites, intraabdomineller Tumor),
- Ösophagogastroduodenoskopie mit multiplen (5–10) Biopsien,
- Sonographie des Abdomens und kleinen Beckens,
- Röntgen-Thorax in 2 Ebenen,
- Tumormarker (CA 72-4, CA 19-9, CEA; Bestimmung mindestens eines Markers).

Im Einzelfall nützliche Untersuchungen:

- Doppelkontrastuntersuchung des Magens bei unklarem endoskopischen Befund, z. B. bei submukös wachsendem Karzinom (Linitis plastica),
- Endosonographie (Tiefeninfiltration, Lymphknotenmetastasen),
- Computertomogramm Abdomen (bei unklarem sonographischem Befund, Verdacht auf Metastasen in Leber, Ovarien u. a., Beurteilung des lokoregionären Tumorwachstums vor Chemotherapie s. u.),
- Computertomogramm Thorax (bei Verdacht auf Lungenmetastasen),
- Laparoskopie (zum Ausschluss intraabdomineller Fernmetastasen [Peritoneum, Leber, Ovar]) vor geplanter neoadjuvanter Therapie).

7.2 Therapie

Lokale Therapie:

- Lokale Verfahren (Mukosaresektion, endoskopische Polypektomie, lokale laparoskopische Magenwandresektion) in kurativer Intention, möglich bei Mukosakarzinom, G1, 2 (low grade), intestinaler Typ.

Therapie nach Laparotomie:

Die Abb. III.7.1 und III.7.2 zeigen schematisch die Therapie bei klinisch nicht feststellbaren Fernmetastasen bzw. bei anlässlich der Laparotomie diagnostizierten Fernmetastasen.

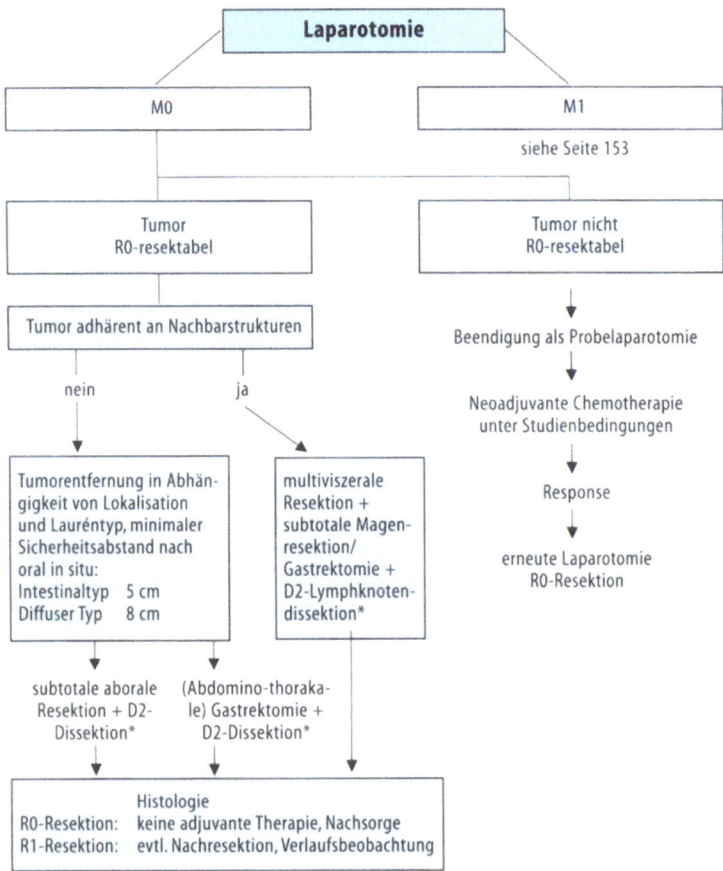

Laparotomie

| MO | M1 |

siehe Seite 153

Tumor R0-resektabel — Tumor nicht R0-resektabel

Tumor adhärent an Nachbarstrukturen

nein / ja

Tumorentfernung in Abhängigkeit von Lokalisation und Laréntyp, minimaler Sicherheitsabstand nach oral in situ:
Intestinaltyp 5 cm
Diffuser Typ 8 cm

multiviszerale Resektion + subtotale Magenresektion/ Gastrektomie + D2-Lymphknotendissektion*

Beendigung als Probelaparotomie

Neoadjuvante Chemotherapie unter Studienbedingungen

Response

erneute Laparotomie R0-Resektion

subtotale aborale Resektion + D2-Dissektion*

(Abdomino-thorakale) Gastrektomie + D2-Dissektion*

Histologie
R0-Resektion: keine adjuvante Therapie, Nachsorge
R1-Resektion: evtl. Nachresektion, Verlaufsbeobachtung

* westliche Nomenklatur, siehe Seite 150

Abb. III.7.1. Therapie bei klinisch nicht feststellbaren Fernmetastasen

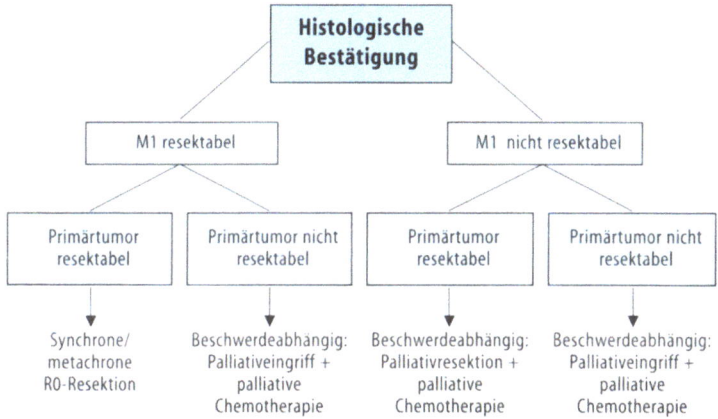

Abb. III.7.2. Therapie bei anlässlich der Laparotomie diagnostizierten Fernmetastasen

8 Prognosefaktoren

(Hamilton u. Aaltonen 2000; Han et al. 2001;
Hermanek et al. 1995; Rosai 1996)

8.1 Magenkarzinome (ausgenommen endokrine Karzinome)

Vorbemerkungen

Bei allen Publikationen über die Prognose des Magenkarzinoms ist zu berücksichtigen, dass die Kriterien für die Diagnose des Magenkarzinoms unterschiedlich sind (s. S. 103). In den Statistiken sind hochgradige intraepitheliale Neoplasien (schwere Dysplasien, Carcinoma in situ) teils eingeschlossen, teils ausgenommen. Weiter ist zu beachten, dass die Stagingsysteme in den westlichen Ländern (UICCI/AJCC) und in Japan (JGCA) unterschiedlich sind.

Fasst man alle Patienten mit invasivem Magenkarzinom zusammen, ergeben sich zwischen den westlichen Ländern und Japan ganz beträchtliche Unterschiede in der Prognose. In den westlichen Ländern überleben ca. 20–30%, in Japan ca. 70% der Patienten. Die Ursachen hierfür sind in erster Linie der unterschiedliche Anteil der Frühkarzinome und die unterschiedliche Abgrenzung zwischen invasiven Magenkarzinomen und intraepithelialen Neoplasien.

Bei der Analyse von Prognosefaktoren sollte stets zwischen R0- und R1,2-Patienten sowie innerhalb der R0-Patienten zwischen solchen mit Magenfrühkrebs (pT1) und solchen mit fortgeschrittenen Karzinomen (pT2–4) unterschieden werden, da für diese Patientengruppen die wesentlichen Prognosefaktoren unterschiedlich sind.

▰▰▰ Residualtumorklassifikation

Heilungen sind bislang – von Einzelfällen abgesehen (Akahoshi et al. 1998) – nur durch komplette chirurgische Tumorentfernung erzielbar. Zentraler Prognosefaktor ist daher das Erreichen einer kompletten Resektion des Tumors im Sinne einer R0-Resektion. Während die beobachtete Fünfjahresüberlebensrate nach R0-Resektion in Japan um 75% und in Deutschland um 45% liegt, beträgt sie für R1,2-Resektionen und Patienten ohne Tumorresektion unter 5% (Hermanek et al. 1995; Böttcher et al. 2000).

▰▰▰ Prognosefaktoren bei R0-Resektion von Magenfrühkarzinomen (pT1)

Für alle Magenfrühkarzinome werden Fünfjahresüberlebensraten zwischen 80 und 100% angegeben (Böttcher et al. 2000; Hermanek et al. 1995; Nakamura et al. 1992; Shimada et al. 2001). Innerhalb der Magenfrühkarzinome sind die sog. Pen-A-Fälle (s. S. 143) infolge des relativ häufigen Vorkommens von Lymphgefäß- und Veneninvasion sowie Lymphknotenmetastasen mit Zehnjahresüberlebensraten von 65% wesentlich ungünstiger als alle anderen Formen mit Zehnjahresüberlebensraten von 90% (Hamilton u. Aaltonen 2000; Saragoni et al. 2000).

Nach neuen Untersuchungen von Shimada et al. (2001) verschlechtert bei Frühkarzinomen mit Infiltration der Submukosa v. a. der Befall von 3 oder mehr regionären Lymphknoten die Prognose: Fünfjahresüberlebensrate 58 vs. 90% bei Befall von nur einem oder 2 Lymphknoten und 98% bei pN0.

Für die Indikation zur Behandlung des Magenfrühkrebses durch endoskopische Mukosektomie oder Polypektomie ist die Abwägung des Risikos bereits bestehender Lymphknotenmetastasen gegenüber dem Risiko einer erhöhten Letalität durch radikale Tumorentfernung entscheidend. Hierbei sind Invasionstiefe, Tumorgröße, makroskopisches Erscheinungsbild (Typ, Ulkus, Ulkusnarbe), histologische Klassifikation, Grading und Lymphgefäßinvasion maßgebend (Hermanek 2001). Diese Faktoren sind auch für die Prognose nach radikaler Resektion von Bedeutung (Han et al. 2001).

Nach Gotoda et al. (2000) ist bei den in Abb. III.8.1 dargestellten Konstellationen von tumorfreien regionären Lymphknoten auszugehen.

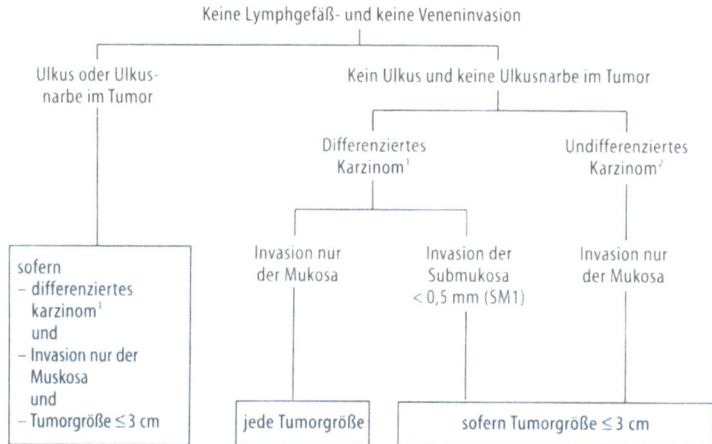

[1] "Differenziertes Karzinom" = papilläres Adenokarzinom oder gut oder mäßig differenziertes tubuläres Adenokarzinom (nach JGCA-Klassifikation, s. S. 107)

[2] "Undifferenziertes Karzinom" = schlecht differenziertes Adenokarzinom vom soliden wie auch nicht-soliden Typ und Siegelringzellkarzinom (nach IGCA-Klassifikation, s. S. 107)

Abb. III.8.1. Konstellationen, bei denen von tumorfreien regionären Lymphknoten auszugehen ist. (Nach Gotoda et al. 2000)

Prognosefaktoren bei R0-Resektion von fortgeschrittenen Magenkarzinomen (pT2–4)

Der wichtigste Faktor ist hier die anatomische Ausbreitung, d. h. pT, pN und M/pM bzw. deren Zusammenfassung als Stadium. In Tabelle III.8.1 sind neuere Fünfjahresergebnisse in Abhängigkeit vom UICC-Stadium zusammengestellt (wobei in den Stadien IA und IB auch Magenfrühkarzinome miteinbezogen sind).

Tabelle III. 8.1. Beobachtete Fünfjahresüberlebensraten nach R0-Resektion in Abhängigkeit vom UICC-Stadium (UICC 1997)

Stadium	Böttcher et al. 2000 (Technische Universität München 1982–1997) [%]	Hermanek et al. 1998 (Erlanger Krebszentrum 1982–1993) [%]	Han et al. 2001 (Niederländische Magenkarzinomstudie 1989–1993)[a] [%]
IA	93	81	~85
IB	73	66	~70
II	52	51	~45
IIIA	27	29	~25
IIIB	10	9	~15
IV	15	10	~15

[a] Zahlenwerte nicht angegeben, geschätzt aufgrund der publizierten Kaplan-Meier-Kurven

Weitere prognostische Faktoren sind in Tabelle III.8.2 aufgelistet.

Tabelle III. 8.2. Weitere prognostische Faktoren

	Unabhängige prognostische Bedeutung	
	Gesichert	**Wahrscheinlich**
Tumor-assoziiert	Präoperative Erhöhung der Tumormarker CEA und CA 19-9 im Serum	Tumorlokalisation (oberes Drittel ungünstiger) Besondere histologische Typen: günstiger: medulläres Karzinom mit lymphoidem Stroma, ungünstiger: adenosquamöses Karzinom
		Goseki-Klassifikation (ungünstigere Prognose mit ansteigender Gruppe)
		Tumorzelldissoziation an Invasionsfront (starke TCD 3 ungünstig)
		Peritumoröse Entzündung (wenn ausgeprägt, günstiger)
Patienten-assoziiert	–	–

Tabelle III. 8.2. Fortsetzung

	Unabhängige prognostische Bedeutung	
	Gesichert	Wahrscheinlich
Therapie-(Umgebungs-)assoziiert	Operateur und Behandlungszentrum	Postoperative Komplikationen. Ausmaß der Lymphknotendissektion (günstigere Ergebnisse bei D2-Dissektion in den Stadien II und IIIA, sofern entsprechend niedrige Mortalität und Morbidität)
		Lymphknotenquotient (Verhältnis Anzahl histologisch befallener zu Anzahl histologisch untersuchter Lymphknoten) (ungünstig, wenn mehr als 0,20)

Nach neueren, nur z. T. multivariaten Analysen ergeben sich verschiedene andere mögliche Prognosefaktoren, deren unabhängiger prognostischer Einfluss aber durch weitere Untersuchungen noch gesichert werden muss:

- Tumorassoziiert
  - Invasion ins Duodenum (Harrison et al. 1991),
  - makroskopischer Tumortyp (Haugstvedt et al. 1993),
  - Tumorgröße (Okajima 1997),
  - Venen- und Lymphgefäßinvasion (Okajima 1997),
  - Lokalisation der Lymphknotenmetastasen (Adachi et al. 1995),
  - Response nach neoadjuvanter Chemotherapie (Böttcher et al. 2000),
  - perinoduläres Wachstum bei Lymphknotenmetastasen (Risikofaktor für Lebermetastasen) (Kumagai et al. 2001),
  - verschiedene biologische und molekulare Marker (Lit.-Übersicht bei Han et al. 2001);
- patientenassoziiert
  - Geschlecht (Okajima 1997) (bei Frauen günstigere Prognose),
  - Alter (Haugstvedt et al. 1993; Katai et al. 1996; Okajima 1997);
- therapieassoziiert
  - prä- und postoperative Chemotherapie (Lit.-Übersicht bei Han et al. 2001).

■■■■■ **Prognosefaktoren bei Patienten mit R1,2-Resektion und solchen ohne Tumorresektion**

Die Prognose aller Patienten, bei denen eine R0-Resektion nicht erreicht werden kann, ist insgesamt sehr schlecht: Fünfjahresüberlebensraten unter 5%, Zehnjahresüberlebensraten 0%, mediane Überlebenszeiten 3–11 Monate. Nur geringe Unterschiede in der Prognose können beobachtet werden, in erster Linie in Abhängigkeit vom Fehlen oder Vorhandensein von Fernmetastasen. Die ungünstigste Form von Fernmetastasen ist die Peritonealkarzinose. Ein histologisch bestätigter Response auf Chemotherapie weist auf eine etwas längere Überlebenszeit hin (Lit. bei Hermanek et al. 1995).

8.2 Endokrine Karzinome des Magens

Die Prognose gut differenzierter endokriner Karzinome ist wesentlich günstiger als die der nichtendokrinen Magenkarzinome (Rindi et al. 1996), hingegen verhalten sich schlecht differenzierte endokrine Karzinome (kleinzellige Karzinome) sehr ungünstig. Beim häufigsten der gut differenzierten endokrinen Karzinome, dem ECL-Zell-Karzinom (70% hiervon haben bei Diagnose bereits Lymphknoten- oder Fernmetastasen) versterben 27% der Patienten am Tumor, und zwar durchschnittlich nach 28 Monaten (Hamilton u. Aaltonen 2000).In einem Modell zur Vorhersage der Prognose bei endokrinen Tumoren (Rindi et al. 1999) werden Angioinvasion, Größe des Primärtumors, histologischer Typ und Proliferationsindex berücksichtigt.

8.3 Maligne gastrointestinale Stromatumoren (GISTs) des Magens

Die Prognose ist abhängig von R-Klassifikation, Differenzierungsgrad (Mitoseindex), Tumorgröße und anatomischer Ausbreitung (Invasionstiefe, regionäre Lymphknoten und Fernmetastasen) (Emory et al. 1999). In den SEER-Daten betrug die Fünfjahresüberlebensrate bei Männern 74%, bei Frauen 50% (Thomas u. Sobin 1995). Beim niedrig-malignen GIST wurde eine Zehnjahresüberlebensrate von 80% berichtet (Sendler et al. 2000).

Bei *prätherapeutischen Biopsien* sind Angaben über die Lokalisation der Entnahmestelle(n) (ösophagogastraler Übergang, oberes, mittleres, unteres Magendrittel), den makroskopischen Befund der Läsion(en) (s. S. 101) und die Anzahl der jeweils entnommenen Partikel erforderlich.

Bei *endoskopischen Polypektomien, Mukosektomien* und *chirurgischen lokalen Exzisionen* muss der Pathologe in analoger Weise über die Lokalisation und den makroskopischen Typ der Veränderung orientiert werden, weiter soll angegeben werden, ob die Entfernung en bloc in einem Stück erfolgte, wenn nicht, in wieviel Teilen, ob der Tumor nach Meinung des Klinikers lokal im Gesunden durchgeführt werden konnte und ob klinische Hinweise für regionäre Lymphknoten- und/oder Fernmetastasen bestehen.

Zur Information des Pathologen bei *Gastrektomien* und *Magenresektionen* empfiehlt sich die Verwendung des in Abb. III.9.1. dargestellten Formblattes.

Intraoperativer Befund bei Magenkarzinomen

Name des Pat. ....   Operateur ....

Neoadjuvante Therapie?	○ Nein	○ Ja

Klinische R-Klassifikation

Makroskopischer Residualtumor?	○ Nein	○ Ja
Wenn ja: Lokalisation des Residualtumors	○ Lokoreginär	○ Fernmetastasen

Lokalisation der Fernmetastasen ....

Mikroskopische Bestätigung des Residualtumors?	○ Nein	○ Ja
Schnitt durch Tumorgewebe?	○ Nein	○ Ja

Tumorlokalisation und Operationsausmaß
(Bitte einzeichnen):   1. Tumorlokalisation
                       2. Resektionsgrenzen am Magen)

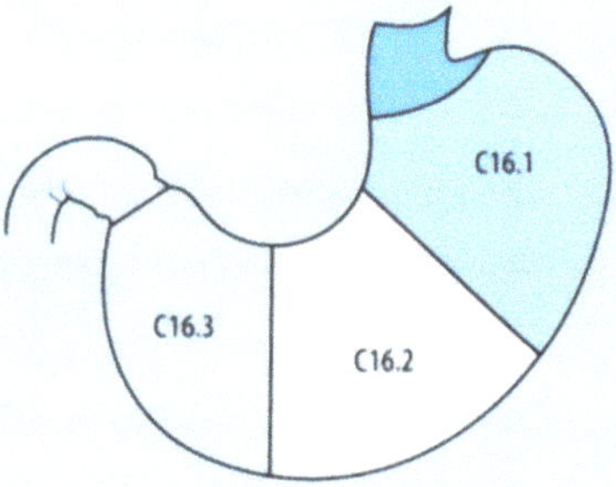

Lymphknotengruppen

Bitte dissezierte Gruppen ankreuzen!

1	Kardia rechts	○
2	Kardia links	○
3	Kleine Kurvatur	○
4a	Große Kurvatur links	○
4b	Große Kurvatur rechts	○
5	Ober Pylorus	○
6	Unter Pylorus	○
7	A. gastrica sinistra	○
8	A. hepatica communis	○
9	A. coeliaca	○
10	Milzhilus	○
11	A. Lienalis	○
12	Lig. hepatoduodenale	○
Andere	....	○

Datum: _____

Unterschrift _____

Abb. III.9.1. Formblatt zur Information des Pathologen bei Magenresektionen und Gastrektomien wegen Magenkarzinomen. (Mod. nach Deutsche Krebsgesellschaft 1995)

10 Dokumentation

10.1 Minimaldokumentation

Entsprechend der Tumorbasisdokumentation (Dudeck et al. 1999) sind zur Tumorklassifikation zu dokumentieren:

1. Lokalisation des Primärtumors;
2. histologischer Tumortyp einschließlich Angaben über etwaige Bestätigung der Tumorhistologie durch andere Institution(en);
3. histopathologisches Grading;
4. anatomische Tumorausbreitung
   - klinischer TNM-Befund,
   - pathologischer TNM-Befund (pTNM),
   - definitives M (Gesamt-M) (bei Unterschieden zwischen der klinisch festgestellten M- und der pathologischen pM-Kategorie ist jeweils im Einzelfall unter Berücksichtigung der klinischen Gesamtsituation festzulegen, welche Kategorie für die Gesamtbeurteilung gilt und bei der Stadieneinteilung maßgeblich ist),
   - definitives UICC-Stadium;
5. weitere Angaben zu regionären Lymphknotenmetastasen
   - Zahl untersuchter regionärer Lymphknoten,
   - Zahl befallener regionärer Lymphknoten,
   - (fakultativ): Lokalisation regionärer Lymphknotenmetastasen;
6. weitere Angaben zu Fernmetastasen
   - Lokalisation;
7. anatomische Ausbreitung nach Therapie
   - Residualtumor-(R-)Klassifikation,
   - Lokalisation des Residualtumors.

10.2 Dokumentation der histopathologischen Begutachtung

Die nachstehend aufgeführten erforderlichen Aussagen der histopathologischen Begutachtung enthalten alle Angaben für die Tumorbasisdokumentation sowie weitere Angaben, die für die weitere Therapie von Bedeutung sind.

▬▬ Inzisionstherapie

- Zahl der eingesandten Biopsiepartikel.
- Wenn bei zweifelsfreiem Nachweis einer Invasion der Submukosa ein Karzinom diagnostiziert wird, sollen Angaben über den histologischen Typ und das Grading gemacht werden; letztere sollen sich auf ein 2-stufiges Grading beschränken und im Falle, dass nur Low-grade-Strukturen gesehen werden, soll durch die Formulierung „Hier Low-grade" der Einsender darauf hingewiesen werden, dass bei Untersuchung des gesamten Tumors auch eine Einstufung in High-grade durchaus möglich ist.

▬▬ Lokale Therapieverfahren

Die erforderlichen Aussagen der Zusammenfassung der histopathologischen Begutachtung sind aus Abb. III.10.1. ersichtlich.

Untersuchungsmaterial			
M=Mukosektomie, P=Polypektomie, L=Lokale Magenwandexzision			☐

1. Lokalisation			
C 16.1 Oberes Drittel, C 16.2 Mittleres Drittel, C 16.3 Unteres Drittel, C 16 .8 = Mehrere Teilbereiche überlappend, C 16.9 = F.A.		C 16.	☐

2. Daten zur R.Klassifikation
a) Befund an Resektionslinie; F = Tumorfrei   T = Tumorbefall   X = Nicht untersucht

Basal	○	○	○	☐
Seitlich	○	○	○	☐

b) Falls verbindliche Aussagen über die klinische R-Klassifikation vorliegen; Definitive R-Klassifikation
0 = Kein Residualtumor (R0), 1 = Mikroskopischer invasiver Residualtumor (R1),
2 = Mikroskopischer nicht-invasiver Residualtumor (R1(is)),   ☐

Abb. III.10.1. Zusammenfassung des histopathologischen Gutachtens bei lokaler Therapie

3 = Makroskopischer Residualtumor (R2), mikroskopisch nicht bestätigt,
4 = Makroskopischer Residualtumor (R2), auch mikroskopisch bestätigt

falls Residualtumor, Lokalisation   N = Nein   J = Ja
Lokoregionär   ○   ○   ☐
Fernmetastasen   ○   ○   ☐

3. Histologisch gemessene minimale Entfernung des Tumors von Resektionsrändern (888=Entfällt, XXX=F.A.)   S   ☐☐ , ☐

    Seitlich / __ / _ /,   / _ / mm   Basal / __ / _ /, / _ / mm   B   ☐☐ , ☐

4. Invasionstiefe
10=Mukosa o.n.A., 11=Mukosa, oberes Drittel, 12=Mukosa, mittleres Drittel,
13=Mukosa, tiefes Drittel, 20=Submukosa o.n.A., 21=Submukosa <5 mm,
22=Submukosa ≥ 5 mm   ☐☐

5. Mitentfernte perigastrische Lymphknoten   U   ☐
Anzahl untersuchter LK I / _ /   Anzahl befallener LK I / _ /   B   ☐

6. Histologischer Tumortyp
   a) **Traditionelle Klassifikation**   **ICD-O**   ☐☐☐☐ / ☐
       Papilläres Adenokarzinom   8260/3
       Tubuläres Adenokarzinom   8211/3
       Muzinöses Adenokarzinom   8480/3
       Siegelringzellkarzinom   8490/3
       Plattenepithelkarzinom   8070/3
       Adenosquamöses Karzinom   8560/3
       Undifferenziertes Karzinom   8020/3
       Anderer Tumortyp.   ..../3
   b) **Histologischer Typ Laurén**
       I = Intestinaltyp, D = Diffuser Typ, X = Nicht bestimmt/nicht bestimmbar   ☐

7. Histologischer Differenzierungsgrad nach WHO
1 =G1,2=G2,3=G3,4=G4,L=Low grade (G1,2),
H = High grade (G3, 4), O = G0 (Grading nicht vorgesehen), X = GX   ☐

8. Lymphgefäßinvasion   N=Nein,   J=Ja,   X=F.A.   ☐

9. Veneninvasion   N=Nein,   J=Ja,   X=F.A.   ☐

10. Maximale Tumorgröße   (XX=F.A.) / __ / __ / mm   ☐☐

11. Makroskopischer Tumortyp (nach JGCA)
10=OI, 20=OII o.n.A., 21=OIIa, 22=OIIb, 23=OIIc, 30=OIII,
40= Mischtyp, 50=Borrmann I, XX=F.A.   ☐☐

12. Ulkus   N=Nein,   J=Ja,   X=F.A.   ☐

13. Ulkusnarbe   N=Nein,   J=Ja, X=   X=F.A.   ☐

14. Japanische Klassifikation nach Wachstumstyp .Tumorgröße und Invasionstiefe
11=Super-M, 12=Super SM, 13=Super PM, 20 Small mucosal type,
31=PenA, 32=PenA-PM, 41=Pen-B, 42=PenB-PM, XX=F.A.   ☐☐

Abb. III.10.1. Fortsetzung

▬▬▬ Radikale Tumorresektion

Abbildung III.10.2 zeigt die für die Zusammenfassung der histopathologischen Begutachtung erforderlichen Aussagen.

Untersuchungsmaterial

G=Gastrektomie, A=Aborale subtotale Resektion, O=Orale subtotale Resektion,   ☐
R=Restgastrektomie

---

1. **Lokalisation**
   C16.1 Oberes Drittel, C16.2 Mittleres Drittel,   C16 ☐
   C16 .3 Unteres Drittel, C16 .8= Mehrere Teilbereiche
   überlappend, C16.9 F.A.

2. **Histologischer Tumortyp**
   a) **Traditionelle Klassifikation**   **ICD-O**   ☐☐☐☐☐ / ☐
      Papilläres Adenokarzinom   8260/3
      Tubuläres Adenokarzinom   8211/3
      Muzinöses Adenokarzinom   8480/3
      Siegelringzellkarzinom   8490/3
      Plattenepithelkarzinom   8070/3
      Adenosquamöses Karzinom   8560/3
      Undifferenziertes Karzinom   8020/3
      Anderer Tumortyp.   ..../3
   b) **Histologischer Typ Laurén**
      I=Intestinaltyp, D=Difuser Typ; X=Nicht bestimmt/nicht bestimmbar   ☐

3. **Histopathologisches Grading**
   ○ G1   ○ G2   ○ G3   ○ G4   ○ L= low grade ○ H=High grade   ☐
   ○ G0 (Grading nicht vorgesehen) ○ GX

4. **pTNM-Klassifikation**
   (y) /_/ pT /_/_/ (m) /_/ pN/_/_/ pM /_/_/   ☐☐☐☐☐☐
                                                        (y) pT m pN pM

   Zahl untersuchter regionärer Lymphknoten /_/_/
   Zahl befallener regionärer Lymphknoten /_/_/
   Lokalisation mikroskopisch bestätigter Fernmetastasen (Klartext): ....
   ....

Abb. III.10.2. Zusammenfassung der histopathologischen Begutachtung bei radikaler Tumorresektion. (Mod. nach Deutsche Krebsgesellschaft 1995)

Fakultative zusätzliche Angaben zu pN und pM

zu pN0 und pM0

i mol

○ 1 =i ○ 2=i+ ○ 3=mol– ○ 4=mol+ ○ E=Entfällt
(ungleich pN0 bzw. pM0) o X= Nicht untersucht

pN0 ☐☐

pM0 ☐☐

zu pN1 und pM1

pN1 ☐☐

○ I=mi ○ E=Entfällt (ungleich pN1 bzw. pM1)
○ X=F .A.

pM1 ☐☐

5. Daten zur R-Klassifikation

A) Befunde an Resektionslinien

F=Tumorfrei   ○ T=Tumor   ○ X=Nicht untersucht

☐

B) Falls verbindliche Angaben über die klinische R-Klassifikation
vorliegen: Definitive R-Klassifikation

○ Kein Residualtumor (R0)

☐☐☐

○ Nur mikroskopischer invasiver Residualtumor (R1)
○ Nur mikroskopischer nicht-invasiver Residualtumor (R1 is)
○ Makroskopischer Residualtumor, mikrosk. nicht bestätigt (R2a)
○ Makroskopischer Residualtumor, mikrosk. bestätigt (R2b)

6. Minimale Entfernung des Tumors von den Resektionsrändern

(in mm)	Zirkum-ferentiell	Oral	Aboral	Zirkum-ferentiell	Oral	Aboral

Makros-
kopisch
(XXX=F.A.)

/_/_/_/ /_/_/_/ /_/_/_/ ☐☐☐ ☐☐☐ ☐☐☐

Histologisch
(XX=F.A.)

/_/_/_/ /_/_/_/ /_/_/_/ ☐☐ ☐☐ ☐☐

Meßmethode bei makroskopischer Messung

☐

1 = am frischen Präparat ohne Zug, 2= nach Fixation des nicht
aufgespannten Präparates, 3= nach Fixation des ohne Zug aufgespannten
Präparates, 4= nach Fixation des mit Zug aufgespannten Präparates, 5= nach
Fixation im nicht eröffneten Zustand und nachträglicher Eröffnung, X=F.A.

7. Entfernung in toto

○ J=Ja   ○ N=Nein /   in wieviel Teilen? /__/

☐

8. Örtliche Tumorzelldissemination

Schnitt durch Tumorgewebe   ○ N=Nein   ○ =Ja

☐

Tumorperforation   ○ N=Nein   ○ S=Spontan   ○ I=Iatrogen

☐

Abb. III.10.2. Fortsetzung

10.3 Erweiterte Dokumentation

Die in der Organspezifischen Tumordokumentation (Wagner u. Hermanek 1995) zusätzlich zur Minimaldokumentation abgefragten Items sowie sonstige wissenschaftliche Daten sind nachstehend aufgelistet. soweit sie die Tumorklassifikation und die Objektivierung des chirurgischen Vorgehens betreffen (Tabelle III.10.1).

Tabelle III.10.1. Zusätzlich zur Minimaldokumentation abgefragte Items sowie sonstige wissenschaftliche Daten

Tumorlokalisation	Lokalisation der Tumorhauptmasse, mitbefallene Unterbezirke
	Zirkumferenzielles Wachstum: kleine Kurvatur, Vorderwand, große Kurvatur, Hinterwand
	Bei Zustand nach vorangegangener Magenresektion: Lokalisation des Tumors an Anastomose, Magennahtlinie, anderen Abschnitten des Magenstumpfes
Histomorphologie	Nur histologisch nachweisbare Multizentrizität
	Unterschiedliche histologische Strukturen (prozentualer Anteil) für traditionelle und Laurén-Klassifikation
	Goseki-Klassifikation
	Klassifikation nach JGCA
	Tumorrand: Tumorzelldissoziation an Invasionsfront (TCD 0–3)
	Histologisches Grading nach Compton u. Sobin
	Histologisches Grading nach Schmitz-Moormann et al.
	Stromaentwicklung: medullär, szirrhös, intermediär
	Peritumoröse Entzündung: nicht ausgeprägt, ausgeprägt
	Lymphgefäßinvasion: keine, vorhanden o. n. A., minimal, mäßiggradig, ausgeprägt
	Veneninvasion: keine, nur mikroskopisch o. n. A., minimal, mäßiggradig, ausgeprägt, makroskopisch
	Perineuralinvasion: nein, ja
	Falls neoadjuvante Chemotherapie, histologisches Regressionsgrading; nach JRSGC 1995 oder nach Becker et al. 1996, 1997
Familiäres/hereditäres Magenkarzinom	Familiäre Häufung/hereditäres diffuses Magenkarzinom/HNPCC/familiäre adenomatöse Polypose des Kolorektums/Peutz-Jeghers-Polypose

Tabelle III.10.1. Fortsetzung

Anatomische Ausbreitung vor Therapie	
Primärtumor	Maximale Tumordicke (in mm)
	Tumorgröße (größter Tumordurchmesser, dazu senkrecht stehender Durchmesser)
	Makroskopischer Tumortyp (Frühkarzinome nach JGCA, fortgeschrittene Karzinome nach Borrmann)
	Tumorstenose
	Magenperforation bzw. -penetration
	Mitbefall von Duodenum/Ösophagus
	Bei Befall von Nachbarorganen (pT4): Befall welcher Organe
	Ausmaß der Invasion der Submukosa (mm) Ausmaß der Invasion jenseits der Muscularis propria (mm)
	Falls neoadjuvante Chemotherapie: Ausbreitung des vitalen und regressierten Tumorgewebes
Regionäre Lymphknoten	Lymphknotenbefunde für die einzelnen Lymphknotengruppen (jeweils Anzahl untersuchter und befallener Lymphknoten)
	Grenzlymphknotenbefall (welches Abflussgebiet)
	Perikapsuläres Wachstum von Lymphknotenmetastasen
	pN-Klassifikation nach JGCA
	Reaktive Lymphknotenveränderungen: follikuläre Hyperplasie, Sinushistiozytose, parakortikale Hyperplasie, „sarcoid-like reaction"
Fernmetastasen	Zytologische Befunde an Peritonealspülflüssigkeit bzw. Aszites
	M/pM-Klassifikation nach JGCA
Stadium	Stadium nach JGCA
R-Klassifikation	Befunde an den verschiedenen Resektionsrändern (zirkumferenziell: kleines Netz, Lig. gastrocolicum, Adventitia nichtperitonealisierter Abschnitte, oral, aboral, an mitentfernten Organen): Markierung, Tumorbefall, Entfernung des Tumors von Resektionsrändern Kuratives Potenzial nach JGCA

Tabelle III.10.1. Fortsetzung

Begleitende Veränderungen	Intraepitheliale Neoplasie (Dysplasie): low/high grade; flach, polypös; direkt an Tumor anschließend, getrennt vom Tumor, beides
	Chronische Gastritis nach aktualisierter Sydney-Klassifikation, einschl. intestinale Metaplasie
	Nichtneoplastische Polypen
	Morbus Ménétrier
Durchführung von Spezialuntersuchungen	z. B. Durchflusszytometrie, Apoptoseindex, Angiogenese, biologische und molekulare Marker

Literatur

Adachi Y, Oshiro T, Okayama T, Kamakura T, Mori M, Maehara Y et al. (1995) A simple classification of lymph node level in gastric carcinoma. Am J Surg 169: 382–385

Akahoshi K, Chijiiwa Y, Hamada S, Hara K, Nakamura K, Nawata H et al. (1998) Complete response of early gastric cancer to uracil and tegafur. J Gastroenterol 33:864–867

Becker K, Fink U, Siewert JR, Höfler H (1996) Morphologische Veränderungen nach präoperativer Chemotherapie lokal fortgeschrittener Magenkarzinome. Verh Dtsch Ges Path 80:400

Becker K, Mueller J, Fink U, Matzen K, Sendler A, Dittler HJ, Helmberger H, Siewert JR, Höfler H(1997) The interpretation of pathologic changes in the resection specimen following multimodal therapy for gastric adenocarcinoma. In: Siewert JR, Roder JD (eds) Progress in gastric cancer research. Monduzzi, Bologna, pp 1275–1279

Böttcher K, Stein HJ, Becker K, Etter M, Ott K, Fink U et al. (2000)Magenkarzinom. In: Roder JD, Stein HJ, Fink U (Hrsg) Therapie gastrointestinaler Tumoren. Prinzipien der Chirurgischen Klinik und Poliklinik der Technischen Universität München. Springer, Berlin Heidelberg New York, S 217–241

Borrmann R (1926) Geschwülste des Magens. In: Henke FU, Lubarsch O (Hrsg) Handbuch der speziellen pathologischen Anatomie und Histologie, Bd IV/1. Springer, Berlin Heidelberg New York

Capella C, Frigerio B, Comaggia M, Solcia E, Pinzou-Trujillo Y, Chejfec G (1984) Gastric parietal cell carcinoma – a newly recognized entity; light microscopic and ultrastructural features. Histopathology 8:813–824

Compton CC, Sobin LH for the Members of the Cancer Committee, College of American Pathologists, and the Task Force for Protocols on the Examination of Specimens from Patients with Gastrointestinal Carcinoma (1998) Protocol for the examination of specimens removed from patients with gastrointestinal carcinoma. Arch Pathol Labor Med 112:9–14

Denk H, Klimpfinger M (1989) Karzinome und Präkanzerosen des Magens – pathologische Klassifikation. Chir Gastroenterol 5:153–165

Deutsche Krebsgesellschaft (Hermanek P, Hrsg) (1995) Diagnostische Standards. Lungen-, Magen-, Pankreas- und kolorektales Karzinom. Qualitätssicherung in der Onkologie 3.1. Zuckschwerdt, München Bern Wien New York

Deutsche Krebsgesellschaft (Schmitt-Thomas B, Hrsg) (2002) Kurzgefasste Interdisziplinäre Leitlinien, 3. Aufl. Zuckschwerdt, München Bern Wien New York

Dudeck J, Wagner G, Grundmann E, Hermanek P (Hrsg) (1999) Basisdokumentation für Tumorkranke, 5. Aufl. Zuckschwerdt, München Bern Wien New York

Emory TS, Sobin LH, Lukes L, Lee DH, O'Leary TJ (1999) Prognosis of gastrointestinal smooth-muscle (stromal) tumors. Am J Surg Pathol 23:82–87

Fenoglio-Preiser CM, Noffsinger AE, Stemmermann GN, Lantz PE, Listrom MB, Rilke FO (1999) Gastrointestinal pathology. An atlas and text, 2nd ed. Lippincott-Raven, Philadelphia New York

Franquemont DW (1995) Differentiation and assessment of gastrointestinal stromal tumors. Am J Clin Pathol 103:41–49

Fritz A, Percy C, Jack A, Shanmugaratnam K, Sobin LH, Parkin DM, Whelan S (2000) International classification of diseases for oncology (ICD-O), 3rd ed. WHO, Geneva

Gabbert HE, Meier S, Gerharz CD, Hommel G (1992) Tumor cell dissociation at the invasion front: a new prognostic parameter in gastric cancer patients. Int J Cancer 50:202–207

Gabbert HE, Müller W (1994) Prospective prognostic factors in gastric cancer. In: Röher H-D, Heise JW, Verreet PR, Varney M (eds) Update in gastric surgery. Thieme, Stuttgart New York

Gayther SA, Gorringe KL, Ramus SJ, Huntsman D, Roviello F, Grehan N et al. (1998) Identification of germ-line E-cadherin mutations in gastric cancer families of European origin. Cancer Res 58:4086–4089

Gosecki N, Takizawa T, Koike M (1992) Differences in the mode of extension of gastric cancer classified by histological type: new histological classification of gastric carcinoma. Gut 33:606–612

Gotoda T, Yanagisawa A, Sasako M, Ono H, Nakanishi Y, Shimoda T, Kato Y (2000) Incidence of lymph node metastasis from early gastric cancer: estimation with a large number of cases at two large centers. Gastric Cancer 3:219–225

Grundmann E, Hermanek P, Wagner G (1997) Tumorhistologieschlüssel. Empfehlungen zur aktuellen Klassifikation und Kodierung der Neoplasien auf der Grundlage der ICD-O, 2. Aufl. Springer, Berlin Heidelberg New York

Guilford P, Hopkins J, Harraway J, McLeod M, McLeod N, Harawara P et al. (1998) E-cadherin germline mutations in familial gastric cancer. Nature 392:402–405

Guilford P, Hopkins J, Grady W, Markowitz S, Willis J, Lynch H et al. (1999) E-cadherin germline mutations define an inherited cancer syndrome, dominated by diffuse gastric cancer. Hum Mutat 14:249–255

Hamilton SR, Aaltonen LA (2000) Pathology and genetics of tumours of the digestive system. World Health Organization Classification of Tumours. IARC Press, Lyon

Han J, van Kricken JM, Sasako M, van de Velde CJH (2001) Gastric cancer. In: Gospodarowicz MK, Henson DE, Hutter RVP, O'Sullivan B, Sobin LH, Wittekind Ch (eds) UICC: Prognostic factors in cancer, 2nd ed. Wiley & Sons, New York

Harrison JC, Dean PJ, Vander ZR, el-Zeky F, Wruble LD (1991) Adenocarcinoma of the stomach with invasion limited to the muscularis propria. Hum Pathol 22:111–117

Haugstvedt TK, Viste A, Eide GE, Soreide O and other members of the Norwegian Stomach Cancer Trial (1993) Norwegian multicentre study of survival and prognostic factors in patients undergoing curative resection for gastric carcinoma. Br J Surg 80:475–478

Hermanek P (1999) The second English edition of the Japanese classification of gastric carcinoma. A Western commentary. Gastric Cancer 2:79–82

Hermanek P (2001) Magenfrühkarzinom. Lokale (endoskopische, laparoskopische) Therapie in kurativer Intention aus der Sicht des Pathologen. Chir Praxis 58:575–586

Hermanek P, Wittekind Ch (1993) Histological typing and grading of gastric carcinoma. In: Nishi M, Ichikawa H, Nakajima T, Maruyama K, Tahara E (eds) Gastric cancer. Springer, Berlin Heidelberg New York

Hermanek P, Wittekind Ch (1994) Seminar: the pathologist and the residual tumor (R) classification. Pathol Res Pract 190:115–123

Hermanek P, Maruyama K, Sobin LH (1995) Stomach carcinoma. In: Hermanek P, Gospodarowicz MK, Henson DE, Hutter RVP, Sobin LH (eds) Prognostic factors in cancer. Spinger, Berlin Heidelberg New York, pp 47–63

Hermanek P, Altendorf-Hofmann A, Mansmann U, Dworak O, Wittekind C, Hohenberger W (1998) Improvements in staging of gastric carcinoma from using the new edition of TNM classification. Eur J Surg Oncol 24:536–541

Hermanek P, Hutter RVP, Sobin LH, Wittekind Ch (1999) Classifikation of isolated tumor cells and micrometastasis. Communication UICC. Cancer 86:2668–2673

Hiki Y, Shimao H, Mieno H, Sakakibara Y, Kobayashi N, Saigenji K (1995) Verified treatment of early gastric cancer: evaluation of endoscopic treatment of early gastric cancers with respect to treatment indication groups. World J Surg 19:517–522

Huntsman DG, Carneiro F, Lewis FR, Macleod PM, Hayashi A, Monaghan KG, Maung R et al (2002) Early gastric cancer in young, asymptomatic carriers of germ-line E-cadherin mutations. N Engl J Med 344:1904–1909

Inokuchi K, Inutsuka S, Furusawa M, Soejima K, Ikeda T (1966) Development of superficial carcinoma of the stomach: report of late recurrence. Ann Surg 64:145–151

Inokuchi K, Sugimachi K (1993) Growth patterns of gastric cancer. In: Nishi M, Ichikawa H, Nakajima T, Maruyama K, Tahara E (eds) Gastric cancer. Springer, Berlin Heidelberg New York, pp 88–101

Ito H, Tahara E (1983) Human chorionic gonadotropin in human gastric carcinoma. A retrospective immunohistochemical study. Acta Pathol Jap 33:287–294

Japanese Gastric Cancer Association (JGCA) (1998) Japanese classification of gastric carcinoma, 2nd English ed. Gastric Cancer 1:10–24

Japanese Research Society for Gastric Cancer (Nishi M, Omori Y, Miwa K, eds) (1995) Japanese classification of gastric carcinoma, 1st English ed. Kanehara Shuppan, Tokyo

Katai H, Sasako M, Sano T, Maruyama K (1996) Gastric carcinoma in young adults. Jpn J Clin Oncol 26:139–143

Kazzaz BA, Eulderink F (1989) Paneth cell-rich carcinoma of the stomach. Histopathology 15:303–311

Klimpfinger M (1993) Pathologische Klassifikation von Magenkarzinomen. Acta Chir Austr 25:Fb13–17

Kodama Y, Inokuchi K, Soejima K, Matsusaka T, Okamura T (1983) Growth patterns and prognosis in early carcinoma: superficially spreading and penetrating growth types. Cancer 51:320–326

Kumagai K, Tanaka T, Yamagata K, Yokoyama N, Shimizu K (2001) Liver metastasis in gastric cancer with particular reference to lymphatic advancement. Gastric Cancer 4:150–155

Laurén P (1965) The two histologic main types of gastric carcinoma: diffuse and so-called intestinal-type carcinoma. Acta Pathol Microbiol Scand 64:127–145

Lauwers GY, Shimizu M, Correa P, Riddell RH, Karo Y, Lewin KJ, Yamabe H et al. (1999) Evaluation of gastric biopsies for neoplasia: differences between Japanese and Western pathologists. Am J Surg Pathol 23:511–518

Matsunou H, Konishi F, Jalal REA, Yamamichi N, Mukawa A (1994) Alpha-fetoprotein-producing gastric carcinoma with enteroblastic differentiaton. Cancer 73:534–540

Ming SC (1977) Gastric carcinoma. A pathobiological classification. Cancer 39: 2475–2485

Nagai E, Ueyama T, Yao T, Tsuneyoshi M (1993) Hepatoid adenocarcinoma of the stomach. Cancer 72:1827–1835

Nakamura K, Sugano H, Takagi K (1968) Carcinoma of the stomach in incipient phase: its histogenesis and histological appearance. Gann 59:251–258

Nakamura K, Ueyama T, Yao T, Xuan ZX, Ambe K, Adachi Y et al. (1992) Pathology and prognosis of gastric carcinoma. Findings in 10.000 patients, who underwent primary gastrectomy. Cancer 70:1030–1037

Nakamura S, Ueki T, Yao T, Ueyama T, Tsuneyoshi M (1994) Epstein-Barr virus in gastric carcinoma with lymphoid stroma. Cancer 73:2239–2249

Noda H, Maehara Y, Irie K, Kakeji Y, Yonemura T, Sugimachi K (2001) Growth pattern and expressions of cell cycle regulator proteins p53 and p21WAF1/CIP1 in early gastric carcinoma. Cancer 92:1828–1835

Okajima K (1997) Prognostic factors of gastric cancer patients – a study of univariate and multivariate analysis (in Japanisch mit englischem Abstract). Jpn J Gastroenterol Surg 30:700–711

Remmele W (1996) Magen. In: Remmele W (Hrsg) Pathologie, 2. Aufl, Bd 2. Springer, Berlin Heidelberg New York

Riddell RH, Iwafuchi M (1998) Problems arising from Eastern and Western classification systems for gastrointestinal dysplasia and carcinoma: are they resolvable? Histopathology 33:197–202

Rindi G, Bordi C, Rappel S, La Rosa S, Stolte M, Solcia E (1996) Gastric carcinoids and neuroendocrine carcinomas: pathogenesis, pathology, and behaviour. World J Surg 20:168–172

Rindi G, Azzoni G, La Rosa S, Klersy C, Paolotti D, Rappel S et al. (1999) ECL cell tumor and poorly differentiated endocrine carcinoma of the stomach: prognostic evaluation by pathological analysis. Gastroenterology 116:532–542

Rosai J (1996) Ackerman's surgical pathology, 8th ed. Mosby, St. Louis

Rugge M, Correa P, Dixon MF, Hattori T, Leandro G, Lewin KJ, Riddell RH et al. (2000) Gastric dysplasia: the Padova international classification. Am J Surg Pathol 24:167–176

Saragoni L, Gaudio M, Morgagni P, Folli S, Vio A, Scarpi E, Saragoni A (2000) The role of growth patterns, according to Kodoma's classification, and lymph node status as important prognostic factors in early gastric cancer: analysis of 412 cases. Gastric Cancer 3:134–140

Schlemper RJ, Itabashi M, Kato Y, Lewin KJ, Riddell RH, Shinoda T, Sipponen P et al. (1997) Differences in diagnostic criteria for gastric carcinoma between Japanese and Western pathologists. Lancet 349:1725–1729; Erratum (1997) 350:524

Schmitz-Moormann P, Hermanek P, Himmelmann GW (1992) Morphological predictors of survival in early and advanced gastric carcinoma. Pathol Res Pract 118:296–302

Schneider PM, Zirbes TK, Metzger R, Baldus S, Dienes HP, Hölscher AH (1999) Histomorphologisches Regressionsgrading beim neoadjuvant chemotherapierten Adenokarzinom des Magens und ösophagogastralen Übergangs. Langenbecks Arch Chir [suppl I] (Forumband):17–23

Sendler A, Becker K, Roder JD (2000) Gastrointestinale Stromatumoren des Magens (Magensarkom). In: Roder JD, Stein HJ, Fink U (Hrsg) Gastrointestinale Tumoren. Prinzipien der Chirurgischen Klinik und Poliklinik der Technischen Universität München. Springer, Berlin Heidelberg New York, S 252–257

Shimada S, Yagi Y, Honmyo U, Shiomori K, Yoshida N, Ogawa M (2001) Involvement of three or more lymph nodes predicts poor prognosis in submucosal gastric carcinoma. Gastric Cancer 4:54–59

Solcia E, Klöppel G, Sobin LH (2000) Histological typing of endocrine tumours, 2nd ed. WHO International Histological Classification of Tumours. Springer, Berlin Heidelberg New York

Songun I, van de Velde CJH, Arends JW, Blok P, Grond AJK, Offerhaus GJA, Hermans J, von Krieken JHJM (1999) Classification of gastric carcinoma using the Goseki system provides prognostic information additional to TNM staging. Cancer 85: 2114–2118

Thomas RM, Sobin LH (1995) Gastrointestinal cancer. Cancer 75:154–170

UICC (Wittekind Ch, Wagner G, Hrsg) (1997) TNM-Klassifikation maligner Tumoren, 5. Aufl. Springer, Berlin Heidelberg New York

UICC (Hermanek P, Hutter RVP, Sobin LH, Wagner G, Wittekind Ch, Hrsg) (1998) TNM-Atlas. Illustrierter Leitfaden zur TNM/pTNM-Klassifikation maligner Tumoren, 4. Aufl. Springer, Berlin Heidelberg New York

UICC (Wittekind Ch, Henson DE, Hutter RVP, Sobin LH, eds) (2001) TNM Supplement, 2nd ed. Wiley & Sons, New York

UICC (Sobin LH, Wittekind Ch, eds) (2002) TNM Classification of malignant tumours, 6th ed. Wiley & Sons, New York

Wagner G (Hrsg) (1993) Tumorlokalisationsschlüssel, 5. Aufl. Springer, Berlin Heidelberg New York

Wagner G, Hermanek P (1995) Organspezifische Tumordokumentation. Springer, Berlin Heidelberg New York

Watanabe H, Enjoji M, Imai T (1976) Gastric carcinoma with lymphoid stroma: its morphologic characteristics and prognostic correlations. Cancer 38:232–243

Watanabe H, Jass JR, Sobin LH (1990) Histological typing of oesophageal and gastric tumours, 2nd ed. WHO International Histological Classification of Tumours. Springer, Berlin Heidelberg New York

Wittekind Ch, Compton CC, Greene FL, Sobin LH (2002) TNM Residual tumor classification revisited. Cancer 94:2511–2519

Yoshida S (1998) Endoscopic diagnosis and treatment of early cancer in the alimentary tract. Digestion 59:502–508

IV Maligne Tumoren des Dünndarms

1 Zur Anatomie

1.1 Lokalisation des Primärtumors

Die Abschnitte des Dünndarms und die zugehörigen Topographiecodenummern (Fritz et al. 2000; Wagner 1993) sind:

- Duodenum (1): C.17.0
  - Pars superior: C.17.01,
  - Pars descendens (2): C17.02,
  - Pars horizontalis (inferior): C17.03,
  - Pars ascendens: C17.04;
- Jejunum (3): C17.1;
- Ileum (4): C17.2;
- Meckel-Divertikel (5): C17.3;
- Dünndarm, mehrere Teilbereiche übergreifend (6): C17.8;
- Dünndarm o. n. A. (7): C17.9.

▬▬▬ Anmerkungen

(1) Tumoren des Duodenums, die nicht eindeutig einem der 4 Unterabschnitte zugeordnet werden können, werden mit C17.0 (Duodenum) verschlüsselt.

(2) Tumoren der Papilla Vateri (Papilla duodeni) werden *nicht* als Duodenaltumoren, sondern als solche der Ampulla Vateri eingeordnet (UICC 2001) (s. Band Gastrointestinale Tumoren II dieser Buchreihe). Ein Karzinom des Duodenums, das auch auf die Ampulle übergreift, mit seiner invasiven Komponente zum größeren Teil aber im Duodenum liegt, gilt als Duodenalkarzinom. Ein Karzinom, das die Ampulla

Vateri einnimmt und auch auf das Duodenum übergreift, wird als Ampullenkarzinom klassifiziert (Wagner u. Hermanek 1995).

(3) Das Jejunum beginnt an der Flexura duodenojejunalis und setzt sich ohne scharfe Grenze in das Ileum fort. Von der Gesamtlänge des Dünndarms zwischen Flexura duodenojejunalis und Ileozäkalklappe entfallen ca. 40% (durchschnittlich 2,5 m) auf das Jejunum und ca. 60% (durchschnittlich 3,5 m) auf das Ileum. Im Jejunum finden sich nur einzeln in der Mukosa liegende Lymphfollikel; die Zotten sind lang, die Plicae circulares (Kerckring) hoch. Demgegenüber kommen bis in die Submukosa reichende Zusammenlagerungen von Lymphfollikeln (Peyer-Platten, Folliculi lymphatici aggregati) nur im Ileum vor. In diesem sind die Zotten kürzer, die Plicae circulares niedrig oder fehlend.

(4) Die Ileozäkalklappe wird zum Zäkum gerechnet, Karzinome dieser Lokalisation werden entsprechend den Regeln für Kolonkarzinome klassifiziert.

(5) Das Meckel-Divertikel liegt im unteren Ileum, hier entstandene Tumoren werden mit einer eigenen Codenummer verschlüsselt.

(6) Als „Mehrere Teilbereiche überlappend" werden Tumoren klassifiziert, die zu gleichen Teilen im Duodenum und angrenzenden Jejunum liegen.

(7) Diese Kodierung wird vorgenommen, wenn ein Tumor nicht eindeutig dem Jejunum oder dem Ileum zugeordnet werden kann.

1.2 Regionäre Lymphknoten (UICC 1997, 1999)

Die regionären Lymphknoten für das *Duodenum* sind:

- vordere und hintere duodenopankreatische Lymphkoten,
- supra- und subpylorische Lymphknoten,
- Lymphknoten des Lig. hepatoduodenale (am Ductus choledochus, am Ductus cysticus, am Leberhilus),
- obere mesenteriale Lymphknoten (entlang der Stämme von A. und V. mesenterialis superior).

Die regionären Lymphknoten für *Jejunum* und *Ileum* sind die mesenterialen Lymphknoten einschließlich der oberen mesenterialen Lymphknoten entlang A. und V. mesenterialis superior. Für das *terminale Ileum* gelten zusätzlich auch die ileokolischen Lymphknoten (einschl. der hinteren zäkalen Lymphknoten) als regionär.

Der Dünndarm ist – insbesondere unter Berücksichtigung seiner Länge und Schleimhautoberfläche (75% des Gastrointestinaltrakts) – nur selten Sitz primärer maligner Tumoren (1–3% der gastrointestinalen malignen Tumoren).

Es kommen 4 Gruppen maligner Tumoren vor:

1. Karzinome (ca. 30–40%),
2. maligne endokrine Tumoren (ca. 25–35%),
3. maligne Lymphome (ca. 20%) und
4. maligne mesenchymale Tumoren (ca. 10–15%) (Howe et al. 1999).

Karzinome bevorzugen das Duodenum (40–55%) und hier gehäuft die Gegend um die Ampulla Vateri; im Jejunum werden sie etwas häufiger als im Ileum beobachtet. Endokrine Tumoren liegen vorwiegend im Ileum, wobei sie nach aboral zunehmen. Lymphome sind im Ileum häufiger als im Jejunum und nur sehr selten im Duodenum. Sarkome zeigen eine gleichmäßige Verteilung über die Dünndarmabschnitte.

2.1 Karzinome des Dünndarms

Die Karzinome des Dünndarms gleichen jenen des Dickdarms, aber der Anteil schlecht differenzierter und im Spätstadium diagnostizierter Tumoren ist höher. Näheres bzgl. Typing und Grading s. Abschn. Kolon und Rektum (S. 225ff).

2.2 Maligne endokrine Tumoren des Dünndarms
(Solcia et al. 2000)

Für die Klassifikation maßgebend ist die WHO-Klassifikation endokriner Tumoren, 2. Aufl. (Solcia et al. 2000), der auch die WHO-Klassifikation der Tumoren des Verdauungstraktes 2000 (Hamilton u. Aaltonen 2000) folgt. Die Grundprinzipien dieser Klassifikation für den Gastrointestinaltrakt sind im Abschnitt „Maligne Tumoren des Magens" (S. 109) dargestellt. Im Folgenden werden die speziell im Dünndarm vorkommenden Tumortypen angeführt.

Von den gastrointestinalen endokrinen Tumoren entfallen bis zu 20% auf das Duodenum, 1% auf das proximale Jejunum, 25–30% auf das aborale Jejunum und Ileum (v. a. das terminale Ileum) (Solcia et al. 1998; Vinik et al. 1989). Aborales Jejunum und Ileum sind nach der Appendix die zweithäufigste Lokalisation für gastrointestinale endokrine Tumoren. Bei ca. 30% der Patienten kommen synchrone multizentrische Tumoren vor. Hinzuweisen ist darauf, dass ca. 15% der gut differenzierten endokrinen Tumoren und Karzinome des Dünndarms mit nichtendokrinen Neoplasien, insbesondere gastrointestinalen Adenokarzinomen, assoziiert sind (Modlin u. Sandor 1997).

Duodenum und orales Jejunum

Neben gut differenzierten G- und EC-Zell-Tumoren sowie benignen gangliozytischen Paragangliomen kommen die nachstehend in Tabelle IV.2.1 mit ihren ICD-O-Codenummern und einigen klinischen Hinweisen aufgelisteten malignen endokrinen Tumoren vor.

Tabelle IV.2.1. Gut differenzierte endokrine Karzinome (maligne Karzinoide) von Duodenum und oralem Jejunum

Tumortyp	ICD-O-Code-nummer	Hinweise zur Klinik
Gut differenziertes G-Zell-Karzinom (maligner G-Zell-Tumor) – falls funktionell aktiv: malignes Gastrinom	8153/3	Häufigstes endokrines Karzinom in dieser Lokalisation (ca. 60%). Funktionell inaktive Form vorwiegend in Pars superior duodeni, funktionell aktive Form (Zollinger-Ellison-Syndrom) mehr gleichmäßig verteilt. Zum Teil multiple synchrone Tumoren, insbesondere wenn in Verbindung mit MEN-1-Syndrom
Gut differenziertes somatostatin-produzierendes endokrines Karzinom (maligner D-Zell-Tumor) – falls funktionell aktiv: malignes Somatostatinom	8156/3	Etwa 20% der endokrinen Karzinome dieser Lokalisation, meist in Pars descendens duodeni. In der Regel funktionell inaktiv, oft mehrere cm groß und mit Metastasen. Zum Teil kombiniert mit Neurofibromatose (Recklinghausen) Typ I
Gut differenziertes EC-Zell-Karzinom (malignes EC-Zell-Karzinoid, malignes serotonin-produzierendes Karzinoid)	8241/3	In dieser Lokalisation sehr selten, meist in Pars descendens duodeni. Funktionell nur sehr selten aktiv (Karzinoidsyndrom), dann stets mit Lebermetastasen
Malignes gangliozytisches Paragangliom	8683/3[a]	Extrem seltener Tumor, der aus einer endokrinen und einer neuromatösen oder ganglioneuromatösen Komponente besteht; nur die endokrine Komponente metastasiert
Schlecht differenziertes endokrines Karzinom (kleinzelliges Karzinom)	8041/3	Sehr selten, meist in Pars descendens duodeni, hoch maligne

[a] Dieser Tumorzyp ist in der ICD-O-3 nur als benigne Neoplasie angeführt

Aborales Jejunum und Ileum

Neben gut differenzierten endokrinen Tumoren, ausgehend von EC- oder L-Zellen, finden sich an dieser Lokalisation die nachstehend in Tabelle IV.2.2 aufgelisteten malignen endokrinen Tumoren.

Tabelle IV.2.2. Gut differenzierte endokrine Karzinome(maligne Karzinoide) im aboralen Jejunum und Ileum

Tumortyp	ICD-O-Codenummer	Hinweise zur Klinik
Gut differenziertes EC-Zell-Karzinom (malignes EC-Zell-Karzinoid, malignes serotonin-produzierendes Karzinoid)	8241/3	Häufigstes endokrines Karzinom dieser Lokalisation. In 5–7% funktionell aktiv (Karzinoidsyndrom), dann immer mit Lebermetastasen
Gut differenziertes L-Zell-Karzinom (gut differenziertes enteroglukagon-produzierendes Karzinom, enteroglukagon-produzierendes malignes Karzinoid) – falls funktionell aktiv: malignes Enteroglukagonom	8157/3	Wesentlich seltener als EC-Zell-Karzinom
Schlecht differenziertes endokrines Karzinom (kleinzelliges Karzinom)	8041/3	Sehr selten; hoch maligne
Gemischt exokrin-endokrines Karzinom (Karzinoid-Adenokarzinom, gemischtes Karzinoid-Adenokarzinom, „composite carcinoid")	8244/3	Sehr selten; mäßig bis hoch maligne

2.3 Maligne Lymphome des Dünndarms

Im Dünndarm kommen primäre B-Zell- und auch T-Zell-Lymphome, letztere gewöhnlich als Komplikation einer Zöliakie (glutensensitiven Enteropathie) vor. Näheres s. Band Lymphome und Leukämien dieser Buchreihe.

2.4 Maligne mesenchymale Tumoren

Der häufigste Typ ist der maligne gastrointestinale Stromatumor (ICD-O-Codenummer 8936/3). Malignes Potenzial ist bei gastrointestinalen Stromatumoren anzunehmen bei Tumorgröße von mehr als 5 cm, Mitosenreichtum (>5/50 HPF [Gesichtsfelder bei starker, d. h. 400facher Vergrößerung]), Zellreichtum und (seltener vorkommend) Infiltration der Schleimhaut.

Leiomyosarkome (8890/3), Angiosarkome (9120/3) und Kaposi-Sarkome (9140/3) sind ausgesprochene Seltenheiten. Näheres s. Abschn. Ösophagus, S. 20) bzw. Magen (S. 113 u. 119).

Für Karzinome des Dünndarms (einschließlich schlecht differenziertes endokrines [kleinzelliges] Karzinom und gemischt exokrin-endokrines Karzinom [Karzinoid-Adenokarzinom, gemischtes Karzinoid-Adenokarzinom]), jedoch nicht für gut differenzierte endokrine Karzinome (maligne Karzinoide) ist eine TNM-Klassifikation akzeptiert, die in der 5. und 6. Auflage identisch ist. Entsprechend dem TNM-Supplement (UICC 2001) kann sie auch bei den seltenen Karzinomen des Meckel-Divertikels angewendet werden, wenngleich entsprechende Daten hierzu angesichts der Seltenheit dieser Tumoren nicht vorliegen. (Nach dem AJCC Cancer Staging Manual (Fleming et al 1997) soll dagegen für Tumoren im Meckel-Divertikel die TNM-Klassifikation der Dünndarmkarzinome nicht angewendet werden.)

Für maligne mesenchymale Tumoren ist eine TNM-Klassifikation gastrointestinaler Sarkome (ausgenommen Kaposi-Sarkome) vorgeschlagen (s. Abschn. Ösophagus, S. 44). Zur Klassifikation maligner Lymphome s. Band Lymphome und Leukämien dieser Buchreihe.

Für gut differenzierte endokrine Karzinome (maligne Karzinoide) wird die anatomische Ausbreitung in 3 Kategorien beschrieben:

– lokalisiert. begrenzt auf das Ursprungsorgan,
– regionär: Metastasierung in regionäre Lymphknoten und/oder direkte kontinuierliche Ausbreitung auf die Nachbarschaft,
– Fernmetastasen (einschl. Metastasen in nichtregionäre Lymphknoten).

TNM/pTNM-Klassifikation für Dünndarmkarzinome

T/pT-Klassifikation

(p)TX: Primärtumor kann nicht beurteilt werden

(p)T0: Kein Anhalt für Primärtumor

(p)Tis: Carcinoma in situ

(p)T1: Tumor infiltriert Lamina propria oder Submukosa

(p)T2: Tumor infiltriert Muscularis propria

(p)T3: Tumor infiltriert durch die Muscularis propria in die Subserosa oder in das nichtperitonealisierte perimuskuläre Gewebe (1) in einer Ausdehnung von 2 cm oder weniger

(p)T4: Tumor perforiert das viszerale Peritoneum oder infiltriert direkt in andere Organe oder Strukturen (2)

■■■■ Anmerkungen zu vorstehender Übersicht

(1) Das nichtperitonealisierte perimuskuläre Gewebe ist für Jejunum und Ileum Teil des Mesenteriums, für das Duodenum in den Anteilen, in denen eine Serosa fehlt, jedoch Teil des Retroperitoneums.
(2) Andere Organe oder Strukturen schließen ein:
   – andere Dünndarmschlingen,
   – Mesenterium und Retroperitoneum (s. Anmerkung 1) mehr als 2 cm von der Darmwand entfernt,
   – Bauchwand auf dem Wege über die Serosa,
   – bei Duodenum: Pankreas.

■■■■ Erfordernisse für pT

Histologische Untersuchung des durch limitierte oder ausgedehnte Dünndarmresektion oder durch Duodenopankreatektomie entfernten Primärtumors ohne makroskopisch erkennbaren Tumor an den Resektionsrändern *oder* histologische Untersuchung des durch endoskopische Polypektomie oder lokale Exzision entfernten Primärtumors mit histologisch tumorfreien Resektionsrändern *oder* mikroskopische Bestätigung einer Perforation des viszeralen Peritoneums (pT4) *oder* mikroskopische Bestätigung der Invasion anderer Organe oder Strukturen (schließt andere Dünndarmschlingen, Mesenterium oder Retroperitoneum mehr als 2 cm und Bauchwand auf dem Wege über die Serosa ein, bei Duodenum auch Pankreasinvasion) (pT4).

▬▬ Erläuterungen

– Im Falle multipler simultaner Tumoren im Dünndarm soll der Tumor mit der höchsten T/pT-Kategorie klassifiziert und die Multiplizität oder die Anzahl der Tumoren in Klammern angegeben werden, z.B. T2(m) oder pT2(3).
– Vorhandensein von lediglich histologisch nachweisbaren zusätzlichen synchronen Primärkarzinomen wird als Multifokalität des Karzinoms bezeichnet und in der TNM-Klassifikation *nicht* berücksichtigt (UICC 2001).
– Invasion von Lymphgefäßen oder Venen wird in der T/pT-Klassifikation nicht berücksichtigt.
– Wächst ein Dünndarmkarzinom auf dem Wege über die Serosa von außen in einen anderen Dünndarmabschnitt ein, wird dies als Invasion von Nachbarorganen (T/pT4) klassifiziert.
– Hingegen wird eine intramurale kontinuierliche Ausbreitung (nicht auf dem Wege über die Serosa) z.B. eines Ileumkarzinoms in das Zäkum in der T/pT-Klassifikation nicht berücksichtigt und berechtigt *nicht* zur Einordnung als (p)T4 (UICC 2001).

N/pN-Klassifikation

(p)NX: Regionäre Lymphknoten können nicht beurteilt werden

(p)N0: Keine regionären Lymphknotenmetastasen

(p)N1: Regionäre Lymphknotenmetastasen

Erfordernisse für pN

pN0: Histologische Untersuchung üblicherweise von 6 oder mehr regionären Lymphknoten. Wenn weniger als 6, aber mindestens ein regionärer Lymphknoten untersucht werden und diese(r) tumorfrei ist/sind, ist dem Befund pN0 in Klammern die Zahl untersuchter Lymphknoten zuzusetzen, um die Verlässlichkeit der pN-Klassifikation anzuzeigen, z. B. pN0(0/2).

pN1: Histologische Bestätigung von Metastase(n) in wenigstens einem regionären Lymphknoten.

Erläuterungen

- Wenn regionäre Lymphknoten zwar palpabel oder in bildgebenden Verfahren sichtbar sind, aber keinen klinischen Verdacht auf Metastasen erwecken, ist die klinische Kategorie N0 anzugeben. N1 ist nur dann zutreffend, wenn durch Härte der tastbaren Lymphknoten, durch deren Vergrößerung oder durch Veränderung in den bildgebenden Verfahren hinreichend klinische Evidenz für Metastasierung besteht. Die Bezeichnung „Adenopathie" ist nicht präzise genug, um Lymphknotenmetastasen anzunehmen.
- Direkte Ausbreitung des Primärtumors in regionäre Lymphknoten gilt als regionäre Lymphknotenmetastase.
- Nachweis ausschließlich von isolierten (disseminierten) Tumorzellen in den Sinus von regionären Lymphknoten (sog. Tumorzellemboli, sog. Mikroinvasion) durch morphologische Methoden (insbesondere Immunzytochemie) oder durch molekularpathologische Methoden beeinflusst die pN-Klassifikation nicht (Hermanek et al. 1999; UICC 2001, 2002). Die entsprechenden Befunde sollten wie folgt dokumentiert werden:
  - pN0(i–): bei morphologischer Untersuchung isolierte Tumorzellen nicht nachweisbar,
  - pN0(i+): bei morphologischer Untersuchung isolierte Tumorzellen nachweisbar,
  - pN0(mol–): negativer Befund bei molekularpathologischer Untersuchung,
  - pN0(mol+): positiver Befund bei molekularpathologischer Untersuchung.
- Ausschließliches Vorkommen von Mikrometastasen, d. h. Metastasen mit einer größten Ausdehnung von 2 mm oder weniger, wird durch den Zusatz von „(mi)" gekennzeichnet: pN1(mi).

M/pM-Klassifikation

(p)MX: Fernmetastasen können nicht beurteilt werden

(p)M0: Keine Fernmetastasen

(p)M1: Fernmetastasen

Ramifikation

(p)M1a: Fernmetastasen nur in nichtregionären Lymphknoten

(p)M1b: Fernmetastasen an anderen Lokalisationen, ausgenommen Peritoneum und Pleura

(p)M1c: Peritoneal- oder Pleurametastasen

■■■■ **Erfordernisse für pM**

Mikroskopischer (histologischer oder zytologischer) Nachweis von Fernmetastasen.

■■■■ **Erläuterungen**

- Nachweis isolierter (disseminierter, zirkulierender) Tumorzellen in Knochenmarkbiopsien beeinflusst die M/pM-Klassifikation nicht. Jedoch sollten die entsprechenden Befunde wie folgt dokumentiert werden (Hermanek et al. 1999; UICC 2001, 2002):
  - M0(i–): bei morphologischer Untersuchung isolierte Tumorzellen nicht nachweisbar,
  - M0(i+): bei morphologischer Untersuchung isolierte Tumorzellen nachweisbar,
  - M0(mol–): negativer Befund bei molekularpathologischer Untersuchung,
  - M0(mol+): positiver Befund bei molekularpathologischer Untersuchung.
  Erfolgen entsprechende Untersuchungen an anderen Fernorganen oder Blut, wird dies zusätzlich angegeben, z. B. M0(i+, Leber) oder M0(mol–, Blut).

- Positive Zytologie in Aszites oder in Peritonealflüssigkeit bei makroskopisch und – sofern untersucht – mikrokopisch tumorfreiem Peritoneum wird als M1(cy+) klassifiziert.

▬▬▬ Schema zur TNM/pTNM-Klassifikation

		T	pT
Primärtumor	Primärtumor kann nicht beurteilt werden	○ TX	○ pTX
	Kein Anhalt für Primärtumor	○ T0	○ pT0
	Carcinoma in situ	○ Tis	○ pTis
	Infiltration der Lamina propria oder Submukosa	○ T1	○ pT1
	Infiltration der Muscularis propria	○ T2	○ pT2
	Infiltration der Subserosa oder des nichtperitonealisierten perimuskulären Gewebes ≤2 cm	○ T3	○ pT3
	Infiltration von anderen Organen/Strukturen (einschl. nichtperitonealisiertes perimuskuläres Gewebe >2 cm) oder Perforation des viszeralen Peritoneums	○ T4	○ pT4
Regionäre Lymphknoten	Regionäre Lymphknoten können nicht beurteilt werden	○ NX	○ pNX
	Keine regionären Lymphknoten	○ N0	○ pN0
	Regionäre Lymphknoten	○ N1	○ pN1
Fernmetastasen	Vorliegen von Fernmetastasen kann nicht beurteilt werden	○ MX	○ pMX
	Keine Fernmetastasen	○ M0	○ pM0
	Fernmetastasen	○ M1	○ pM1
	Fernmetastasen nur in nichtregionären Lymphknoten	○ M1a	○ pM1a
	Fernmetastasen an anderen Lokalisationen, ausgenommen Peritoneum und Pleura	○ M1b	○ pM1b
	Peritoneal- oder Pleurametastasen	○ M1c	○ pM1c

| TNM: | T_____ | N_____ | M_____ |
| pTNM: | pT_____ | pN_____ | pM_____ |

Klinische Stadiengruppierung

	M0		M1
	N0	N1	
Tis	St.0		
T1	St.I		
T2			
		St.III	St.IV
T3	St.II		
T4			

Erläuterungen

- Wenn T0 *oder* TX
  - sofern M1: Stadium IV,
  - sofern N1M0: Stadium III,
  - sonst: Stadium unbestimmt;
- wenn NX
  - sofern Tis: Stadium 0,
  - sofern M1: Stadium IV,
  - sonst: Stadium unbestimmt;
- wenn MX
  - sofern Tis: Stadium 0,
  - sonst: Stadium unbestimmt.

▬▬ Definitive Stadiengruppierung

Für die definitive Stadiengruppierung sind bzgl. Primärtumor und regionärer Lymphknoten pT und pN maßgebend. Nur wenn pTX bzw. pNX vorliegen, wird die klinische T- bzw. N-Kategorie für die definitive Stadiengruppierung herangezogen.

Bei Unterschieden zwischen der klinisch festgestellten M- und der pathologischen pM-Kategorie ist im Einzelfall jeweils unter Berücksichtigung der Gesamtsituation festzulegen, welche Kategorie für die Gesamtbeurteilung (Gesamt-M) bei der Stadiengruppierung maßgeblich ist.

	Gesamt-M0		Gesamt-M1
	pN0	pN1	
pTis	St.0		
pT1	St.I		
pT2		St.III	St.IV
pT3	St.II		
pT4			

▬▬ Erläuterungen

- Wenn pTX und TX *oder* pTX und T0 *oder* pT0
    - sofern Gesamt-M1: Stadium IV,
    - sofern Gesamt-M0 und pN1: Stadium III,
    - sonst: Stadium unbestimmt;
- wenn pNX und NX
    - sofern Gesamt-M1: Stadium IV,
    - sofern pTis: Stadium 0,
    - sonst: Stadium unbestimmt;
- wenn Gesamt-MX
    - sofern pTis: Stadium 0,
    - sonst: Stadium unbestimmt.

C-Faktor

Die klinische TNM-Klassifikation ist je nach angewendeten Untersuchungsmethoden unterschiedlich verlässlich. Dies kann durch Angabe des C-(Certainty-)Faktors dokumentiert werden. Die pTNM-Klassifikation entspricht stets C4:

- Primärtumor
  - C1: Klinische Untersuchung, Duodenoskopie,
  - C2: Sonographie, proximale Enteroskopie, Koloileoskopie, Dünndarmkontrastuntersuchung mit Enteroklysma, selektive Angiographie (A. mesenterica superior), CT, MRT, Laparoskopie, Biopsie, Zytologie
  - C3: Chirurgische Exploration einschließlich Biopsie und Zytologie;
- Regionäre Lymphknoten
  - C1: Entfällt,
  - C2: Sonographie, CT, MRT
  - C3: Chirurgische Exploration einschließlich Biopsie und Zytologie;
- Fernmetastasen
  - C1: Klinische Untersuchung, Standardröntgenaufnahme,
  - C2: Externe Sonographie, CT, MRT, Laparoskopie, Biopsie, Zytologie,
  - C3: Chirurgische Exploration mit Biopsie und Zytologie.

4 Residualtumor-(R-)Klassifikation

Für die Residualtumorklassifikation bei Tumoren des Dünndarms gilt Analoges wie bei Kolontumoren (s. S. 263).

5.1 Diagnostik

Hierzu s. Abb. IV.5.1

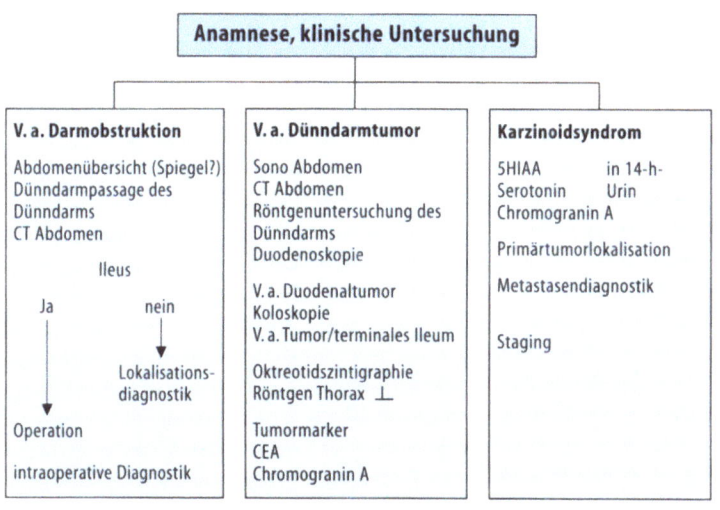

Abb. IV.5.1. Diagnostik – schematischer Ablauf

5.2 Therapie

Primäres Therapieziel bei malignen Tumoren des Dünndarmes ist die vollständige Tumorentfernung einschl. des regionalen Lymphabflussgebietes (R0-Resektion). Bei Tumoren des Duodenums bedeutet dies die partielle Duodenopankreatektomie, bei Tumoren des übrigen Dünndarmes die Dünndarmsegmentresektion, wobei sich die Lymphknotendissektion an der entsprechenden Gefäßversorgung orientiert, und bei Tumoren des terminalen Ileums die Hemikolektomie rechts.

Bei endokrin-aktiven Tumoren mit Lebermetastasen (Karzinoidsyndrom) wird man nach Möglichkeit gleichfalls einen R0-Resektion anstreben und den Primärtumor zur Vermeidung einer Darmobstruktion und die Metastasen zur Beseitigung der klinischen Symptomatik entfernen. Sollte keine R0-Resektion möglich sein, kann eine Tumorverkleinerung (Debulking) indiziert sein. Ergänzend stehen die Behandlung mit Sandostatin, Interferon und die Chemoembolisation zur Verfügung.

6 Prognosefaktoren

6.1 Karzinome des Dünndarms
(Becker et al. 2002; Brücker et al. 2000; Howe et al. 1999; Veyrieres et al. 1997; Zar et al. 1996)

Die Prognose bei Dünndarmkarzinomen ist wegen der im Allgemeinen immer noch späten Diagnose schlecht, im Schrifttum werden Fünfjahresüberlebensraten zwischen (10–)20 und 30%, teilweise auch höher berichtet.

Für die Prognose von größter Bedeutung ist es, ob eine komplette Tumorentfernung (R0-Resektion) gelingt. In diesem Fall sind Fünfjahresüberlebensraten zwischen 50 und 60%, z. T. auch bis zu 75% zu erwarten.

Im Übrigen sind anatomische Ausbreitung vor Therapie (TNM-Stadien), Alter bei Diagnose und Lokalisation (schlechtere Prognose bei Duodenalkarzinomen) in multivariaten Analysen gesicherte Prognosefaktoren. Die Bedeutung des Differenzierungsgrades sowie einer c-neu-Expression (Zhu et al. 1996) bedarf weiterer Klärung.

6.2 Maligne endokrine Tumoren des Dünndarms

In erster Linie ist die Differenzierung zwischen gut und schlecht differenzierten endokrinen Karzinomen von prognostischer Bedeutung. Die gemischt exokrin-endokrinen Karzinome nehmen prognostisch eine Mittelstellung ein.

Von allen gastrointestinalen endokrinen Neoplasien haben die Karzinome im aboralen Jejunum und Ileum die weitaus schlechteste Prognose; insgesamt betragen hier die Fünfjahresüberlebensraten ca. 60%, die Zehnjahresüberlebensraten ca. 40–45% (Burke et al. 1997; Strodel et al. 1983). Wichtigster Prognosefaktor sind Fehlen oder Vorhandensein von Lebermetastasen (Fünf- bzw. Zehnjahresüberlebensraten bei Patienten ohne Lebermetastasen 72% bzw. 60%, bei vorhandenen Lebermetastasen jedoch nur 35% bzw. 15%).

6.3 Maligne mesenchymale Tumoren des Dünndarms

Mit Fünfjahresüberlebensraten von ca. 55% ist die Prognose ungünstiger als bei gleichen Tumoren im Ösophagus oder Magen. Von gesicherter Bedeutung sind die anatomische Ausbreitung und der Differenzierungsgrad (einschl. Mitosenreichtum), weshalb in der vorgeschlagenen Stadieneinteilung nicht nur die lokale Ausbreitung und die Metastasierung (TNM), sondern auch der Differenzierungsgrad (G) berücksichtigt werden (s. S. 44). Weitere gesicherte unabhängige Prognosefaktoren sind bisher nicht bekannt.

Bezüglich Prognose bei malignen Dünndarmlymphomen s. Band Lymphome und Leukämien dieser Buchreihe.

Abbildung IV.7.1 zeigt ein Formblatt für die klinische Information bei Untersuchung von Tumoren des Dünndarms.

Personaldaten		Einsender
Untersuchungsmaterial		
○ Inzisionsbiopsie	○ Polypektomie	○ Mukosektomie
○ Lokale chir. Exzision	○ Dünndarmresektat	
○ Duodenopankreatektomie		
Tumorlokalisation		
Duodenum	○ Pars superior	○ Pars descendens
	○ Pars horizontalis inf.	○ Pars ascendens
○ Jejunum	○ Ileum o Meckel-Divertikel	○ Dünndarm o.n.A.
○ Ileostoma ○ Ileum-Conduit	○ Ileum-Pouch	
Zusätzliche Angabe: Im ausgeschalteten Dünndarm?		
	○ Nein	○ Ja
Anamnese / Assoziierte Läsionen		
○ Familiäre adenomatöse Polypose (FAP)		○ HNPCC
○ Dünndarmadenom(e) (solitär, multipel)		
○ Peutz-Jeghers-Syndrom	○ Juvenile Polypose	○ Zöliakie
○ Morbus Crohn, Lokalisation:	○ Dünndarm	○ Dickdarm
○ Karzinoid-Syndrom	○ Zollinger-Ellison-Syndrom	
Stenose	○ Nein ○ Partiell	○ Komplett
Invagination	○ Nein ○ Ja	
Tumorperforation	○ Nein ○ Spontan	○ Iatrogen
Bei Biopsien, Polypektomie, Mukosaresektionen:		
Zahl der Partikel / ____ / ____ /		

Abb. IV.7.1. Formblatt für klinische Informationen zur histopathologischen Untersuchung von Dünndarmtumoren

Bei Tumorresektionen

Lymphknotenentfernung	Keine Entfernung	Entfernung	Makroskopisch befallen
Pankreatikoduodenale LK	○	○	○
Supra/subpylorische LK	○	○	○
LK des Lig. hepatoduodenale	○	○	○
Obere mesenteriale LK	○	○	○
Ileokolische LK	○	○	○

Klinische R-Klassifikation

Makroskopischer Residualtumor   ○ Nein   ○ Ja

Wenn ja: Lokalisation des Residualtumors

    ○ Lokoregionär   ○ Fernmetastasen

   Lokalisation der Fernmetastasen ....

  Mikroskopische Bestätigung des Residualtumors?

    ○ Nein   ○ Ja

....

Datum   Unterschrift

Abb. IV.7.1. Fortsetzung

8 Dokumentation

8.1 Minimaldokumentation

Entsprechend der Tumorbasisdokumentation (Dudeck et al. 1999) sind zur Tumorklassifikation zu dokumentieren:

1. Lokalisation des Primärtumors (einschl. Seitenlokalisation);
2. histologischer Tumortyp einschl. Angaben über etwaige Bestätigung der Tumorhistologie durch andere Institutionen;
3. histopathologisches Grading;
4. anatomische Ausbreitung vor Therapie
   - klinischer TNM-Befund und klinisches Stadium,
   - pathologischer TNM-Befund (pTNM),
   - definitives M (Gesamt-M) (bei Unterschieden zwischen der klinisch festgestellten M- und der pathologischen pM-Kategorie ist jeweils im Einzelfall unter Berücksichtigung der klinischen Gesamtsituation festzuhalten, welche Kategorie für die Gesamtbeurteilung gilt und bei der definitiven Stadiengruppierung maßgeblich ist),
   - definitives Stadium;
5. weitere Angaben zu regionären Lymphknoten
   - Zahl untersuchter regionärer Lymphknoten,
   - Zahl befallener regionärer Lymphknoten,
   - (fakultativ) Lokalisation regionärer Lymphknotenmetastasen;
6. weitere Angaben zu Fernmetastasen
   - Lokalisation;
7. anatomische Ausbreitung nach Therapie
   - Residualtumor-(R-)Klassifikation,
   - Lokalisation des Residualtumors.

Ein Formblatt für die Zusammenfassung der histopathologischen Begutachtung nach operativer Entfernung maligner Dünndarmtumoren zeigt Abb. IV.8.1.

Personaldaten   **Einsender**

Untersuchungsmaterial   ☐
 o P=Polypektomie   o M=Mukosektomie
 o L=Lokale chirurgische Exzision
 o R=Resektion von Dünndarm   o Duodenopankreatektomie

1. *Lokalisation des Primärtumors*   C ☐☐ . ☐☐
 Duodenum, Pars superior C17.01
 Duodenum, Pars descendens C17.02
 Duodenum, Pars horizontalis (inferior) C17.03
 Duodenum, Pars ascendens C17.04
 Duodenum o.n.A. C17.0
 Jejunum C17.1
 Ileum C17.2
 Meckel-Divertikel C17.3
 Dünndarm, mehrere Teilbereiche überlappend C17.8
 Dünndarm o.n.A. C17.9
 Zusätzliche Angaben bei Lokalisation im Ileum
 o S=Ileostoma   o C=Ileum-Conduit   o P=Ileum-Pouch   ☐
 o E=Entfällt, nicht zutreffend

2. *Histologischer Tumortyp*   ☐☐☐☐ / ☐
 Glanduläre intraepitheliale High-grade-Dysplasie 8148/2
 Adenokarzinom (invasiv) 8140/3
 Muzinöses Adenokarzinom 8480/3
 Siegelringzellkarzinom 8490/3
 Plattenepithelkarzinom 8070/3
 Adenosquamöses Karzinom 8560/3
 Medulläres Karzinom 8510/3
 Undifferenziertes Karzinom 8020/3
 Gut differenziertes G-Zell-Karzinom/mal. Gastrinom 8153/3
 Gut differenziertes somatostatin-produzierendes Karzinom/
   malignes Somatostatinom 8156/3
 Gut differenziertes EC-Zell-Karzinom 8241/3
 Gut differenziertes L-Zell-Karzinom/mal.Enteroglukagonom 8157/3
 Schlecht differenziertes endokrines (kleinzelliges) Karzinom 8041/3
 Gemischtes Karzinoid-Adenokarzinom 8244/3
 Maligner gastrointestinaler Stromatumor (GIST) 8936/3
 Sonstiger histologischer Tumortyp ....
 ....

Abb. IV.8.1. Zusammenfassung der histopathologischen Begutachtung bei operativer Entfernung maligner Dünndarmtumoren

3. *Histopathologisches Grading* □
   o G1 o G2 o G3 o G4 o L=Low grade o H=High grade
   o G0 (Grading nicht vorgesehen)

4. *pTNM-Klassifikation*

		(y)	pT	m	pN	pM

   (y) /__/ pT /__/__/ (m) /__/ pN /__/__/ pM /__/__/

   Zahl untersuchter regionärer Lymphknoten /__/__/

   Zahl befallener regionärer Lymphknoten /__/__/

   Lokalisation mikroskopisch bestätiger Fernmetastasen
   (Klartext):..
   ....

5. *Fakultative zusätzliche Angaben zu pN und pM*
   zu pN0 und pM0   i mol

   o 1=i− o 2=i+ o 3=mol− o 4=mol+ o E=Entfällt   pN0

   (ungleich pN0 bzw. pM0) o X=Nicht untersucht   pM0

   zu pN1 und pM1

   o 1=mi   o E=Entfällt (ungleich pN1 bzw. pM1)   pN1

   o X=F.A.   pM1

6. *Daten zur R-Klassifikation*
   A) Befunde an Resektionslinien
      o F=Tumorfrei o T=Tumor o X=Nicht untersucht
   B) Falls verbindliche Angaben über die klinische R-Klassifikation
      vorliegen: Definitive R-Klassifikation
      o Kein Residualtumor (R0)
      o Nur mikroskopischer invasiver Residualtumor (R1)
      o Nur mikrokopischer nichtinvasiver Residualtumor (R1is)
      o Makroskopischer Residualtumor, mikrosk. nicht bestätigt (R2a)
      o Makroskopischer Residualtumor, mikrosk. bestätigt (R2b)

7. *Minimale Entfernung des Tumor von den Resektionsrändern*

(in mm)	Zirkum-ferenziell	Oral	Aboral	Zirkumf.	Oral	Aboral
Makroskopisch (XXX=F.A.)	/__/__/__/	/__/__/__/	/__/__/__/			
Histologisch (XX=F.A.)	/__/__/__/	/__/__/__/	/__/__/__/			

   Messmethode bei makroskopischer Messung
   1= am frischen Präparat ohne Zug, 2= nach Fixation des nicht aufgespannten Präparates,
   3= nach Fixation des ohne Zug aufgespannten Präparates, 4= nach Fixation des mit Zug
   aufgespannten Präparates, 5= nach Fixation im nicht eröffneten Zustand und nachträglicher Eröffnung, X= F.A.

Abb. IV.8.1. Fortsetzung

8. *Entfernung in toto*
   o N= Nein   o J= Ja / in wieviel Teilen ? /___/   ☐ ☐

9. *Örtliche Tumorzelldissemination*
   Schnitt durch Tumorgewebe   o N=Nein   o J=Ja   ☐
   Tumorperforation   o N=Nein   o S=Spontan   o I=Iatrogen ☐

Abb. IV.8.1. Fortsetzung

8.2 Erweiterte Tumordokumentation

Die in der Organspezifischen Tumordokumentation (Wagner u. Hermanek 1995) zusätzlich zur Minimaldokumentation abgefragten Items sowie einige weitere, sich aus neueren Untersuchungen ergebende Merkmale von wahrscheinlich prognostischem Einfluss sind nachstehend aufgelistet, soweit sie die Tumorklassifikation betreffen (Tabelle IV.8.1).

Tabelle IV.8.1. Zusätzlich zur Minimaldokumentation abgefragte Items sowie einige weitere, sich aus neueren Untersuchungen ergebende Merkmale von wahrscheinlich prognostischem Einfluss

Lokalisation	Tumor im ausgeschalteten Dünndarm
Makroskopische Befunde	Größter longitudinaler und transversaler Durchmesser
	Zirkumferenzielles Wachstum
	Makroskopischer Tumortyp (polypös, ulzerös, szirrhös, umschriebener Wandtumor)
	Tumorstenose (nein, partiell, komplett)
	Tumorinvagination
Histomorphologie	Beschaffenheit des Tumorrandes (verdrängend, infiltrativ)
	Peritumoröse lymphozytäre Reaktion (keine oder nicht ausgeprägt, ausgeprägt)
	Adenomresiduen (nein, ja; flach, polypös; tubulär, tubulovillös, villös, Adenoma serratum)
	Mikrosatelliteninstabilität

Tabelle IV.8.1. Fortsetzung

Ausbreitung Primärtumor	Falls pT4a: welche(s) Nachbarorgan(e) befallen
	Lymphgefäßinvasion (L0 nein, L1 ja)
	Veneninvasion (V0 nein, V1 mikroskopisch, V2 makroskopisch)
	Perineuralinvasion (Pn0 nein, Pn1 ja)
	Falls R1: Lokalisation des histologisch nachgewiesenen Residualtumors (oral, aboral, zirkumferenziell, an mitresezierten Nachbarorganen)
Falls regionäre Lymphknotenmetastasen	Lokalisation (befallene Lymphknotengruppen)
	Befall des Grenzlymphknotens
	Extrakapsuläre Ausbreitung
	Größter Durchmesser der größten regionären Lymphknotenmetastase
	Zahl untersuchter und befallener Lymphknoten in den einzelnen Lymphknotengruppen
Begleitende Läsionen	Glanduläre intraepitheliale Neoplasie (nein, ja; low grade, high grade, anschließend an, getrennt von Tumor, beides)
	Familiäre adenomatöse Polypose (FAP)
	HNPCC
	Peutz-Jeghers-Syndrom
	Juvenile Polypose
	Vom Tumor getrennte solitäre/multiple Adenome (nein, ja, Zahl; flach, polypös; tubulär, tubulovillös, villös; Adenoma serratum; Dysplasiegrad)
	Morbus Crohn (Dünndarm, Dickdarm)
	Zöliakie

Literatur

Becker HD, Hohenberger W, Junginger Th, Schlag PM (Hrsg) (2002) Chriurgische Onkologie. Thieme, Stuttgart New York, S. 389–398

Brücher BIDM, von Schilling C, Werner M et al. (2000) Dünndarmtumoren. In: Roder JD, Stein HJ, Fink U (Hrsg) Therapie gastrointestinaler Tumoren. Prinzipien der Chirurgischen Klinik und Poliklinik der Technischen Universität München. Springer, Berlin Heidelberg New York, S 328–335

Burke AP, Thomas RM, Elsayed AM, Sobin LH (1997) Carcinoids of the jejunum and ileum: an immunohistochemical and clinicopathologic study of 167 cases. Cancer 79:1086–1093

Dudeck J, Wagner G, Grundmann E, Hermanek P (Hrsg) (1999) Basisdokumentation für Tumorkranke, 5. Aufl. Zuckschwerdt, München Bern Wien New York

Fleming ID, Cooper JS, Henson DE et al. (eds) (1997) AJCC Cancer staging manual, 5th ed. Lippincott-Raven, Philadelphia New York

Fritz A, Percy C, Jack A et al. (2000) International classification of diseases for oncology (ICD-O), 3rd ed. WHO, Geneva

Hamilton SR, Aaltonen LA (eds) (2000) World Health Organization Classification of Tumours. Pathology and genetics of tumours of the digestive system. IARC Press, Lyon

Hermanek P, Hutter RVP, Sobin LH, Wittekind Ch (1999) Classification of isolated tumor cells and micrometastasis. Cancer 86:2668–2673

Howe JR, Karnell N, Menck HR, Scott-Conner C (1999) Adenocarcinoma of the small bowel. Review of the National Cancer Data Base 1985–1995. Cancer 86:2693–2706

Modlin IM, Sandor A (1997) An analysis of 8305 cases of carcinoid tumors. Cancer 79:813–829

Solcia E, Capella C, Fiocca R et al. (1998) Disorders of the endocrine system. In: Ming SC, Goldman H (eds) Pathology of the gastrointestinal tract, 2nd ed. Williams & Wilkins, Baltimore

Solcia E, Klöppel G, Sobin LH (2000) Histological typing of endocrine tumours, 2nd ed. WHO International histological classification of tumours. Springer, Berlin Heidelberg New York

Strodel WE, Talpos G, Eckhauser F, Thompson N (1983) Surgical therapy for small-bowel carcinoid tumors. Arch Surg 118:391–397

UICC (Wittekind Ch, Wagner G, Hrsg) (1997) TNM-Klassifikation maligner Tumoren, 5. Aufl.. Springer, Berlin Heidelberg New York

UICC (Hermanek P, Hutter RVP, Sobin LH, Wagner G, Wittekind Ch, eds) (1999) TNM atlas. Illustrated guide to the TNM/pTNM classification of malignant tumours, 4th ed, corrected second printing. Springer, Berlin Heidelberg New York

UICC (Wittekind Ch, Henson DE, Hutter RVP, O'Sullivan B, Sobin LH, eds) (2001) TNM supplement, 2nd ed. A commentary on uniform use). Wiley & Sons, New York

UICC (Sobin LH, Wittekind Ch, eds) (2002) TNM classification of malignant tumours, 6th ed. Wiley & Sons, New York

Veyrieres M, Baillet P, Hay JM et al. (1997) Factors influencing longterm survival in 100 cases of small intestine primary adenocarcinoma. Am J Surg 173:237–239

Vinik AI, McLeod MK, Fig LM et al. (1989) Clinical features, diagnosis and localization of carcinoid tumours and their management. Gastroenterol Clin North Am 18:865–896

Wagner G (Hrsg) (1993) Tumorlokalisationschlüssel, 5. Aufl. Springer, Berlin Heidelberg New York

Wagner G, Hermanek P (1995) Organspezifische Tumordokumentation. Prinzipien und Verschlüsselungsanweisungen für Klinik und Praxis. Springer, Berlin Heidelberg New York

Zar N, Homberg L, Wilandeer E et al. (1996) Survival in small intestinal adenocarcinoma. Eur J Cancer 32 A:2114–2119

Zhu L, Kim K, Domenico DR et al. (1996) Adenocarcinoma of duodenum and ampulla of Vater: clinicopathology study and expression of p53, c-neu, TGF-alpha, CEA and EMA. J Surg Oncol 61:100–105

V Maligne Tumoren von Kolon und Rektum (ohne Tumoren der Appendix)

1 Zur Anatomie

1.1 Lokalisation des Primärtumors

Für die Unterscheidung zwischen Kolon- und Rektumtumoren ist die mit dem starren Rektosigmoidoskop gemessene Entfernung des distalen Tumorrandes von der Anokutanlinie (nicht Linea dentata!) maßgebend (Fielding et al. 1991): beträgt diese Entfernung mehr als 16 cm, wird der Tumor als Kolontumor, andernfalls (16 cm oder weniger) als Rektumtumor klassifiziert.

Diese internationale Definition des Rektums wird im Schrifttum nicht immer beachtet. Bei allen Publikationen sollte daher stets einleitend geprüft werden, wie die Autoren Rektum bzw. Kolon tatsächlich definieren.

Die topographische Bezeichnung „Rektosigmoid" (C19) sollte möglichst vermieden und lediglich bei den seltenen Fällen, bei denen eine Unterscheidung zwischen Rektum- und Kolontumoren nach den angeführten Kriterien nicht möglich ist, verwendet werden.

Die Grenze des Rektums gegen den Analkanal liegt in Höhe des sog. Levatorringes, d. h. des Übergangs des M. sphincter ani externus in den M. levator ani bzw. den M. puborectalis, etwas oberhalb des oberen Randes der Columnae anales (Morgagni-Falten). Ein Karzinom, das sowohl den Analkanal als auch das Rektum befällt, wird dem anatomischen Bezirk zugerechnet, in dem 50% oder mehr des longitudinalen Durchmessers gelegen sind.

Das *Kolon* (ohne Appendix) wird in Unterbezirke unterteilt (Tabelle V.1.1).

Tumoren, die 2 oder 3 Unterbezirke befallen, werden jenem Unterbezirk zugeordnet, in dem der größere bzw. größte Teil des longitudinalen Durchmessers liegt (Wagner et al. 2001). Bei Befall von 2 Unterbezirken zu gleichen Teilen wird der Tumor nach dem TNM-Supplement (UICC 2001) als „Kolon, mehrere Teilbereiche überlappend" (C18.8) eingeordnet.

Tabelle V.1.1. Unterbezirke des Kolons

Unterbezirk	ICD-O-Topographiecode (Fritz et al. 2000; Wagner 1993)	Grenzen
Zäkum	C18.0	Grenze zum Colon ascendens: Höhe der Valvula Bauhini
Colon ascendens	C18.2	–
Flexure hepatica	C18.3	Abschnitt von 2 cm oral bis 2 cm aboral der theoretischen Grenzlinie zwischen Colon ascendens und Colon transversum
Colon transversum	C18.4	–
Rechtes Drittel	C18.41	–
Mittleres Drittel	C18.42	–
Linkes Drittel	C18.43	–
Flexura lienalis	C18.5	Abschnitt von 2 cm oral bis 2 cm aboral der theoretischen Grenzlinie zwischen Colon transversum und Colon descendens
Colon descendens	C18.6	Distale Grenze in Höhe der linken Crista iliaca am Beginn des frei beweglichen Mesosigma
Colon sigmoideum	C18.7	–

Im *Rektum* werden 3 Drittel unterschieden; die Abgrenzung erfolgt nach der mit dem starren Rektosigmoidoskop gemessenen Entfernung des unteren Tumorrandes von der Anokutanlinie:

– Oberes Drittel, C20.93: 12–16 cm,
– mittleres Drittel, C20.92: 7,5 bis weniger als 12 cm,
– unteres Drittel, C20.91: weniger als 7,5 cm.

Tumoren, die 2 Drittel befallen, werden dem weiter distal gelegenen Drittel zugerechnet. Bei Befall aller Drittel gilt der Tumor als Tumor des unteren Drittels.

In Japan (Japanese Society for Cancer of the Colon and Rectum 1997) ist das Rektum definiert als Teil des Darmes zwischen der Höhe des Promontoriums und der Höhe des oberen Randes des M. puborectalis. Innerhalb des Rektums werden 3 Abschnitte unterschieden:

a) Rektosigmoid: von Höhe des Promontoriums bis zur Höhe des unteren Randes des 2. Sakralwirbels;

b) oberes Rektum: von Höhe des unteren Randes des 2. Sakralwirbels bis zur Peritonealumschlagfalte;

c) unteres Rektum: unterhalb der Peritonealumschlagfalte.

Diese Unterteilung ist mit der internationalen Unterteilung nicht direkt vergleichbar, was bei der Analyse von japanischen Publikationen stets beachtet werden sollte!

1.2 Regionäre Lymphknoten (UICC 1997, 1998, 2001, 2002)

Die regionären Lymphknoten für Kolontumoren sind je nach befallenem Unterbezirk unterschiedlich (Tabelle V.1.2).

Die regionären Lymphknoten des Kolons, die an den Verzweigungen der entsprechenden Arterien liegen, werden in der 5. Aufl. TNM-Klassifikation (UICC 1997) summarisch als perikolische Lymphknoten bezeichnet. Sie

Tabelle V.1.2. Lymphknoten an Arterien und deren Verzweigungen, bei A. mes. inf. Lymphknoten entlang Stamm

	A. ileo-colica	A. colica dextra	A. colica media	A. colica sinistra	A. mesen-terica inf.	Aa. sigmo-ideae	A. rectalis superior
Appendix	+	–	–	–	–	–	–
Zäkum	+	+	–	–	–	–	–
Colon ascendens	+	+	+	–	–	–	–
Flexura hepatica	–	+	+	–	–	–	–
Colon trans-versum	–	+	+	+	+	–	–
Flexura lienalis	–	–	+	+	+	–	–
Colon descen-dens	–	–	–	+	+	–	–
Colon sigmo-ideum	–	–	–	+	+	+	+

entsprechen den epi- und parakolischen und teilweise auch den intermediären Lymphknoten der Einteilung von Jamieson u. Dobson (1909):

- epikolisch: direkt am Kolon gelegen,
- parakolisch: entlang der Marginalarterien und zwischen diesen und dem Kolon,
- intermediär: entlang der Verzweigungen der größeren Arterien und an diesen selbst.

Die Hauptlymphknoten (principal glands) von Jamieson u. Dobson sind die Lymphknoten an der A. mesenterica inferior und die nach der TNM-Klassifikation als nichtregionär geltenden Lymphknoten an der A. mesenterica superior.

Regionäre Lymphknoten für das Rektum sind:

- die Lymphknoten entlang der A. rectalis superior, A. mesenterica inferior und A. iliaca interna;
- die perirektalen Lymphknoten: diese umfassen die mesorektalen (paraproktalen) Lymphknoten an den Verzweigungen der A. rectalis superior, die lateral-sakralen und präsakralen Lymphknoten (einschl. jenes am Promontorium [Gerota-Lymphknoten]) und die Lymphknoten an der A. rectalis media und inferior.

In Zusammenhang mit der beim Rektumkarzinom in Japan oft durchgeführten sog. lateralen Dissektion wird vom *lateralen Lymphknotenkompartiment* gesprochen. Es umfasst die Lymphknoten außerhalb der mesorektalen Faszie an der A. rectalis media und die Lymphknoten an der A. iliaca interna lateral des pelvinen Nervenplexus (einschl. Obturatorialymphknoten); fakultativ werden auch die (nichtregionären) Lymphknoten an den Aa. iliaca communis und iliaca externa mit einbezogen.

Cave:
- Bei Befall von 2 oder mehreren Bezirken/Unterbezirken gelten die regionären Lymphknoten aller befallenen Bezirke als regionär. Zum Beispiel gelten Lymphknoten an der A. colica sinistra bei Rektumkarzinom mit Befall des Colon sigmoideum als regionäre Lymphknoten, bei Rektumkarzinom ohne Befall des Sigma jedoch als nichtregionär!
- Befall nicht als regionär aufgeführter Lymphknoten gilt als Fernmetastasierung, z. B. Lymphknotenmetastasen an der A. colica media bei Sigma- oder Rektumkarzinom.

- Wenn ein kolorektales Karzinom auf einen anderen Abschnitt des Kolons oder Rektums (z. B. ein Sigmakarzinom auf das Zäkum) oder ein anderes Organ (z. B. den Dünndarm) direkt kontinuierlich übergreift, gelten auch die regionären Lymphknoten der mitbefallenen Organe als regionär zum kolorektalen Karzinom.

Beispiel: Sigmakarzinom mit kontinuierlicher Infiltration einer Dünndarmschlinge: auch die mesenterialen Lymphknoten im Bereich des befallenen Dünndarms gelten als regionäre Lymphknoten.

2 Makroskopische Klassifikation

Abbildung V.2.1 zeigt die verschiedenen makroskopischen Formen kolorektaler Karzinome.

Als flache Formen werden Tumoren eingeordnet, bei denen die Vorwölbung maximal die doppelte Höhe der Schleimhaut erreicht. Wenn in solchen flachen Tumoren eine leichte zentrale Eindellung besteht, werden sie gesondert als „flach mit Einsenkung (depressed)" klassifiziert (Iishi et al. 1992).

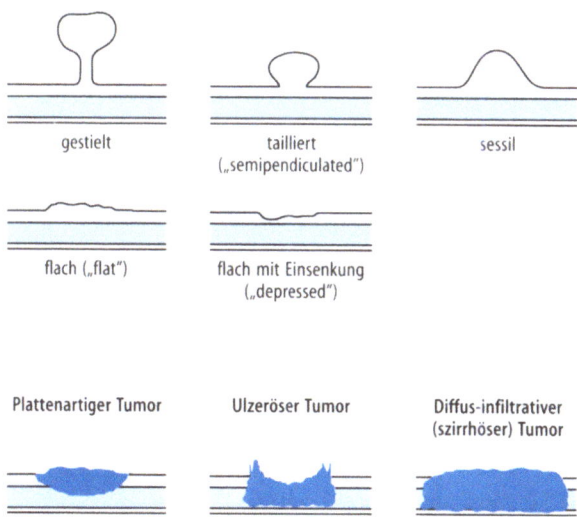

Abb. V.2.1. Makroskopische Tumortypen. (Mod. nach Wagner et al. 2002)

In Japan (JSCCR 1997) werden kolorektale Karzinome bzgl. des makroskopischen Typs in gleicher Weise wie Magenkarzinome klassifiziert, s. S. 102.

Zur besseren Erkennung umschriebener kleiner (1–5 mm messender) vorwiegend flacher oder leicht eingesunkener Läsionen wird in Japan und in den letzten Jahren zunehmend auch in westlichen Ländern die Chromoendoskopie eingesetzt (Hahn et al. 2002; Kiesslich et al. 2001; Nagata et al. 2000). Dabei wird nach intravitaler Färbung (Aufspritzen von Indigokarmin auf die Schleimhaut) die *sog. Pit-Pattern-Klassifikation* (Kudo et al. 1994, 1996) vorgenommen, bei der das Erscheinungsbild des Oberflächenreliefs der Schleimhaut, speziell der Form der Kryptenmündungen mit hochauflösenden bzw. Vergrößerungsendoskopen beurteilt wird. Diese Klassifikation kann auch an Darmresektaten mittels Stereomikroskopie vorgenommen werden (Tada et al. 1993). Abb. V.2.2 zeigt diese Klassifikation. Es ist allerdings darauf hinzuweisen, dass die Interobservervariabilität bei nicht hiermit sehr erfahrenen Untersuchern relativ hoch ist (Kiesslich et al. 2002).

Typ I und II werden ganz überwiegend bei nicht-neoplastischen Läsionen, insbesondere hyperplastischen Polypen und entzündlichen Veränderungen gesehen. Infiltrierende Karzinome zeigen überwiegend Typ IV und V. Die Häufigkeit invasiver Karzinome steigt vom Typ III bis zum Typ VN stark an, so im Krankengut von Tanaka et al. 2000 von 2% bei Typ IIIL über 4% bei Typ IIIS, 6% bei Typ IV auf 20% bei Typ VA und 91% bei Typ VN.

Der klinische Wert der Chromoendoskopie und der Pit-Pattern-Klassifikation liegt vor allem in der zunehmenden Erkennung früher Neoplasien vom flachen und eingesunkenen Typ (Hahn et al. 2002).

Typ		Aussehen der „pits"
I		**rund** (normal)
II		**asteroid** (sternförmig oder papillär)
IIIs		**tubulär oder rund,** kleiner als bei Typ I
IIIL		**tubulär oder rund,** größer als bei Typ I
IV		**verzweigt oder gewunden**
VA		**irreguläre Anordnung und Größe von „pits"** der Typen IIIL. IIIS und/oder IV
VN		**amorphes oder unstrukiertes Aussehen**

Abb. V.2.2. „Pit-Pattern"-Klassifikation. (Nach Kudo et al. 1994, 1996 und Nagata et al. 2000)

3.1   Systematik des Typings

Maßgeblich ist die 2000 erschienene WHO-Klassifikation der Tumoren des Verdauungstraktes (Hamilton u. Aaltonen 2000), die die frühere WHO-Klassifikation der Darmtumoren (Jass u. Sobin 1989) nur gering modifiziert hat. Bezüglich der endokrinen Tumoren folgen wir der WHO-Klassifikation der endokrinen Tumoren (Solcia et al. 2000) (s. dazu auch Abschn. Magen, S. 109).

Intraepitheliale und intramuköse glanduläre High-grade-Neoplasie (früher: hochgradige oder schwere Dysplasie, sog. Carcinoma in situ)

Im Kolon und Rektum ist die Fähigkeit zur Metastasierung erst dann gegeben, wenn die Submukosa infiltriert wird. Daher werden aus klinischer Sicht nur die epithelialen Tumoren als Karzinome bezeichnet, die die Submukosa infiltriert haben, wodurch auch Überbehandlungen vermieden werden (Burroughs u. Williams 2000; Hamilton u. Aaltonen 2000; Jass u. Sobin 1989).

Nicht in diesen klinischen Karzinombegriff eingeschlossen sind alle hochgradig atypischen neoplastischen Veränderungen, die nicht bis in die Submukosa infiltriert sind. Innerhalb dieser kann man 2 Formen unterscheiden:

1) Tumorzellen innerhalb der Basalmembran der Krypten bei tumorfreier Lamina propria: bevorzugte Bezeichnung: Intraepitheliale glanduläre High-grade-Neoplasie (früher: hochgradige oder schwere Dysplasie, intraepitheliales Karzinom);

2) Tumorzellen in der Lamina propria einschl. Muscularis mucosae, aber ohne Ausbreitung in die Submukosa: bevorzugte Bezeichnung: Intramuköse glanduläre High-grade-Neoplasie (früher: intramuköses Karzinom, hochgradige oder schwere Dysplasie).

Beide Formen werden im Schrifttum z. T. auch als sog. Carcinoma in situ (Tis) zusammengefasst. Sie werden im Abschn. „Anatomische Ausbreitung vor Therapie" (S. 247ff) nicht weiter behandelt.

In Statistiken über Therapieresultate beim kolorektalen Karzinom sollen immer nur Karzinome mit Invasion zumindest der Submukosa eingeschlossen werden!

Sogenannter maligner Polyp

Als maligne Polypen werden bezeichnet (Compton 2000a):

1) Polypöse Adenome mit invasivem Adenokarzinom, das bis in die Submukosa infiltriert ist (pT1).
   Achtung: Die Bezeichnung maligner Polyp darf *nicht* für Adenome mit intraepithelialer oder intramuköser glandulärer High-grade-Neoplasie angewendet werden!

2) Polypöse Karzinome ohne Reste eines Adenoms.

Sogenanntes Carcinoma de novo

Adenokarzinome und muzinöse Adenokarzinome entstehen vom Kryptenepithel stufenweise über zunehmende Grade der Dysplasie. Dabei liegt als Zwischenstufe in ca. 90% eine polypöse Dysplasie (polypöses Adenom), in 10% eine flache Dysplasie (flaches Adenom, sog. flat adenoma) vor. Für Karzinome, die sich aus flachen Dysplasien entwickeln, wird z. T. noch die Bezeichnung Carcinoma de novo gebraucht.

Die in Frage kommenden malignen Tumoren sind in Tabelle V.3.1 mit ihren ICD-O-Morphologiecodenummern (Fritz et al. 2000; Grundmann et al. 1997) aufgelistet.

Tabelle V.3.1. Maligne Tumoren von Kolon und Rektum mit ihren ICD-O-Codenummern

Tumortyp	ICD-O-Codenummer
1. Karzinome (ausgenommen endokrine)	
Adenokarzinom	8140/3
Muzinöses Adenokarzinom	8480/3
Siegelringzellkarzinom	8490/3
Plattenepithelkarzinom	8070/3
Adenosquamöses Karzinom	8560/3
Medulläres Karzinom	8510/3
Undifferenziertes Karzinom	8020/3
Sonstige Karzinome[a]	–
2. Endokrine Karzinome[b]	
Gut differenziertes EC-Zell-Karzinom	8241/3
Gut differenziertes L-Zell-Karzinom	8157/3
Kleinzelliges Karzinom	8041/3
Großzelliges neuroendokrines Karzinom[c]	8013/3
3. Endo-exokrine (amphokrine) Karzinome	
Gemischt exokrin-endokrines Karzinom	8244/3
4. Maligne mesenchymale Tumoren	
Leiomyosarkom	8890/3
Maligner gastrointestinaler Stromatumor	8936/3
Angiosarkom	9120/3
Kaposi-Sarkom	9140/3
5. Malignes Melanom	8720/3
6. Maligne Lymphome	s. Bd. Lymphome und Leu-kämiendieser Buchreihe

[a] In der WHO-Klassifikation der Tumoren des Verdauungssystems (Hamilton u. Aaltonen 2000) werden als sonstige (sehr seltene) Tumoren ohne Literaturhinweise und ohne nähere Beschreibung angeführt: Spindelzellkarzinom (sarkomatoides Karzinom, 8032/3), Karzinosarkom (8980/3), pleomorphes (riesenzellhaltiges) Karzinom (8022/3), Chorionkarzinom (9100/3), panethzellreiches Karzinom (Kryptenzellkarzinom), pigmentiertes Karzinom, Stammzellkarzinom (die letzten 3 Typen ohne ICD-O-Codenummer).

[b] Von allen endokrinen Tumoren des Gastrointestinaltrakts sind im Kolon 70–80, im Rektum 10–15% maligne. Maligne endokrine Tumoren sind bei Entdeckung durchwegs größer als 1–2 cm. Näheres s. S. 109.

[c] In der WHO-Klassifikation der Tumoren des Verdauungssystems (Hamilton u. Aaltonen 2000) wird bei den endokrinen Tumoren des Kolons und Rektums (nicht der Appendix) auch ein großzelliges neuroendokrines Karzinom zwar nicht in der allgemeinen Übersicht der histologischen Typen, aber bei der näheren Schilderung der Histopathologie mit angeführt. Es entspricht morphologisch dem gleichnamigen Tumor in der Lunge. Dazu heißt es in der WHO-Klassifikation endokriner Tumoren (Solcia et al. 2000), dass diese Tumoren im Gastrointestinaltrakt wegen ihrer offenkundigen Seltenheit „have not been well described"; sie sind daher in der Klassifikation nicht als eigene Kategorie angeführt

3.2 Alphabetisches Verzeichnis der anerkannten malignen epithelialen Tumoren mit Definitionen und Hinweisen zur Klinik

Hierzu s. Tabelle V.3.2.

Tabelle V.3.2. Alphabetisches Verzeichnis der anerkannten malignen epithelialen Tumoren mit Definitionen und Hinweisen zur Klinik

Tumortyp/ICD-O	Definition	Hinweise zur Klinik
Adenokarzinom/ 8140/3	Maligner epithelialer Tumor mit tubulärer und/oder villöser (papillärer) Struktur, Invasion zumindest der Submukosa. Intra- und extrazelluläre Verschleimung (bis zu 50%), umschriebene plattenepitheliale Differenzierung und/oder geringes Vorkommen neuroendokriner Zellen möglich	Organotypisches Karzinom, 80–85% aller Kolon- und 85–90% aller Rektum- karzinome
Adenosquamöses Karzinom/8560/3	Adenokarzinom kombiniert mit Plattenepithelkarzinom (kleine Herde plattenepithelialer Differenzierung erlauben Diagnose nicht; solche Tumoren werden als Adenokarzinome klassifiziert)	Sehr selten, biologisches Verhalten wie Adenokarzinome
Gemischt exokrin-endokrines Karzinom/8244/3	Soll nur diagnostiziert werden, wenn ca. 50% des Tumors aus neuroendokrinen Zellen bestehen	Sehr selten, biologisches Verhalten wird vom Differenzierungsgrad des Adenokarzinoms bestimmt
Gut differenziertes EC-Zell-Karzinom/ 8241/3	Gut differenzierter endokriner Tumor mit Infiltration zumindest der Muscularis propria und/oder Metastasen, vorwiegend in soliden Nestern wachsend	Vorwiegend im proximalen Kolon, selten Karzinoidsyndrom (dann immer mit Lebermetastasen)
Gut differenziertes L-Zell-Karzinom/ 8157/3	Gut differenzierter endokriner Tumor mit Infiltration zumindest der Muscularis propria und/oder Metastasen, Wachstum meist bandartig oder trabekulär mit Rosetten, z. T. auch tubulo-azinär gebaut	Vorwiegend im Rektum und Sigma lokalisiert, praktisch nie funktionell aktiv

Tabelle V.3.2. Fortsetzung

Tumortyp/ICD-O	Definition	Hinweise zur Klinik
Kleinzelliges Karzinom/8041/3	Schlecht differenzierter neuroendokriner Tumor, gleicht entsprechendem Tumortyp der Lunge	Sehr selten, hochaggressiv, schlechte Prognose, Therapie wie bei Lungenkarzinom
Medulläres Karzinom/8510/3	Züge maligner Zellen mit bläschenförmigen Kernen, deutlichen Nukleolen und reichlich Zytoplasma; ausgeprägte Infiltration mit intraepithelialen Lymphozyten	Günstigere Prognose als bei schlecht differenzierten Adenokarzinomen und undifferenzierten Karzinomen, hierbei meist Mikrosatelliteninstabilität hohen Grades (MIS-H). HNPCC beweisen oder ausschließen!
Muzinöses Adenokarzinom/8480/3	Adenokarzinom, das zu mehr als 50% aus extrazellulärem Schleim besteht	Bei Diagnose meist weiter fortgeschritten als Adenokarzinom, bei gleichem Stadium und gleichem Grading gleiche Prognose, Therapie wie Adenokarzinom
Plattenepithelkarzinom/8070/3	Maligner epithelialer Tumor, ausschließlich aus plattenepithelial differenzierten Arealen bestehend (bei Lokalisation im Rektum Übergreifen eines Analkanalkazinoms auf das Rektum ausschließen!)	Sehr selten; bei Vorkommen im unteren Rektum Therapie wie bei Analkanalkarzinom zu diskutieren, sonst Therapie wie Adenokarzinom
Siegelringzellkarzinom/8490/3	Mehr als 50% des Tumors besteht aus Zellen mit intrazytoplasmatischem Schleim und an den Rand gedrängten Kernen	Sehr selten, außer bei Colitis ulcerosa. Bei Diagnose meist weit fortgeschritten, hoch aggressiv
Undifferenziertes Karzinom/8020/3	Maligner epithelialer Tumor ohne glanduläre Strukturen oder andere Differenzierung. Diff. Dg. kleinzelliges Karzinom, malignes Lymphom! Stets unterscheiden zwischen monomorphem und pleomorphem Subtyp	Prognose bei pleomorphem Subtyp ungünstiger als bei monomorphem Subtyp (bei letzterem etwa wie schlecht differenziertes Adenokarzinom)

3.3 Alphabetische Liste der Synonyme sowie veralteter und obsoleter Bezeichnungen, soweit sie maligne epitheliale Tumortypen betreffen

Hierzu s. Tabelle V.3.3. In eckige Klammern gesetzte Bezeichnungen sollen im Kolon und Rektum nicht verwendet werden.

Tabelle V.3.3. Alphabetische Liste der Synonyme sowie veralteter und obsoleter Bezeichnungen, soweit sie maligne epitheliale Tumortypen betreffen

Bezeichnung	Vorzugsbezeichnung	ICD-O-Codenummer
[Adenokarzinom, kolloides[a]]	Muzinöses Adenokarzinom	8480/3
[Adenokarzinom, mukoides[a]]	Muzinöses Adenokarzinom	8480/3
[Adenokarzinom, papilläres[b]]	Adenokarzinom	8140/3
[Adenokarzinom, tubuläres[b]]	Adenokarzinom	8140/3
[Adenokarzinom, tubulo-papilläres[b]]	Adenokarzinom	8140/3
[Adenokarzinomatös-epidermoider Tumor[a]]	Adenosquamöses Karzinom	8560/3
[Adenokarzinomatöser Plattenepitheltumor[a]]	Adenosquamöses Karzinom	8560/3
[Anaplastisches Karzinom[c]]	–	–
[Carcinoma gelatinosum[a]]	Muzinöses Adenokarzinom	8480/3
Composite carcinoid	Gemischt exokrin-endokrines Karzinom	8244/3
EC-Zell-Karzinoid, malignes	Gut differenziertes EC-Zell-Karzinom	8241/3
Enteroglukagon-produzierendes malignes Karzinoid	Gut differenziertes L-Zell-Karzinom	8157/3
Epidermoidkarzinom	Plattenepithelkarzinom	8070/3
Gemischtes Karzinoid-Adenokarzinom	Gemischt exokrin-endokrines Karzinom	8244/3
Gut differenziertes enteroglukagon-produzierendes Karzinom	Gut differenziertes L-Zell-Karzinom	8157/3
Karzinoid, enteroglukagon-produzierendes malignes	Gut differenziertes L-Zell-Karzinom	8157/3
Karzinoid mit Adenokarzinom, kombiniert	Gemischt exokrin-endokrines Karzinom	8244/3
Karzinoid, serotonin-produzierendes malignes	Gut differenziertes EC-Zell-Karzinom	8241/3

Tabelle V.3.3. Fortsetzung

Bezeichnung	Vorzugsbezeichnung	ICD-O-Codenummer
Karzinoid-Adenokarzinom	Gemischt exokrin-endokrines Karzinom	8244/3
Karzinoid-Adenokarzinom, gemischtes	Gemischt exokrin-endokrines Adenokarzinom	8244/3
Karzinom, gut differenziertes enteroglukagon-produzierendes	Gut differenziertes L-Zell-Karzinom	8157/3
[Karzinom, muköses[a]]	Muzinöses Adenokarzinom	8480/3
[Karzinom, mukoides[a]]	Muzinöses Adenokarzinom	8480/3
Karzinom, schlecht differenziertes endokrines	Kleinzelliges Karzinom	8041/3
[Karzinom, schleimbildendes[d]]	–	–
[Karzinom, schleimsezernierendes[d]]	–	–
[Kolloides Adenokarzinom[a]]	Muzinöses Adenokarzinom	8480/3
[Kolloidkarzinom[a]]	Muzinöses Adenokarzinom	8480/3
Malignes EC-Zell-Karzinoid	Gut differenziertes EC-Zell-Karzinom	8241/3
Malignes serotonin-produzierendes Karzinoid	Gut differenziertes EC-Zell-Karzinom	8241/3
[Muköses Karzinom[a]]	Muzinöses Adenokarzinom	8480/3
[Mukoides Karzinom[a]]	Muzinöses Adenokarzinom	8480/3
[Nichtverhornendes Plattenepithelkarzinom[e]]	Plattenepithelkarzinom	8070/3
[Papilläres Adenokarzinom[b]]	Adenokarzinom	8140/3
[Plattenepithelkarzinom, adeno-karzinomatöses[a]]	Adenosquamöses Karzinom	8560/3
[Plattenepithelkarzinom, nichtver-hornendes[e]]	Plattenepithelkarzinom	8070/3
[Plattenepithelkarzinom, verhornendes[e]]	Plattenepithelkarzinom	8070/3
Schlecht differenziertes endokrines Karzinom	Kleinzelliges Karzinom	8041/3
[Schleimbildendes Karzinom[d]]	–	–
[Schleimsezernierendes Karzinom[d]]	–	–
Siegelringzelladenokarzinom	Siegelringzellkarzinom	8490/3
[Tubuläres Adenokarzinom[b]]	Adenokarzinom	8140/3
[Tubulo-papilläres Adenokarzinom[b]]	Adenokarzinom	8140/3
[Tumor, adenokarzinomatös-epidermoider[a]]	Adenosquamöses Karzinom	8560/3

Tabelle V.3.3. Fortsetzung

Bezeichnung	Vorzugsbezeichnung	ICD-O-Codenummer
[Verhornendes Plattenepithel-karzinom[e]]	Plattenepithelkarzinom	8070/3

[a] Veraltete Bezeichnung.
[b] Im Dickdarm ist die Unterteilung von Adenokarzinomen nach der Architektur ohne klinische Relevanz und wird daher in der WHO-Klassifikation (Hamilton u. Aaltonen 2000; Jass u. Sobin 1989) nicht berücksichtigt.
[c] Nicht in WHO-Klassifikation einzuordnen, da nicht klar ist, ob undifferenziertes oder kleinzelliges Karzinom gemeint ist.
[d] Tumoren mit dieser histologischen Diagnose sind nicht in die WHO-Klassifikation einzuordnen, da nicht klar ist, ob intra- oder extrazelluläre Verschleimung erfolgt und das für die WHO-Klassifikation maßgebliche Ausmaß der Schleimbildung nicht erkennbar ist.
[e] In der WHO-Klassifikation der Dickdarmtumoren ist eine Unterteilung der Plattenepithelkarzinome in verhornende und nichtverhornende nicht vorgesehen, da hierüber Daten zur Relevanz fehlen.

3.4 Grading (Hamilton u. Aaltonen 2000; Jass u. Sobin 1989; UICC 2001; Wagner et al. 2002)

Grading in 4 Kategorien

- *G1: Gut differenziert*
- *G2: Mäßiggradig differenziert*
- *G3: Schlecht differenziert*
- *G4: Undifferenziert*

oder in 2 Kategorien

- *Low-grade*
- *High-grade*

möglich. Zweistufiges Grading für klinische Zwecke ausreichend und besser reproduzierbar, daher neuerdings von AJCC ausdrücklich empfohlen (Compton et al. 2000b)

Bei neuroendokrinen Tumoren ist lediglich ein 2-stufiges Grading möglich

Bei Vorliegen unterschiedlicher Differenzierungsgrade erfolgt die Einordnung nach dem ungünstigsten Differenzierungsgrad (ohne Berücksichtigung quantitativer Verhältnisse!), jedoch soll die Tumor-randzone (Invasionsfront) beim Grading *nicht* berücksichtigt werden! *Anmerkung:* Diese Regelung der WHO-Klassifikation unterscheidet sich von dem in Japan (JSCCR 1997) üblichen Grading, das sich stets nach den überwiegenden Strukturen richtet (diesbezüglich sind daher Vergleiche zwischen westlichen und japanischen Publikationen nicht möglich)

Tumoren, bei denen derzeit ein Grading nicht vorgesehen ist

Medulläres Karzinom (rein morphlogisch undifferenziert, jedoch günsti-gere Prognose als bei undifferenziertem Karzinom oder schlecht differen-ziertem Adenokarzinom).

Tumoren, deren Differenzierungsgrad sich aus dem Tumortyp ergibt

Gut differenziertes EC-Zell-Karzinom

- *4-stufiges Grading (4-st. Gr.): Entfällt,*
- *2-stufiges Grading (2-st. Gr.): Low;*

Gut differenziertes L-Zell-Karzinom

- *4-st. Gr.: Entfällt,*
- *2-st. Gr.: Low;*

Siegelringzellkarzinom

- *4-st. Gr.: G3,*
- *2-st. Gr.: High;*

Kleinzelliges Karzinom

- *4-st. Gr.: G4,*
- *2-st. Gr.: High;*

Undifferenziertes Karzinom

- *4-st. Gr.: G4,*
- *2-st. Gr.: High;*

Großzelliges neuroendokrines Karzinom

- *4-st. Gr.: Entfällt,*
- *2-st. Gr.: High.*

Adenokarzinom

Histologische und zytologische Charakteristika, die normalem Epithel sehr ähnlich sind, durchgängige Drüsenbildung, keine soliden Anteile, überwiegend hohe Zylinderzellen, keine stärkere Polymorphie

- *4-st. Gr.: G1,*
- *2-st. Gr.: Low;*

Weder Charakteristika von G1 und G3

- *4-st. Gr.: G2,*
- *2-st. Gr.: Low;*

Histologische und zytologische Charakteristika, deren Ähnlichkeit mit normalem Epithel nur mit Mühe erkennbar ist, wenigstens stellenweise starke Kernpolymorphie und reichlich Mitosen, nur spärlich angedeutete, schwer erkennbare Drüsenbildung

- *4-st. Gr. G3,*
- *2-st. Gr.: High.*

Anmerkung: Für Adenokarzinome wird in der WHO-Klassifikation der Tumoren des Verdauungssystems (Hamilton u. Aaltonen 2000) alternativ ein semiquantitatives Grading angegeben, das den Anteil von Drüsen berücksichtigt:

G1: >95% Drüsen,

G2: 50–95% Drüsen,

G3: 5–50% Drüsen,

G4: <5% Drüsen.

Das College of American Pathologists (Compton 2000a) schlug vor, dieses semiquantitative Grading 2-stufig vorzunehmen:

Low grade: >50% Drüsenbildung,

High grade: <50% Drüsenbildung.

Nach der Originalangabe bleibt offen, wie ein Tumor mit genau 50% Drüsen eingeordnet werden soll.

Muzinöses Adenokarzinom

Keine Siegelringzellen, in Drüsen ohne überreichliche Schleimbildung überwiegend hohe Zylinderzellen ohne stärkere Polymorphie, nirgends solide Areale

- *4-st. Gr.: G1,*
- *2-st. Gr.: Low;*

Weder Charakteristika von G1 noch von G3

- *4-st. Gr.: G2,*
- *4-st. Gr.: Low;*

Größere Mengen von Siegelringzellen oder kleine solide unregelmäßige Zellhaufen oder reichlich Mitosen und starke Kernpolymorphie

- *4-st. Gr.: G3,*
- *2-st. Gr.: High.*

Plattenepithelkarzinom

Sehr ähnlich normalem Plattenepithel, deutliche Schichtung, reichlich Verhornung, gut erkennbare Interzellularbrücken, wenig Mitosen

- *4-st. Gr. G1,*
- *2-st. Gr.: Low;*

Weder Charakteristika von G1 noch von G3

- *4-st. Gr.: G2,*
- *2-st. Gr.: Low;*

Schichtung und Verhornung fehlend oder nur minimal ausgeprägt, nur minimale und schwer erkennbare Interzellularbrücken, reichlich Mitosen

- *4-st. Gr.: G3,*
- *2-st. Gr.: High.*

Adenosquamöses Karzinom

Die adenokarzinomatöse Komponente wird nach den Empfehlungen für das Grading der Adenokarzinome, die plattenepitheliale nach jenen für Plattenepithelkarzinome beurteilt (s. oben). Der endgültige Grad ergibt sich aus dem ungünstigeren Grad.

Gemischt exokrin-endokrines Karzinom

Das Grading richtet sich nach dem Grad des Adenokarzinoms (s. oben).

GIST und Leiomyosarkom

Zahl der Mitosen/10 Gesichtsfelder bei starker Vergrößerung:

1–5: **Low grade,**

>5–10: **Intermediate grade,**

>10: **High grade.**

Maligne Lymphome

Siehe Bd. Lymphome und Leukämien dieser Buchreihe.

3.5 Beurteilung des Risikos lymphogener Metastasierung

Die Schätzung des Risikos bereits bestehender regionaler Lymphknotenmetastasen ist für die Differenzialindikation zwischen lokalen Therapieverfahren (Polypektomie, Mukosektomie, lokale Exzision) und radikaler

Chirurgie (mit systematischer Lymphadenektomie) von wesentlicher Bedeutung.

Hierfür wird in Deutschland eine Unterteilung in „Low risk" und „High risk" vorgenommen (Hermanek 2000b), wobei der histologische Differenzierungsgrad und das Fehlen bzw. Vorhandensein von Lymphgefäßinvasion im Tumorbereich berücksichtigt werden:

– „Low risk": G1,2 (Low grade) *und* keine Lymphgefäßinvasion (L0),
– „High risk": G3,4 (High grade) *oder* Lymphgefäßinvasion (L1).

Lymphgefäßinvasion schließt auch Invasion der hiervon nicht immer unterscheidbaren postkapillaren Venolen ein. Die Diagnose erfordert den Nachweis von Tumorzellen in endothelausgekleideten dünnwandigen Gefäßen (ohne muskuläre Elemente in der Wand).

Diese Risikounterteilung korreliert bei allen pT-Kategorien mit der Häufigkeit regionärer Lymphknotenmetastasen, wie Daten des Erlanger Krebszentrums (1970–1990) an Patienten mit radikaler R0-Tumorentfernung zeigen (Tabelle V.3.4) (Hermanek 2000c):

Tabelle V.3.4. Daten des Erlanger Krebszentrums (1970–1990) zur Häufigkeit regionärer Lymphknotenmetastasen bei Patienten mit radikaler R0-Tumorentfernung

	Low risk	High risk
pT1	2% (n = 155)	17% (n = 17)
pT2	10% (n = 210)	42% (n = 42)
pT3	20% (n = 286)	45% (n = 45)
pT4	27% (n = 1249)	77% (n = 1154)

3.6 Molekulare Klassifikation nach Mikrosatellitenanalyse

Wegen der Besonderheiten von Karzinomen mit Mikrosatelliteninstabilität, insbesondere jener mit ausgeprägter Mikrosatelliteninstabilität, wurde von Jass (1999) vorgeschlagen, aufgrund der Testung auf Mikrosatellitenstabilität 3 Gruppen kolorektaler Karzinome zu unterscheiden:

1) Tumoren mit Mikrosatellitenstabilität: MSS (ca. 80%),
2) Tumoren mit geringgradiger Mikrosatelliteninstabilität: MSI-L (ca. 10%),

3) Tumoren mit ausgeprägter oder hochgradiger Mikrosatelliteninstabilität: MSI-H (ca. 10%).

Eine ausgeprägte oder hochgradige Mikrosatelliteninstabilität (MSI-H) liegt vor, wenn bei Testung auf 5 Referenzmarker 2 oder mehr, bei Testung auf eine größere Zahl 30–40% und mehr Instabilität zeigen (Boland et al. 1998).

Karzinome im Rahmen eines HNPCC gehören durchwegs zur Gruppe MSI-H. Histologische Hinweise für ein MSI-H-Karzinom sind:

1) medulläres Karzinom,
2) muzinöses Adenokarzinom im proximalen Kolon (Flexura lienalis und oral hiervon),
3) schlecht differenziertes Adenokarzinom im proximalen Kolon,
4) Karzinom mit ausgeprägter intratumoröser lymphoider Infiltration und/oder Crohn-ähnlicher lymphoider Reaktion.

MSI-H-Karzinome verhalten sich (sowohl wenn sie sporadisch auftreten als auch bei HNPCC) prognostisch günstiger als die anderen molekularen Gruppen. Die unabhängige prognostische Bedeutung des Mikrosatellitenstatus bedarf aber noch weiterer Untersuchungen. MSI-H-Karzinome zeigen eine höhere Tendenz zur Entwicklung multipler syn- und metachroner kolorektaler Karzinome und sprechen wahrscheinlich auch weniger auf Chemotherapie an (Jass 1999).

3.7 Histologisches Regressionsgrading

Internationale Vereinbarungen hierüber liegen nicht vor. Es wird empfohlen, eine quantitative Schätzung der regressiven Veränderungen (unterschiedliche Typen der Nekrose und Fibrose mit spezifischen Gefäß- und Zellveränderungen) vorzunehmen (Dworak et al. 1997), wie sie in der laufenden Deutschen Multizenterstudie zur neoadjuvanten Therapie des Rektumkarzinoms verwendet wird. Dabei werden folgende Klassen unterschieden:

- keine regressiven Veränderungen,
- Regression ≤25% der Tumormasse,
- Regression >25–50% der Tumormasse,
- Regression >50% der Tumormasse,
- komplette Regression.

Alternativ kann auch ein Regressionsgrading verwendet werden, das in der Chirurgischen Klinik der Technischen Universität München zunächst für Magenkarzinome eingesetzt wurde (Becker et al. 1996) und nunmehr für alle gastrointestinalen Tumoren benutzt wird (Werner u. Höfler 2000). Dabei wird nach dem prozentualen Anteil vitaler Tumorzellen unterschieden zwischen: keine/<10%/10–50%/>50%/keine Regression.

Nicht empfohlen wird das von einzelnen Autoren (Bonzourene et al. 2002; Bozzetti et al. 1996) übernommene Regressionsgrading von Mandard et al. 1994, das für Plattenepithelkarzinome des Ösophagus vorgeschlagen wurde.

In Japan wird ein von der Japanese Society for Cancer of the Colon and Rectum 1997 angegebenes Regressionsgrading (JSCCR 1997) verwendet, das die Grade 0–3 vorsieht:

- Grad 0 (keine Veränderung): weder Nekrose noch zelluläre oder strukturelle Veränderungen nachweisbar;
- Grad 1 (geringe Regression)
  Grad 1a: Nekrose oder Verschwinden des Tumors in weniger als 1/3 der Läsion oder nur zelluläre oder strukturelle Veränderungen;
  Grad 1b: Nekrose oder Verschwinden des Tumors in weniger als 2/3 der Läsion, aber vitaler Tumor noch vorhanden;
- Grad 2 (mäßiggradige Regression): Nekrose oder Verschwinden des Tumors in mehr als 2/3 der Läsion, aber vitaler Tumor noch vorhanden;
- Grad 3 (starke Regression): gesamte Läsion nekrotisch und/oder durch Fibrose mit oder ohne granulomatöse Reaktion ersetzt, keine vitalen Tumorzellen.

4 Sporadische Karzinome und Karzinome im Rahmen hereditärer Syndrome

(Abramowicz 2002; Brown u. Bishop 2000; Hahn et al. 1999; Hamilton u. Aaltonen 2000; Jass u. Sobin 1989; Kölble u. Schlag 1999; Müller et al. 2000)

Nach unserem heutigen Wissen treten ca. 5–15% aller kolorektalen Karzinome im Rahmen hereditärer Syndrome auf. Dementsprechend wird zwischen sog. sporadischen und genetisch determinierten Karzinomen unterschieden. Dabei ist zu beachten, dass auch bei ca. 10–20% der Patienten mit sporadischem Karzinom in der Familienanamnese bei Blutsverwandten kolorektale Karzinome zu erheben sind, ohne dass aber ein hereditäres Syndrom vorläge.

Unter den im Rahmen hereditärer Syndrome auftretenden kolorektalen Karzinomen ist das HNPCC (hereditary non-polyposis colorectal cancer) das weitaus häufigste (5–15% aller kolorektaler Karzinome). Weniger als 1% der kolorektalen Karzinome entstehen auf dem Boden einer FAP (familiäre adenomatöse Polypose), noch seltener sind solche im Rahmen hamartomatöser Polyposen (familiäre juvenile Polypose, Peutz-Jeghers-Syndrom) sowie bei Li-Fraumeni-Syndrom und familiären Mamma- bzw. Mamma-Ovar-Karzinom-Syndromen. Charakteristika dieser Syndrome, Genetik, diagnostische Kriterien, Karzinomrisiko und Besonderheiten der hierbei auftretenden kolorektalen Karzinome, sind nachstehend schlagwortartig aufgelistet.

4.1 HNPCC

HNPCC (hereditary non-polyposis colorectal cancer, oft unkorrekt als hereditäres nicht*polypöses* kolorektales Karzinom übersetzt, korrekt hereditäres kolorektales Karzinom *ohne Polypose*, Lynch-Syndrom) (Anwar et al. 2000; Lynch u. Lynch 2000).

- Autosomal-dominant vererbbares Syndrom;
- charakterisiert durch die Entwicklung von Karzinomen im Kolorektum und/oder Endometrium sowie erhöhtes Risiko für Karzinome anderer Lokalisation (insbesondere Magen, Ovar, Nierenbecken und Ureter, Dünndarm, Gehirn, hepatobiliäres System) (bei Entwicklung lediglich von kolorektalen Karzinomen wurde von Lynch-Syndrom I, bei Auftreten extrakolorektaler Karzinome von Lynch-Syndrom II gesprochen);
- Keimbahnmutationen in Mismatch-Repair-(MMR-)Genen, am häufigsten MSH2 und MLH1, seltener PMS1, PMS2 und MSH6(GTBP);
- Mikrosatelliteninstabilität (MSI);
- klinische Verdachtsdiagnose durch Amsterdam-Kriterien und Bethesda-Kriterien oder durch histopathologische Tumormerkmale:

Amsterdam-Kriterien I (Vasen et al. 1991)

1. Mindestens 3 Familienmitglieder mit kolorektalem Karzinom,
2. mindestens 2 aufeinanderfolgende Generationen betroffen,
3. ein Familienmitglied erstgradig verwandt mit den beiden anderen,
4. ein Erkrankter zum Zeitpunkt der Diagnose jünger als 50 Jahre,
5. Ausschluss einer familiären adenomatösen Polypose (FAP).

Alle 5 Punkte müssen zutreffen.

Amsterdam-Kriterien II (Vasen et al. 1999)

Wie Amsterdam-Kriterien I, doch werden im 1. Kriterium nicht nur kolorektale Karzinome berücksichtigt; es lautet: Mindestens 3 Familienmitglieder mit kolorektalem Karzinom und/oder Endometrium-, Dünndarm- oder urothelialem Karzinom von Nierenbecken oder Ureter. Es werden damit auch die seltenen HNPCC-Familien erfasst, bei denen keine kolorektalen Manifestationen vorliegen.

Bethesda-Kriterien (Rodriguez-Bigas et al. 1997)

1. Patienten mit Krebserkrankung in Familien, die die Amsterdam-Kriterien erfüllen,
2. Patienten mit 2 HNPCC-assoziierten Karzinomen, einschließlich synchroner und metachroner kolorektaler Karzinome oder assoziierter extrakolonischer Karzinome,

3. Patienten mit kolorektalem Karzinom und einem erstgradigen Verwandten mit kolorektalem oder assoziiertem extrakolonischem Karzinom und/oder einem kolorektalen Adenom; eine der Krebserkrankungen wurde im Alter von <45 Jahren diagnostiziert, das Adenom bei <40 Jahren,

4. Patienten mit kolorekalem Karzinom oder Endometriumkarzinom, diagnostiziert im Alter von <45 Jahren,

5. Patienten mit rechtsseitigem Kolonkarzinom mit einem undifferenzierten (solid/kribriformen) Zelltyp in der Histopathologie, diagnostiziert im Alter von <45 Jahren,

6. Patienten mit kolorektalem Karzinom vom Siegelringtyp, diagnostiziert im Alter von <45 Jahren,

7. Patienten mit Adenomen, diagnostiziert im Alter von <40 Jahren.

Histopathologische Merkmale von Karzinomen

Unabhängig von der Familienanamnese sollte der Verdacht auf HNPCC gestellt werden bei folgenden Situationen:
- muzinöses Adenokarzinom des proximalen Kolons,
- medulläres Karzinom,
- Karzinom mit ausgeprägter intratumoröser Lymphozyteninfiltration,
- Karzinom mit ausgeprägten peritumorösen Lymphozytenaggregaten,
- Mikrosatelliteninstabilität, insbesondere hohen Grades (MSI-H).

- Diagnostisches Vorgehen bei Verdacht auf HNPCC (Gebert u. von Knebel Doeberitz 1999; Müller et al. 2000; Rodriguez-Bigas et al. 1997)
  1) Mikrosatellitenanalyse,
  2) immunhistochemische Untersuchung auf MMR-Genprodukte in Tumorzellen (bei HNPCC Expressionsverlust),
  3) Beweis der MMR-Gen-Mutation durch Sequenzanalyse.
- Klinik: Entwicklung multipler Tumoren in relativ frühem Alter (Durchschnittsalter bei Diagnose kolorektaler Karzinome 45 Jahre);
- kumulatives Risiko für kolorektale Karzinome 70–80%, Endometriumkarzinome ca. 50%, andere Malignome 15–20%;
- *Muir-Torre-Syndrom:* Assoziation von HNPCC-Malignom mit Talgdrüsentumoren;

– *Turcot-Syndrom:* Kombination von HNPCC oder FAP mit Hirntumoren (meist Glioblastomen).

Besonderheiten von kolorekalen Karzinomen bei HNPCC-Syndrom

Gehäuft multipel (syn- oder metachron) (30–35%)

Proximales Kolon (oral Flexura lienalis) bevorzugt (2/3)

Erhöhter Anteil von muzinösen Adenokarzinomen, schlecht differenzierten Adenokarzinomen und medullären Karzinomen

Häufig ausgeprägte lymphozytäre Reaktion (tumorinfiltrierende Lymphozyten, TILs), Lymphozytenaggregrate und ausgeprägte Desmoplasie

In mehr als 90% Mikrosatelliteninstabilität (meist MSI-H) (s. S. 235)

Prognose im Vergleich zu sporadischen Karzinomen günstiger

Wenn begleitende Adenome, höchstens eines oder einige; häufiger villös oder mit villöser Komponente und häufiger schwere Dysplasie (rasche Progredienz zu Karzinomen!)

4.2 FAP (familiäre adenomatöse Polypose, adenomatöse Polyposis coli, Adenomatosis coli)
(Beech et al. 2001)

– Autosomal-dominant vererbbares Syndrom, charakterisiert durch zahlreiche (mehr als 100 bis Tausende) kolorektale polypöse Adenome;
– ohne prophylaktische Entfernung der gesamten kolorektalen Schleimhaut fast immer Karzinomentwicklung („obligate präkanzeröse Bedingung");
– Keimbahnmutation im APC-(adenomatous polyposis coli-)Gen (5q);
– diagnostische Kriterien:
  – 100 oder mehr kolorektale Adenome oder
  – Keimbahnmutation des APC-Gens oder
  – Familienanamnese einer FAP *und* eines der folgenden Merkmale: Epidermiszysten, Osteome, Desmoidtumor;
– kolorektale Adenome erkennbar ab 10. bis 20. Lebensjahr;
– Karzinomentwicklung in 3. oder 4. Dekade, extrem selten vor Pubertät;

- assoziierte Veränderungen in anderen Teilen des Gastrointestinaltrakts:
  - Magen: selten Adenome, häufig multiple Fundusdrüsenpolypen (Drüsenkörperzysten), gelegentlich Magenkarzinome,
  - Duodenum und Ampulla Vateri: Adenome und daraus entstehende Karzinome, v.a. an Ampulle und periampullär (Karzinome im Mittel etwa 10 Jahre später als im Kolorektum auftretend),
  - Leber: vermehrt Hepatoblastome bei männlichen Kindern,
  - Gallenblase und -gänge: Dysplasien mit Risiko für Karzinome;
- assoziierte Veränderungen außerhalb des Gastrointestinaltrakts:
  - Weichteile: Desmoidtumoren im Retroperitoneum oder in Bauchwand, oft am Ort eines Traumas oder im Operationsgebiet,
  - Knochen: Exostosen langer Knochen, Endostosen besonders in Mandibula,
  - Zahnanomalien,
  - Augen: in 75–80% CHRPE (congenital hypertrophy of the retinal pigment epithelium) schon in Kindheit nachweisbar,
  - Haut: Epidermiszysten, gewöhnlich im Gesicht und oft multipel,
  - endokrine Organe: leicht erhöhtes Risiko für Schilddrüsenkarzinome sowie Tumoren von Hypophyse, Pankreas und Nebennierenrinde sowie MEN-Typ 2b,
  - ZNS: bei Säuglingen und jungen Kindern Medulloblastome, bei älteren Personen Astrozytome und Glioblastoma multiforme;
- das Auftreten verschiedener extrakolorektaler Veränderungen steht in Zusammenhang mit der Lokalisation der Mutation innerhalb des APC-Gens. Je nach den assoziierten Veränderungen werden besondere Bezeichnungen verwendet
  - *Gardner-Syndrom:* teils alle FAP-Patienten mit extrakolorektalen Manifestationen, teils nur solche mit Epidermiszysten, Osteomen, Zahnanomalien und/oder Desmoidtumoren,
  - *Turcot-Syndrom:* Assoziation von Hirntumoren mit FAP (aber auch in Gebrauch für Kombination von HNPCC mit Hirntumoren, s. S. 242).

4.3 AFAP (attenuierte oder abgeschwächte familiäre adenomatöse Polypose) (Lynch et al. 1995)

Variante der FAP mit geringerer Anzahl von Adenomen; dabei die meisten hiervon im proximalen Kolon und oft flach. Karzinome treten meist erst in späterem Alter auf.

4.4 HFAS (hereditary flat adenoma syndrome)

Charakterisiert durch weniger Adenome und diese überwiegend flach. Teils der AFAP zugeordnet, teils als Variante des HNPCC-Syndroms angesehen (Brown u. Bishop 2000).

4.5 Familiäre juvenile Polypose

- Autosomal-dominantes Syndrom, charakterisiert durch multiple juvenile Polypen im Gastrointestinaltrakt, überwiegend in Kolon und Rektum, aber auch in Magen und Dünndarm;
- erhöhtes Risiko für kolorektale Karzinome und Karzinome von Magen, Duodenum, Gallenwegen und Pankreas;
- Keimbahnmutation im SMAD4/DPC4-Tumorsuppressorgen;
- diagnostische Kriterien
  - mehr als 5 juvenile Polypen im Kolorektum oder
  - juvenile Polypen in Magen, Dünndarm und Kolorektum (sog. generalisierte Form) oder
  - wenigstens ein juveniler Polyp bei Familienanamnese einer juvenilen Polypose; dabei sollen andere hamartomatöse gastrointestinale Polyposen ausgeschlossen sein;
- Zahl der juvenilen Polypen meist 50–200, gleichmäßig über Kolorektum verteilt, gelegentlich auch nur wenige;
- Risiko für Karzinome im Kolorektum 30–40%, im oberen Gastrointestinaltrakt 10–15% (Howe et al. 1998);
- Krebsrisiko v. a. bei Vorkommen sog. atypischer juveniler Polypen, d. h. solcher mit papillären Strukturen, nur geringer zystischer Dilatation, geringer Stromakomponente und relativer Vermehrung des Epithels;
- Auftreten der kolorektalen Karzinome meist zwischen 35. und 45. Lebensjahr, von Karzinomen des oberen Gastrointestinaltrakts zwischen 55. und 60. Lebensjahr;
- extraintestinale Manifestationen: verschiedene kongenitale Anomalien, u. a. arteriovenöse Missbildungen in der Lunge und hypertrophische Osteoarthropathie;
- Karzinome entstehen entweder in Dysplasie in juvenilen Polypen oder in koexistenten Adenomen;
- relativ häufig schlecht differenzierte und muzinöse Adenokarzinome.

4.6 Peutz-Jeghers-Syndrom

- Seltenes autosomal-dominantes Syndrom, charakterisiert durch mukokutane Melaninpigmentation und hamartomatöse Polypose (bevorzugt im Dünndarm), hierbei erhöhtes Risiko für gastrointestinale, auch kolorektale Karzinome, weniger häufig auch extraintestinale Neoplasien;
- Mutation im LKB1-(STK11-)Gen auf 19p;
- diagnostische Kriterien
  - 3 oder mehr histologisch bestätigte Peutz-Jeghers-Polypen oder
  - wenigstens ein Peutz-Jeghers-Polyp bei Familienanamnese einer Peutz-Jeghers-Polypose oder
  - charakteristisch ausgeprägte mukokutane Pigmentation bei Familienanamnese eines Peutz-Jeghers-Syndroms oder
  - wenigstens ein Peutz-Jeghers-Polyp und ausgeprägte charakteristische mukokutane Pigmentation;
- Melaninpigmentation typischerweise um den Mund, aber auch an Fingern, Handflächen, Füßen, Wangenschleimhaut, Analregion; Pigmentationen können mit zunehmendem Alter abblassen;
- extraintestinale Neoplasien: Keimstrangtumor des Ovars mit anulären Tubuli, malignes Adenom der Cervix uteri, Sertoli-Zelltumor der Hoden, Pankreaskarzinom, Mammakarzinom;
- Karzinome entwickeln sich entweder aus Dysplasien in oder angrenzend an Peutz-Jeghers-Polypen;
- bei Diagnose von Karzinomen Achtung vor Verwechslung mit Pseudoinvasion bei einem Peutz-Jeghers-Polypen!

4.7 Hyperplastische (metaplastische) Polypose

- Genetisch noch schlecht definierte Veränderung mit multiplen oder großen hyperplastischen Polypen im Kolon und Rektum, typischerweise proximal bevorzugt, und oft mit familiärer Häufung;
- diagnostische Kriterien
  - mindestens 5 histologisch bestätigte hyperplastische Polypen proximal des Sigmas, davon wenigstens 2 größer als 10 mm, oder
  - hyperplastische Polypen proximal des Sigmas (ungeachtet Zahl und Größe) bei einer Person mit einem Verwandten 1. Grades mit hyperplastischer Polypose oder
  - mehr als 30 hyperplastische Polypen diffus verteilt im Kolon (ungeachtet der Größe);

- neben hyperplastischen Polypen können zusätzlich im Kolon und Rektum vorhanden sein: ein oder mehrere Adenome, insbesondere auch solche vom Typ des Adenoma serratum („serrated adenomatous polyposis" [Torlakovis u. Snover 1996]), gemischt hyperplastisch-adenomatöse Polypen (hyperplastische Polypen mit intraepithelialer Neoplasie, „hereditary mixed-polyposis syndrome" [Thomas et al. 1996]) und kolorektale Karzinome;
- Risiko für Entwicklung kolorektaler Karzinome bislang nicht hinreichend geklärt.

4.8 Li-Fraumeni-Syndrom

- Autosomal-dominant vererbbares Syndrom, charakterisiert durch multiple primäre Neoplasien bei Kindern und jungen Erwachsenen;
- bei ca. 70% TP53-Keimbahnmutation;
- häufigste Tumoren: Weichteilsarkom, Osteosarkom, Mammakarzinom, Hirntumor, Leukämie, Nebennierenrindenkarzinom, in 7% gastrointestinale Karzinome (meist Kolorektum, selten Magen);
- Verdacht auf Li-Fraumeni-Syndrom ergibt sich bei
  - Sarkom vor 45. Lebensjahr,
  - wenigstens einem Verwandten 1. Grades mit Malignom vor 45. Lebensjahr oder
  - wenigstens einem Verwandten 1. oder 2. Grades mit Karzinom vor 45. Lebensjahr oder mit Sarkom (ohne Berücksichtigung des Alters).

4.9 Familiäre Mammakarzinome bzw. familiäres Mamma-Ovar-Karzinom-Syndrom

In einer retrospektiven Studie von Familien mit familiärem Mamma- bzw. Mamma-Ovar-Karzinomen (Ford et al. 1994) wurde eine Erhöhung des relativen Risikos für Kolonkarzinome beobachtet. Dabei traten die Karzinome auch in früherem Alter auf.

5 **Anatomische Ausbreitung vor Therapie**
    (Compton 1999; Hermanek et al. 1999;
    UICC 1997, 1998, 2001, 2002; Wagner et al. 2002)

Für alle Karzinome, auch für kleinzellige (endokrine Karzinome von hohem Malignitätsgrad) und gemischt exokrin-endokrine Karzinome (Karzinoid-Adenokarzinom) (nicht aber für endokrine Karzinome von niedrigem Malignitätsgrad bzw. maligne Karzinoide) ist die TNM-Klassifikation akzeptiert. Die Definitionen für die T/pT-, N/pN- und M/pM-Kategorien sind in der bis 31.12.2002 gültigen 5. Auflage (UICC 1997) und in der danach gültigen 6. Auflage (UICC 2002) identisch. Jedoch bestehen in der Stadiengruppierung Unterschiede (s. S. 257 und 258). Bezüglich des sog. Carcinoma in situ (Tis, pTis) s. S. 223.

Für maligne mesenchymale Tumoren (Sarkome) (ausgenommen Kaposi-Sarkome) wurde eine TNM-Klassifikation vorgeschlagen, die bei allen gastrointestinalen Lokalisationen gleich definiert ist, s. Abschn. Ösophagus, S. 44.

Bezüglich maligner Lymphome s. Bd. Lymphome und Leukämien dieser Buchreihe.

Bei allen anderen malignen Tumortypen wird die anatomische Ausbreitung in 4 Kategorien beschrieben:

– in situ (nicht-invasiv, intraepithelial),
– lokalisiert: begrenzt auf das Ursprungsorgan,
– regionär: Metastasierung in regionäre Lymphknoten und/oder direkte kontinuierliche Ausbreitung auf die Nachbarschaft,
– Fernmetastasen (einschl. Metastasen in nichtregionären Lymphknoten).

In der japanischen Klassifikation kolorektaler Karzinome (JSCCR 1997) wird eine von der UICC abweichende TNM-Klassifikation und Stadieneinteilung verwendet. Insbesondere sind dabei die regionären Lymphknoten anders definiert (s. S. 270). Direkte Vergleiche zwischen dem japanischen und dem internationalen System sind daher nicht möglich.

5.1 TNM/pTNM-Klassifikation für kolorektale Karzinome

T/pT-Klassifikation

(p)TX: Primärtumor kann nicht beurteilt werden

(p)T0: Kein Anhalt für Primärtumor

(p)T1: Tumor infiltriert Submukosa

(p)T2: Tumor infiltriert Muscularis propria

(p)T3: Tumor infiltriert durch die Muscularis propria in die Subserosa oder in nicht peritonealisiertes perikolisches oder perirektales Gewebe

(p)T4: Tumor infiltriert direkt in andere Organe oder Strukturen und/oder perforiert das viszerale Peritoneum

Vorschlag des AJCC (Compton 2000b) zur Unterteilung von pT1

pT1a: Kein Nachweis von Lymphgefäß- oder Veneninvasion

pT1b: Lymphgefäß- oder Veneninvasion

Ramifikation von pT3 (UICC 2001)

pT3a: Infiltration jenseits Muscularis propria ≤ 1 mm

pT3b: Infiltration jenseits Muscularis propria $>1–5$ mm

pT3c: Infiltration jenseits Muscularis propria $>5–15$ mm

pT3d: Infiltration jenseits Muscularis propria >15 mm

Ramifikation von pT4 (UICC 2001)

pT4a: Infiltration von Nachbarorganen, aber keine Perforation des viszeralen Peritoneums

pT4b: Perforation des viszeralen Peritoneums (mit oder ohne Infiltration von Nachbarorganen)

▬▬▬ Erfordernisse für pT

Histologische Untersuchung des durch limitierte oder radikale Resektion entfernten Primärtumors ohne makroskopisch erkennbaren Tumor an den zirkumferenziellen (tiefen, lateralen), oralen und aboralen Resektionsrändern *oder* histologische Untersuchung des durch endoskopische Polypektomie oder lokale Exzision entfernten Primärtumors mit histologisch tumorfreien Resektionsrändern *oder* mikroskopische Bestätigung einer Perforation der viszeralen Stenose (pT4b) (die mikroskopische Bestätigung einer Perforation des viszeralen Peritoneums durch Tumorgewebe kann durch Untersuchung von Biopsien oder durch Abstrichzytologie von der Serosa über dem Tumor erfolgen) *oder* mikroskopische Bestätigung der Infiltration benachbarter Organe oder Strukturen (pT4a) (einschl. Infiltration des M. levator ani und Infiltration anderer Segmente des Kolorektums auf dem Weg über die Serosa).

▬▬▬ Erläuterungen

- Im Falle multipler simultaner Primärtumoren im Kolon und Rektum soll der Tumor mit der höchsten T/pT-Kategorie klassifiziert und die Multiplizität oder die Anzahl der Tumoren in Klammern angegeben werden, z. B. T2(m) oder pT2(3);
- Vorhandensein von lediglich histologisch nachweisbaren zusätzlichen synchronen Primärkarzinomen wird als Multifokalität des Karzinoms bezeichnet und in der TNM-Klassifikation nicht berücksichtigt (UICC 2001a). Zur Abgrenzung gegen sog. Skipmetastasen dient neben der Anordnung und Lagerung der Tumorformationen v. a. der Nachweis angrenzender Epitheldysplasien (UICC 2001);
- sogenannte Skipmetastasen sind vom Primärtumor getrennte, oral oder aboral gelegene Tumorherde in der Schleimhaut oder Submukosa. Sie werden in der TNM-Klassifikation nicht berücksichtigt;
- Invasion von Lymphgefäßen, Venen oder Perineuralräumen wird in der TNM-Klassifikation nicht berücksichtigt (ausgenommen Vorschlag des AJCC zur Unterteilung von pT1, s. S. 248);
- das perirektale Gewebe schließt das Mesorektum (Paraproktium) ein;
- vom Primärtumor getrennte Tumorknötchen im Bindegewebe des Lymphabflussgebietes ohne nachweisbare Reste eines Lymphknotens werden nach der 5. Auflage von TNM (gültig bis 31.12.2002) (UICC 1997, 2001) als diskontinuierliche Ausbreitung des Primärtumors (sog. Satel-

liten, Bindegewebemetastasen) in der pT-Klassifikation erfasst, sofern sie nicht größer als 3 mm sind. Nach der 6. Auflage von TNM (gültig ab 01.01.2003) (UICC 2002) werden solche Tumorknötchen ohne Berücksichtigung der Größe dann in der pT-Klassifikation erfasst, wenn sie eine unregelmäßige Kontur aufweisen und nicht Form und glatte Kontur von Lymphknoten zeigen (vgl. S. 253);

- eine freie Perforation eines kolorektalen Karzinoms in die Bauchhöhle wird als T4 bzw.pT4 (T4b bzw. pT4b) klassifiziert;
- bei fehlender makroskopischer Perforation des Darms erfordert pT4b den histologischen Nachweis von Tumor an der Peritonealoberfläche oder einen positiven zytologischen Befund an einem Abstrichpräparat von der Serosa über dem Primärtumor (Burroughs u. Williams 2000; UICC 2001);
- das AJCC (Compton et al. 2000a,b) schlug vor, statt der von der UICC gewählten Formulierung „Perforation des viszeralen Peritoneums" für (p)T4 von „Befall des viszeralen Peritoneums" zu sprechen. Aufgrund der Untersuchungen von Shepherd et al. (1997) ist ein solcher zu diagnostizieren, wenn

  1. Tumor nahe bei, aber nicht an der Serosaoberfläche gefunden wird und dabei am Mesothel eine entzündliche und/oder hyperplastische Läsion vorliegt,
  2. der Tumor an der Serosaoberfläche mit entzündlicher Reaktion, mesothelialer Hyperplasie und/oder Erosion bzw. Ulzeration gefunden wird,
  3. freie Tumorzellen an der Oberfläche über einer Ulzeration des viszeralen Peritoneums nachgewiesen werden.

Demgegenüber soll aber auch nach der WHO-Klassifikation der Tumoren des Verdauungstrakts (Hamilton u. Aaltonen 2000) pT4b nur diagnostiziert werden, wenn „das Peritoneum ulzeriert ist" oder wenn Tumorzellen eindeutig das Mesothel penetriert haben;

- wenn ein Tumor an anderen Organen oder Strukturen makroskopisch adhärent ist, wird er allein aufgrund dieses makroskopischen Befundes klinisch als T4 klassifiziert. In solchen Fällen zeigt die histopathologische Untersuchung, dass in ca. der Hälfte der Fälle tatsächlich histologisch keine Tumorinfiltration der Nachbarstrukturen vorliegt, vielmehr die Adhärenz nur durch Entzündung bedingt ist, was dann zur pathologischen Klassifikation pT3 führt (UICC 2002);
- direkte Ausbreitung bei (p)T4 schließt auch die Infiltration anderer Segmente des Kolorektums auf dem Wege über die Serosa oder das Meso-

kolon ein, z. B. die Infiltration des Sigma durch ein Zäkumkarzinom. Im Gegensatz hierzu wird eine *intramurale* Ausbreitung eines Kolonkarzinoms in einen anderen Unterbezirk oder in das Rektum nicht als Ausbreitung in Nachbarstrukturen (T4, pT4) gewertet, ebenso nicht die *intramurale* Ausbreitung vom Rektum in das Sigma oder in den Analkanal oder die *intramurale* Ausbreitung eines Zäkumkarzinoms in das Ileum;

– bei einem Rektumkarzinom wird die Infiltration des M. sphincter externus als pT3, jene des Levatormuskels als pT4 klassifiziert;

– positive Zytologie in Peritonealspülungen am Beginn einer Laparoskopie oder Laparotomie wird in der T-Klassifikation nicht berücksichtigt, siehe dazu Fernmetastasen, S. 255;

– nach den Empfehlungen des TNM-Supplements 2001 (UICC 2001) berücksichtigt die nach neoadjuvanter Radio- und/oder Chemotherapie vorgenommene ypT-Kategorie nicht nur vitales, sondern auch regressiertes Tumorgewebe (Narben, fibrotische Areale, Granulationsgewebe, Schleimseen etc.); entsprechend der 6. Auflage von TNM (UICC 2002) wird jedoch mittels ypTNM nur die „aktuelle Ausbreitung von Tumorgewebe" erfasst. Unseres Erachtens ist darunter die Ausbreitung von vitalem Tumorgewebe zu verstehen; in solchen Fällen sollte gesondert auch die Ausbreitung von regressiertem Tumorgewebe dokumentiert werden, um eine möglichst zuverlässige Schätzung des Ausmaßes der Tumorausbreitung vor Therapie zu erhalten und damit Vergleiche zwischen Patienten mit und ohne neoadjuvante Therapie bzgl. des prätherapeutischen Tumorstatus zu ermöglichen;

– nach abdominoperinealer Exstirpation wird ein Tumorknötchen in den Weichteilen unterhalb der Perinealnarbe als lokoregionäres Rezidiv, d. h. rT(+) und nicht als Fernmetastase (M1) klassifiziert (UICC 2001).

▬▬▬ Zusätzliche Unterteilung der pT1-Tumoren nach Invasionstiefe

Für pT1-Tumoren in gestielten Polypen haben Haggitt et al. (1985) eine Unterteilung in 4 Level vorgeschlagen:

– Level 1: Invasion nur in den Polypenkopf,
– Level 2: Invasion bis zum Polypenhals (Grenze zwischen Kopf und Stiel),
– Level 3: Invasion in den Polypenstiel,
– Level 4: Invasion in die Submukosa der Darmwand unterhalb des Polypenstiels.

In Japan werden pT1-Karzinome in 3 Gruppen unterteilt, wobei die Definitionen unterschiedlich sind:

a) Nivatvongs 2000:
   - sm1: Invasion beschränkt auf oberes Drittel der Submukosa,
   - sm2: Invasion bis ins mittlere Drittel der Submukosa,
   - sm3: Invasion bis in unteres Drittel der Submukosa.
b) - Tanaka et al. 1995:
   - sm1: Invasion bis 200 µm von Muscularis mucosae,
   - sm2: weder sm1 noch sm3,
   - sm3: Invasion bis an Muscularis propria.

Die Haggitt-Levels 1–3 entsprechen immer sm1, während Level 4 sm1, sm2 oder sm3 sein kann.

Diese zusätzlichen Unterteilungen werden von Nivatvongs (2000) für die Indikation zur lokalen Therapie mit berücksichtigt, ohne dass bisher der zusätzliche Gewinn gegenüber der in Deutschland üblichen Indikationsstellung (s. S. 235, 279 u. 283) erwiesen wäre.

N/pN-Klassifikation

(p)NX: Regionäre Lymphknoten können nicht beurteilt werden

(p)N0: Keine regionären Lymphknotenmetastasen

(p)N1: Metastasen in 1–3 regionären Lymphknoten

(p)N2: Metastasen in 4 oder mehr regionären Lymphknoten

▬▬ Erfordernisse für pN

pN0: Histologische Untersuchung üblicherweise von 12 oder mehr regionären Lymphknoten.[1]

---

[1] Wenn weniger als 12, aber mindestens ein regionärer Lymphknoten untersucht werden und diese(r) tumorfrei ist/sind, ist dem Befund pN0 in Klammern die Zahl untersuchter Lymphknoten zuzusetzen, um die Verlässlichkeit der Klassifikation anzuzeigen, z. B. pN0(0/2). Neuerdings wurde für eine verlässliche pN-Klassifikation die histologische Untersuchung von mindestens 14 Lymphknoten (Wong et al. 1999) bzw. 17 Lymphknoten (Goldstein et al. 2000) gefordert.

pN1: Histologische Bestätigung von Metastasen in nicht mehr als 3 regionären Lymphknoten bei histologischer Untersuchung von üblicherweise 12 oder mehr regionären Lymphknoten.

pN2: Histologische Bestätigung von Metastasen in mehr als 3 regionären Lymphknoten.

▬▬▬ Erläuterungen

- Die klinische Kategorie N0 (keine regionären Lymphknotenmetastasen) wird angewendet, wenn die regionären Lymphknoten weder bei Palpation noch bei Untersuchung mit bildgebenden Verfahren den Verdacht auf Metastasen erkennen lassen; wenn regionäre Lymphknoten zwar palpabel oder in bildgebenden Verfahren sichtbar sind, aber keinen klinischen Verdacht auf Metastasen erwecken, ist die klinische Kategorie N0 anzugeben. N1 ist nur dann zutreffend, wenn durch Härte der tastbaren Lymhknoten, durch deren Vergrößerung oder durch Veränderung in den bildgebenden Verfahren hinreichend klinische Evidenz für Metastasierung besteht. Die Bezeichnung „Adenopathie" ist nicht präzise genug, um Lymphknotenmetastasen anzunehmen;
- direkte Ausbreitung des Primärtumors in regionäre Lymhknoten gilt als Lymphknotenmetastase;
- ein vom Primärtumor getrenntes Tumorknötchen im Bindegewebe des Lymphabflussgebietes ohne nachweisbare Reste eines Lymphknotens wird nach der 5. Auflage von TNM (gültig bis 31.12.2002) (UICC 1997, 2001) dann als regionäre Lymphknotenmetastase klassifiziert, wenn es über 3 mm groß ist; nach der 6. Auflage von TNM (gültig ab 01.01.2003) (UICC 2002) wird ein solches Knötchen ungeachtet der Größe als regionäre Lymphknotenmetastase klassifiziert, wenn es die Form und glatte Kontur eines Lymphknotens aufweist;
- Nachweis ausschließlich von isolierten (disseminierten) Tumorzellen in den Sinus von regionären Lymphknoten (sog. Tumorzellemboli, sog. Mikroinvasion) durch morphologische Methoden (insbesondere Immunzytochemie) oder durch molekularpathologische Methoden beeinflusst die pN-Klassifikation nicht (Hermanek et al. 1999; UICC 2001, 2002). Die entsprechenden Befunde sollten wie folgt dokumentiert werden:
  - pN0(i–): Bei morphologischer Untersuchung isolierte Tumorzellen nicht nachweisbar,

- pN0(i+): Bei morphologischer Untersuchung isolierte Tumorzellen nachweisbar,
- pN0(mol–): Negativer Befund bei molekularpathologischer Untersuchung,
- pN0(mol+): Positiver Befund bei molekularpathologischer Untersuchung;
- ausschließliches Vorkommen von Mikrometastasen, d.h. Metastasen mit einer größten Ausdehnung von 2 mm oder weniger, wird durch den Zusatz von „(mi)" gekennzeichnet, z.B. pN1(mi);
- nach den Empfehlungen des TNMSupplements 2001 (UICC 2001) berücksichtigt die nach neoadjuvanter Radio- und/oder Chemotherapie vorgenommene ypN-Kategorie nicht nur vitales, sondern auch regressiertes Tumorgewebe (Narben, fibrotische Areale, Granulationsgewebe, Schleimseen etc.); entsprechend der 6.Auflage (UICC 2002) von TNM wird jedoch mittels ypTNM nur die „aktuelle Tumorausbreitung von Tumorgewebe" erfasst. Unseres Erachtens ist darunter die Ausbreitung von vitalem Tumorgewebe zu verstehen. In solchen Fällen sollte gesondert auch das Vorkommen von Narben, fibrotischen Arealen, Granulationsgewebe, Schleimseen etc. in Lymphknoten dokumentiert werden, um eine möglichst zuverlässige Beurteilung des Lymphknotenstatus vor Therapie zu erhalten und damit Vergleiche zwischen Patienten mit und ohne neoadjuvante Therapie bzgl. des prätherapeutischen Vorgehens zu ermöglichen.

Sentinellymphknoten-Darstellung

Die Darstellung von Sentinellymphknoten beim kolorektalen Karzinom ist derzeit als experimentelles Verfahren anzusehen. Ihre Bedeutung liegt möglicherweise in einer Hilfestellung für die pathologische Bearbeitung der Lymphknoten und damit einer Erleichterung oder Verbesserung des pathologischen Lymphknoten-Stagings (Cserni et al. 1999; Wong et al. 2001; Saha et al. 2002).

M/pM-Klassifikation

(p)MX: Fernmetastasen können nicht beurteilt werden

(p)M0: Keine Fernmetastasen

(p)M1: Fernmetastasen

■■■■ **Erfordernisse für pM1**

Mikroskopischer (histologischer oder zytologischer) Nachweis von Fernmetastasen.

■■■■ **Erläuterungen**

- Nachweis isolierter (disseminierter, zirkulierender) Tumorzellen in Knochenmarkbiopsien beeinflusst die M-Klassifikation *nicht* (Hermanek et al. 1999; UICC 2001, 2002). Jedoch sollten die entsprechenden Befunde wie folgt dokumentiert werden:
  - M0(i-): Bei morphologischer Untersuchung isolierte Tumorzellen nicht nachweisbar,
  - M0(i+): Bei morphologischer Untersuchung isolierte Tumorzellen nachweisbar,
  - M0(mol-): Negativer Befund bei molekularpathologischer Untersuchung,
  - M0(mol+): Positiver Befund bei molekularpathologischer Untersuchung.
  Erfolgen entsprechende Untersuchungen an anderen Fernorganen oder Blut, wird dies zusätzlich angegeben, z. B. M0(i+, Leber) oder M0(mol-, Blut);
- finden sich in Fernorganen ausschließlich Mikrometastasen (2 mm oder weniger in größter Ausdehnung), wird dies als pM1(mi) klassifiziert;
- Patienten, bei denen positive zytologische Befunde an Peritonealspülungen am Beginn einer Laparoskopie oder Laparotomie vor jeder sonstigen Manipulation erhoben werden, ohne dass Fernmetastasen klinisch oder während des Eingriffs in der Bauchhöhle nachweisbar wären, werden als M1(cy+) klassifiziert;
- Invasion von Lymphgefäßen in einem Fernorgan, z. B. in der Lunge, wird als Fernmetastasierung (pM1) klassifiziert.

▬▬ Schema zur TNM/pTNM-Klassifikation

Die durch einen seitlichen Strich links gekennzeichneten Kategorien sind fakultativ (optionale Ramifikationen).

		T	pT
Primär-	Primärtumor kann nicht beurteilt werden	○ TX	○ pTX
tumor	Kein Anhalt für Primärtumor	○ T0	○ pT0
	Infiltration der Submukosa	○ T1	○ pT1
	Infiltration der Muscularis propria	○ T2	○ pT2
	Infiltration von Subserosa bzw. perirektalem/ perikolischem Gewebe	○ T3	○ pT3
	≤1 mm	○ T3a	○ pT3a
	>1–5 mm	○ T3b	○ pT3b
	>5–15 mm	○ T3c	○ pT3c
	>15 mm	○ T3d	○ pT3d
	Infiltration von Nachbarorganen oder Perforation des viszeralen Peritoneums	○ T4	○ pT4
	Infiltration von Nachbarorganen, aber keine Perforation des viszeralen Peritoneums	○ T4a	○ pT4a
	Perforation des viszeralen Peritoneums mit oder ohne Infiltration von Nachbarorganen	○ T4b	○ pT4b
Regionäre Lymphknoten	Regionäre Lymphknoten können nicht beurteilt werden	○ NX	○ pNX
	Keine regionären Lymphknotenmetastasen	○ N0	○ pN0
	Regionäre Lymphknotenmetastasen		
	1–3 regionäre Lymphknoten befallen	○ N1	○ pN1
	Mehr als 3 regionäre Lymphknoten befallen	○ N2	○ pN2
Fernmetastasen	Vorliegen von Fernmetastasen kann nicht beurteilt werden	○ MX	○ pMX
	Keine Fernmetastasen	○ M0	○ pM0
	Fernmetastasen	○ M1	○ pM1

TNM: T_____   N_____   M_____
pTNM: pT_____ pN_____ pM_____

Klinische Stadiengruppierung, gültig bis 31.12.2002

		M0		M1
	N0	N1	N2	
T1	St.I			
T2				
		St.III		St.IV
T3				
	St.II			
T4				

Klinische Stadiengruppierung, gültig ab 01.01.2003

Ab 01.01.2003 wird ergänzend eine Unterteilung der Stadien II und III vorgenommen (UICC 2002).

		M0		M1
	N0	N1	N2	
T1	St.I	St.IIIA		
T2				
			St.IIIC	St.IV
T3	St.IIA	St.IIIB		
T4	St.IIB			

Erläuterungen

- Wenn T0 *oder* TX
    - sofern M1: Stadium IV,
    - sofern M0N1,2: Stadium III,
    - sonst: Stadium unbestimmt;
- wenn MX
    - sofern T1N0 oder T1NX (bei T1 sind Lymphknoten- und Fernmetastasen nur sehr selten!): Stadium I,
    - sonst: Stadium unbestimmt;
- wenn NX
    - sofern M1: Stadium IV,
    - sofern T1M0 oder T1MX (bei T1 sind Lymphknoten- und Fernmetastasen nur sehr selten!): Stadium I,

■■■■ **Definitive Stadiengruppierung**

Für die definitive Stadiengruppierung sind bzgl. Primärtumor und regionärer Lymphknoten pT und pN maßgebend. Nur wenn pTX bzw. pNX vorliegen, wird die klinische T- bzw. N-Kategorie für die definitive Stadiengruppierung herangezogen.

Bei Unterschieden zwischen der klinisch festgestellten M- und der pathologischen pM-Kategorie ist im Einzelfall jeweils unter Berücksichtigung der Gesamtsituation festzulegen, welche Kategorie für die Gesamtbeurteilung (Gesamt-M) bei der Stadiengruppierung maßgeblich ist.

■■■■ **Stadiengruppierung, gültig bis 31.12.2002**

	Gesamt-M0			Gesamt-M1
	pN0	pN1	pN2	
pT1	St.I			
pT2			St.III	St.IV
pT3				
pT4	St.II			

■■■■ **Stadiengruppierung, gültig ab 01.01.2003**

	Gesamt-M0			Gesamt-M1
	pN0	pN1	pN2	
pT1	St.I	St.IIIA		
pT2			St.IIIC	St.IV
pT3	St.IIA	St.IIIB		
pT4	St.IIB			

Ab 01.01.2003 wird ergänzend eine Unterteilung der Stadien II und III vorgenommen (UICC 2002).

▬▬▬ Erläuterungen

- Wenn pTX und TX *oder* pTX und T0 *oder* pT0
  - sofern Gesamt-M1: Stadium IV,
  - sofern Gesamt-M0 und pN1,2: Stadium III,
  - sonst: Stadium unbestimmt;
- wenn Gesamt-MX
  - sofern pT1pN0 oder pT1pNX (bei pT1 sind Lymphknoten- und Fernmetastasen nur sehr selten!): Stadium I,
  - sonst: Stadium unbestimmt;
- wenn pNX und NX
  - sofern Gesamt-M1: Stadium IV,
  - sofern pT1 Gesamt-M0 oder pT1 Gesamt-MX (bei pT1 sind Lymphknoten- und Fernmetastasen nur sehr selten!): Stadium I,
  - sonst: Stadium unbestimmt.

▬▬▬ Fakultative Unterteilung des Stadiums III

Das Stadium III ist prognostisch inhomogen. Daher wurde vom Erlanger Register kolorektaler Karzinome (Merkel et al. 2001) eine Unterteilung in 3 Substadien vorgeschlagen (Tabelle V.5.1).

Diese Unterteilung ist insbesondere bedeutungsvoll bei klinischen Studien und interinstituionellen Vergleichen von Therapieresultaten.

Tabelle V.5.1. Stadium III – Unterteilung des Erlanger Registers für kolorektale Karzinome

Substadien	Definition	Häufigkeit [%]	Beobachtete Fünfjahresüberlebensraten nach Tumor-Resektion (mit 95% Vertrauensbereich) [%]
IIIA	pT1,2pN1M0	~10	81,0 (72,5–89,4)
IIIB	pT3,4pN1M0 und		
	pT1,2pN2M0	~50	57,8 (53,0–62,5)
IIIC	pT3,4pN2M0	~40	29,9 (24,9–34,8)

Fakultativer Zusatz zur Stadiengruppierung

Aufgrund der unabhängigen prognostischen Bedeutung des präoperativen CEA-Serumspiegels hat das AJCC (Compton et al. 2000 b) vorgeschlagen, zum Stadium jeweils diesbezügliche Aussagen durch den Zusatz von CX, C0 oder C1 hinzuzufügen:

CX: Serum-CEA kann nicht bestimmt werden

C0: Serum-CEA nicht erhöht: ≤5 ng/ml

C1: Serum-CEA erhöht: >5 ng/ml

Maßgebend sind die präoperativen CEA-Serumspiegel!

Risikogruppen bei R0-resezierten Kolonkarzinomen im Stadium II

Innerhalb der durch radikale Tumorresektion kurativ (R0) behandelten Patienten mit Kolonkarzinom des Stadiums II kann nach Untersuchungen von Merkel et al. (2001) zwischen einer Low risk- und einer High risk-Gruppe unterschieden werden. Als High risk-Gruppe gelten:

1) Patienten mit dringlicher Operation oder Operation im Notfall (Operation innerhalb 48 Stunden nach Aufnahme);
2) Elektiv operierte Patienten mit Tumor im linken Kolon (Sigma und Colon descendens) und histologisch bestimmter Infiltration jenseits der Muscularis propria mehr als 15 mm;

Low risk- und High risk-Gruppe unterscheiden sich im Erlanger Krankengut hinsichtlich der Rate der im Follow-up auftretenden Fernmetastasen (11% vs 30%) und im krebsbezogenen Fünfjahresüberleben (94% vs 78%).

Risikogruppen im Stadium IV

Bei palliativer 5-FU-basierter Chemotherapie im Stadium IV konnten Köhne et al. (2002) durch multivariate Analyse von 3825 Patienten (2549 Patienten zur Erstellung, 1276 Patienten zur Validierung) drei Risikogruppen mit unterschiedlichen medianen Überlebenszeiten abgrenzen (Tabelle V.5.2).

Tabelle V.5.2. Stadium IV-Unterteilung in Risikogruppen

Risiko-gruppe	Definition					Mediane Überlebens-zeiten in Monaten	
	ECOG	Zahl der Fern-metastasen-lokalisationen	alkalische Phosphatase (U/l)	Leuko-zyten $(10^9/l)$		Primär-daten	Validierungs-daten
Low risk	0/1	1	–	–		15	14,7
Inter-mediate risk	0/1 *oder* >1	>1 1	<300 –	– <10		10,7	10,5
High risk	0/1 *oder* >1 *oder* 1	>1 >1 –	>300 – –	– – >10		6,1	6,4

▬▬▬ **C-Faktor**

Die klinische TNM-Klassifikation ist je nach angewendeten Untersuchungsmethoden unterschiedlich verlässlich. Dies kann durch Angabe des C-(Certainty-)Faktors dokumentiert werden. Die pTNM-Klassifikation entspricht stets C4:

- Primärtumor
  - C1: Klinische Untersuchung, Rektosigmoidoskopie,
  - C2: Koloskopie, Doppelkontrasteinlauf, Zystoskopie, Urographie, Sonographie (perkutan, endoluminal), CT, MRT, Biopsie,
  - C3: Chirurgische Exploration einschließlich Biopsie und Zytologie;
- Regionäre Lymphknoten
  - C1: Entfällt,
  - C2: Sonographie (perkutan, endoluminal), Urographie, CT, MRT, Biopsie, Zytologie,
  - C3: Chirurgische Exploration einschließlich Biopsie und Zytologie;
- Fernmetastasen
  - C1: Klinische Untersuchung, Standardröntgenaufnahmen,
  - C2: Sonographie, Röntgenaufnahmen in speziellen Projektionen, CT, MRT, Laparoskopie, Peritonealspülung, Biopsie, Zytologie,
  - C3: Chirurgische Exploration einschließlich Biopsie und Zytologie.

5.2 Vereinfachte Prognoseschätzung nach R0-Tumorresektion
(Prognosegruppen nach Sternberg et al. 1999)

Das von Sternberg et al. (1999) angegebene System zur Beurteilung der Prognose nach R0-Resektion beruht auf der Bestimmung eines Scorewertes. Dabei werden berücksichtigt:

a) Veneninvasion
   - Nein = kein Punkt,
   - Ja = 1 Punkt;
b) Invasionstiefe
   - Muscularis propria oder weniger tief = kein Punkt,
   - jenseits Muscularis propria = 1 Punkt;
c) regionäre Lymphknoten
   - ohne Metastasen = kein Punkt,
   - Metastasen = 1 Punkt.

Die Gesamtsumme der Punkte bestimmt die Prognosegruppe:

   - 0 Punkte = Prognosegruppe 1: exzellente Prognose,
   - 1 Punkt = Prognosegruppe 2: intermediär – gute Prognose,
   - 2 Punkte = Prognosegruppe 3: intermediär – schlechte Prognose,
   - 3 Punkte = Prognosegruppe 4: schlechte Prognose.

6 Residualtumor-(R-)Klassifikation

Empfehlungen zur R-Klassifikation, insbesondere bzgl. Materialbehandlung und Durchführung der histologischen Untersuchung der Resektionsränder, wurden 1995 durch die Deutsche Krebsgesellschaft nach Abstimmung mit der Deutschen Gesellschaft für Pathologie publiziert (Deutsche Krebsgesellschaft 1995).

6.1 Vorgehen bei endoskopischer Polypektomie und lokaler chirurgischer Exzision

Die R-Klassifikation bei endoskopischer Polypektomie und chirurgischer lokaler Exzision erfordert eine entsprechende Gewebeentfernung und Behandlung der Präparate durch den Kliniker!

Bei *Polypektomie* ist eine zuverlässige R-Klassifikation nur möglich, wenn das polypöse Gebilde in *einem* Stück entfernt wird. Für die histologische Untersuchung ist eine Schnittführung senkrecht zur Resektionsfläche wesentlich. Bei kurz und bei nicht gestielten Polypen mit schmaler Basis ist eine Markierung der Abtragungsstelle vor Fixation durch eine senkrecht in die Resektionsfläche eingestochene Nadel sehr hilfreich. In solchen Fällen retrahiert sich die Basis und wird am fixierten Präparat durch die prolabierenden Polypenteile überlagert, so dass sie nach Fixation kaum zu identifizieren ist und dann eine korrekte Einbettung zur histologischen Untersuchung ohne vorherige Markierung nicht gewährleistet ist. Abbildung V.6.1 zeigt die Einbettung bei Polypen, die eine sichere Aussage bezüglich Resektionsflächen erlaubt.

Bei *chirurgischen lokalen Exzisionen* sollen die Präparate vor Fixation auf Karton oder Kork aufgespannt werden. Dabei wird die tumorfreie Darmwand nicht ausgespannt, sondern ohne Zug mit Nadeln an der Unter-

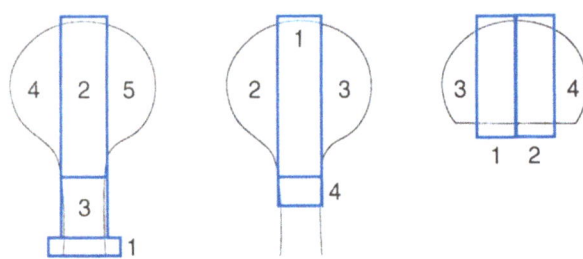

Abb. V.6.1. Histologische Untersuchung kolorektaler Polypen zur R-Klassifikation. (Aus Hermanek u. Wittekind 1994)

lage befestigt. Die Einbettung zur histologischen Untersuchung erfolgt nach Markierung der Resektionsränder mit Tusche o.ä., z.B. Tipp-Ex, in parallelen Scheiben senkrecht zum Längsdurchmesser des Resektates (Abb. V.6.2). Wenn sich bei makroskopischer Betrachtung der Verdacht auf Tumor an den Resektionsflächen ergibt, etwa durch Fehlen einer makroskopisch unauffälligen seitlichen Darmwand oder nur sehr schmale Anteile einer solchen oder durch makroskopischen Verdacht auf Tumorgewebe an der basalen (tiefen) Resektionsfläche, kann zunächst nur die entsprechende Stelle eingebettet werden. Falls hier Tumor am Resektionsrand nachgewiesen wird, wird dann auf weitere Untersuchungen der Resektionsränder verzichtet und zur Bestimmung von histologischem Typ und

Abb. V.6.2.
Histologische Untersuchung lokaler Exzisionen aus dem Rektum zur R-Klassifikation.
(Aus Hermanek u. Wittekind 1994)

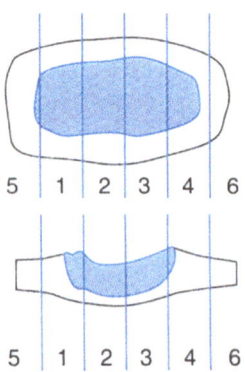

Differenzierungsgrad pro cm größten Tumordurchmessers je eine Scheibe vertikal zum Längsdurchmesser eingebettet.

6.2 Vorgehen bei limitierter oder radikaler Resektion

Das Schwergewicht der histologischen Untersuchung liegt auf der Untersuchung der zirkumferenziellen (lateralen, radiären) Resektionsränder (Hermanek 2000a,c; Hermanek u. Wittekind 1994; Quirke 1998; UICC 2001), da bei inkompletten Resektionen Tumorgewebe in mehr als 90% an diesem Resektionsrand nachzuweisen ist. Nach Fixation des Resektates wird der Tumor senkrecht zur Längsachse des Darmes lamelliert. Es werden Blöcke aus dem Bereich der tiefsten Tumorinfiltration mit entsprechendem perikolischen bzw. periproktalen (mesorektalen) Gewebe bis zur oberflächlichen Resektionsfläche eingebettet, wenn die Distanz zwischen Tumor und Resektionsfläche nicht größer als 15 mm ist (Abb. V.6.3). Zur Identifikation der Resektionsränder in den histologischen Schnitten empfiehlt sich deren Markierung durch Tipp-Ex oder Tusche vor der Einbettung.

Der orale und aborale Resektionsrand braucht histologisch nur untersucht werden, wenn die makroskopische Entfernung zwischen Tumor und Resektionsrand am frischen Resektat kleiner als 5 cm oder am fixierten Präparat kleiner als 3 cm ist, weiteres ungeachtet von dieser Entfernung dann, wenn es sich um einen Tumor von hohem Malignitätsgrad (G3,4) oder mit ausgedehnter Lymphgefäß- oder Veneninvasion handelt.

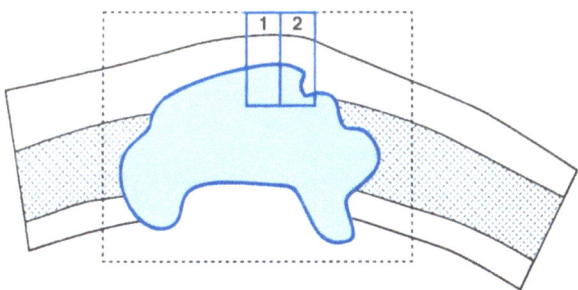

Abb. V.6.3. Histologische Untersuchung der zirkumferenziellen Resektionsfläche bei kolorektaler radikaler Resektion. (Aus Hermanek u. Wittekind 1994)

6.3 Weitere Erläuterungen zur R-Klassifikation
(Compton 1999; Hermanek et al. 1999;
Hermanek u. Wittekind 1994; UICC 2001)

- Befall der viszeralen Serosa darf nicht als Befall der zirkumferenziellen Resektionslinie angesehen werden. Serosapenetration wird bei der R-Klassifikation nicht berücksichtigt;
- nach den Regeln der UICC (1997, 2001) wird Tumorbefall von Resektionslinien (R1) nur dann diagnostiziert, wenn Tumor direkt an der Resektionslinie angetroffen wird. Vor allem im Vereinigten Königreich (Burroughs u. Bishop 2000; Quirke 1998; Quirke u. Dixon 1998) wird auch dann von Tumorbefall der Resektionslinie gesprochen, wenn der Tumor 1 mm oder weniger von der Resektionslinie entfernt ist. Dieses Vorgehen befürwortet neuerdings auch das AJCC (Compton et al. 2000b). Nach der japanischen Klassifikation (JSCCR 1997) wird bei endoskopischen Resektionen (Polypektomien) (nicht aber bei chirurgischen Resektionen!) von Tumorbefall der Resektionslinien gesprochen, wenn der Tumor weniger als 5 mm von der Resektionslinie entfernt ist. In der Organspezifischen Tumordokumentation (Wagner et al. 2002) wird – um in Zukunft Vergleiche zu ermöglichen – empfohlen, den Regeln der UICC zu folgen, aber die minimale Entfernung des Tumors von den Resektionslinien zu dokumentieren (Angaben in mm, wenn 1 mm oder weniger: „nahe");
- der Wert zusätzlicher spezieller diagnostischer Methoden zur R-Klassifikation ist noch durch weitere systematische Untersuchungen zu erweisen. Dies gilt z. B. für zytologische Abstrichuntersuchungen von den Resektionsflächen, den Nachweis disseminierter Tumorzellen im Knochenmark oder die zytologische Untersuchung von Peritonealspülflüssigkeit;
- werden für die R-Klassifikation spezielle Methoden verwendet, soll dies gesondert dokumentiert werden;
- Tumorzellen in Lymph- oder Blutgefäßen am Resektionsrand werden nur dann als R1 klassifiziert, wenn sie Kontakt mit dem Endothel oder Invasion der Gefäßwand zeigen. Andernfalls werden sie als in Lymphe oder Blut frei zirkulierende Tumorzellen in der R-Klassifikation nicht erfasst (Wittekind et al. 2002).
- der Nachweis isolierter disseminierter Tumorzellen in regionären Lymphknoten, Knochenmarkbiopsien, anderen Fernorganen oder Blut, beeinflusst die R-Klassifikation nicht. Entsprechende morphologische

(z. B. zytologische oder immunhistochemische) Befunde werden durch die Zusätze (i–) oder (i+) zu R0, molekularpathologische Befunde durch den Zusatz von (mol–) oder (mol+) dokumentiert, z. B. R0(i+) oder R0(mol+) (UICC 2001, 2002);

- zytologisch positive Befunde an Peritonealspülungen ohne sonstige Hinweise auf Residualtumor werden als R1(cy+) klassifiziert (UICC 2001);
- bei Tumorresektionen mit systematischer Lymphadenektomie wird der Befall des Grenzlymphknotens (apikalen Lymphknotens) (am weitesten vom Primärtumor entfernter Lymphknoten nahe der Resektionslinie) in der R-Klassifikation nicht berücksichtigt. Gleiches gilt für den Befall eines Sentinellymphknotens.

7 Japanische „Curability-Klassifikation"

In Japan (JSCCR 1997) wird nach Entfernung kolorektaler Karzinome eine sog. „Curability-Klassifikation" vorgenommen, die zusätzlich zur R-Klassifikation noch andere Parameter berücksichtigt und für chirurgische und endoskopische Tumorentfernung unterschiedlich definiert ist.

7.1 Pathohistologische „Curability-Klassifikation" nach chirurgischer Tumorentfernung

Alle R1- und R2-Resektionen werden als Curability C (Cur C) klassifiziert. Innerhalb der R0-Resektionen wird zwischen Curability A und B (Cur A und Cur B) unterschieden.

Einordnung in Cur A erfordert:

1) R0,
2) Fehlen von Fernmetastasen im Sinne der japanischen Definition (d. h. ausgenommen Metastasen in nichtregionären abdominalen Lymphknoten) und
3) D-Kategorie (s. unten) muss gleich oder größer sein als japanische Lymphknotenkategorie (D > n). Zum Beispiel ist bei n0 D0 ausreichend, bei n1 zumindest D1, bei n2 zumindest D2 notwendig etc.

Alle anderen R0-Resektionen werden als Cur B klassifiziert.

7.2 Japanische pathologische Lymphknotenklassifikation

- n0: keine Lymphknotenmetastasen,
- n1: Metastasen in Lymphknotengruppe 1,
- n2: Metastasen in Lymphknotengruppe 2,
- n3: Metastasen in Lymphknotengruppe 3,
- n4: Metastasen in Lymphknotengruppe 4.

7.3 Lymphknotengruppen bei Kolonkarzinomen

- Gruppe 1: Para- und epikolische Lymphknoten bis 5 cm proximal und distal der makroskopischen Tumorränder,
- Gruppe 2: Para- und epikolische Lymphknoten weiter als 5 cm von den proximalen und distalen Tumorrändern sowie intermediäre Lymphknoten (entlang der benannten Gefäße Aa. ileocolica, colica dextra, colica media, colica sinistra und mesenterica inferior distal des Abgangs der A. colica sinistra),
- Gruppe 3: Lymphknoten am Ursprung von Aa. ileocolica, colica dextra, colica media und colica sinistra) (fakultativ auch Lymphknoten an gastroepiploischen Gefäßen, infrapylorische Lymphknoten und jene am Milzhilus),
- Gruppe 4: Lymphknoten an A. mesenterica inferior proximal des Abgangs der A. colica media und paraaortale Lymphknoten.

7.4 Lymphknotengruppen bei Rektumkarzinomen

Einschließlich Rektosigmoidkarzinome der japanischen Nomenklatur, s. S. 214):

- Gruppe 1: Para- und epikolische Lymphknoten im Sigmabereich und pararektale Lymphknoten an A. rectalis superior und inferior, bis 5 cm proximal und distal von den makroskopischen Tumorrändern,
- Gruppe 2: Para- und epikolische Lymphknoten im Sigmabereich und pararektale Lymphknoten an Aa. rectalis superior und rectalis inferior, weiter als 5 cm von den proximalen und distalen Tumorrändern, ferner Lymphknoten an Aa. sigmoideae, am Stamm der A. mesenterica inferior

distal des Abgangs der A. colica sinistra, an A. rectalis media lateral des pelvinen Nervenplexus und an A. iliaca interna (fakultativ inguinale Lymphknoten),
– Gruppe 3: Lymphknoten am Stamm der A. mesenterica inferior proximal des Abgangs der A. colica sinistra und an A. iliaca communis (fakultativ laterale und mediane sakrale Lymphknoten und Lymphknoten an Aortenbifurkation und an A. iliaca externa),
– Gruppe 4: Paraaoartale Lymphknoten.

7.5 D-(Dissektions-)Kategorien

– D0: Keine oder inkomplette Dissektion der Lymphknotengruppe 1,
– D1: Komplette Dissektion der Lymphknotengruppe 1,
– D2: Komplette Dissektion der Lymphknotengruppen 1 und 2,
– D3: Komplette Dissektion der Lymphknotengruppen 1, 2 und 3.

Nach radikaler R0-Entfernung von Rektumkarzinomen (durch anteriore Resektion oder Rektumexstirpation) ist eine adäquate Mesorektumexzision von wesentlicher prognostischer Bedeutung (Havenga et al. 1999; Quirke 1998; Soreide et al. 1999). Zur Verifikation des tatsächlichen chirurgischen Vorgehens ist daher im pathohistologischen Gutachten festzuhalten, ob die Kriterien einer adäquaten Mesorektumexzision erfüllt sind (Deutsche Krebsgesellschaft 2002; Hermanek 2000a, 2000c; Wagner et al. 2002). Diese sind:

1) Ausmaß der Mesorektumentfernung
   a) bei Karzinomen des mittleren und unteren Rektumdrittels: sog. totale Mesorektumexzsision (TME), d.h. Entfernung des Mesorektums bis zum Beckenboden,
   b) bei Karzinomen des oberen Rektumdrittels: sog. partielle Mesorektumexzision (PME), d.h. Entfernung des Mesorektums bei Messung in situ mindestens 5 cm, bei Messung am frischen, nicht ausgespannten Resektat mindestens 3 cm vom distalen makroskopischen Tumorrand entfernt;
2) Qualität der Mesorektumentfernung
   a) bei TME und PME: Oberflächenbeschaffenheit des Resektates: Diese ist bei hoher Qualität des chirurgischen Eingriffs glatt und intakt (mit lipomähnlichem Aussehen), ohne Defekte und ohne Einrisse der Grenzlamelle (sog. mesorektale oder viszerale oder viszerale pelvine Faszie). Umschriebene Defekte der Grenzlamelle zeigen suboptimale Qualität; ausgedehnte Defekte, insbesondere solche mit sichtbarer Rektummuskulatur, oder gar Einrisse bis ins Lumen sind als nicht adäquate Mesorektumexzision (schlechte Qualität) anzusehen.
   b) bei PME keine konusartige distale Durchtrennung des Mesorektums (kein sog. Coning): Die distale Durchtrennung des Mesorektums er-

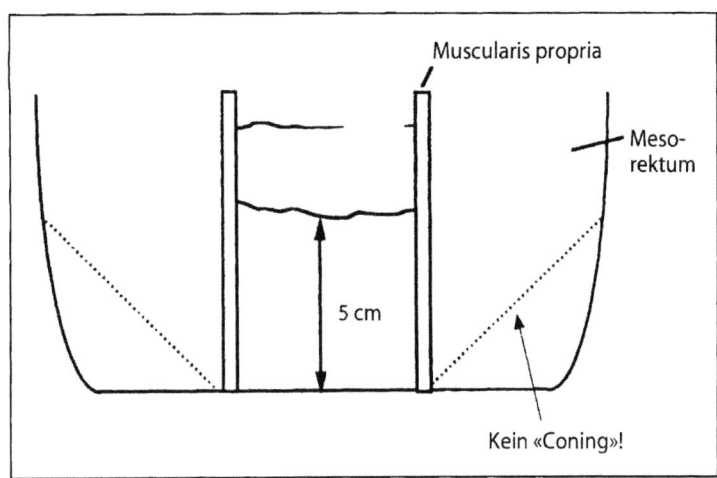

Abb. V.8.1. Entfernung des Mesorektums bei Karzinomen des oberen Rektumdrittels. Die punktierten Linien entsprechen dem Coning, das zu vermeiden ist. (Aus Hermanek 1998)

folgt in allen Teilen 90° zur Längsachse des Darmes, in den äußeren Anteilen des Mesorektums in gleicher Höhe wie in den inneren Anteilen und in der Muskelwand des Rektums (siehe Abb. V.8.1).

Zur Objektivierung der Qualität der TME ist eine Beurteilung nach postoperativer Farbstoffdarstellung mit Tusche (Sterk et al. 2000) oder Methylenblau (Köckerling 2000; Köckerling et al. 2000) wünschenswert. Dabei kann zwischen 3 Klassen unterschieden werden:

- Klasse 1: Kein Farbaustritt während und nach der Injektion: komplette totale Mesorektumexzision,
- Klasse 2: Punktförmige(r) Farbaustritt(e) während und nach der Injektion: oft makroskopisch nicht eindeutig erkennbare kleine Einrisse des Mesorektums,
- Klasse 3: Flächenhafter Farbaustritt: makroskopisch unvollständige Mesorektumentfernung.

Zur Beurteilung der Qualität der Mesorektumexzision kann auch die Klassifikation des britischen Medical Research Council (Quirke 1998) verwendet werden:

- Qualitätsgrad 1 („poor"): Mesorektum irregulär, mit bis maximal 1 cm² großen Defekten oder Inzision bis zur Muscularis propria; unregelmäßiger zirkumferenzieller Resektionsrand mit geringer Menge von Mesorektum und wenig Sicherheitsabstand an Vorderseite;
- Qualitätsgrad 2 („suboptimal"): mäßige Menge des Mesorektums mit einiger Unregelmäßigkeit; mäßiges distales Coning kann vorhanden sein;
- Qualitätsgrad 3 („optimal"): gute Menge des Mesorektums, glatte Oberfläche, guter Sicherheitsabstand an der Vorderseite, keine Defekte im Mesorektum.

Eine ähnliche Graduierung, allerdings mit unterschiedlicher Zahlenbezeichnung, erfolgt auch in der M.E.R.C.U.R.Y.-Studie (2002):

- Grad 1 („poor"): Intaktes Mesorektum mir nur geringen Unregelmäßigkeiten der glatten Mesorektumoberfläche, kein Defekt größer als 5 mm. Kein Coning.
- Grad 2 („moderate"): Mäßige Menge von Mesorektum mit Unregelmäßigkeiten an der Mesorektumoberfläche. Mäßiges Coning. Muscularis propria nicht sichtbar (außer am Ansatz der Levatormuskulatur).
- Grad 3 („poor"): Wenig Mesorektum mit Defekten bis zur Muscularis propria.

9 Klinische Anwendung: Algorithmen zu Diagnose und Therapie
(Deutsche Krebsgesellschaft 2002)

9.1 Diagnostik des Kolonkarzinoms

Notwendige Untersuchungen

Hierzu s. Abb. V.9.1.

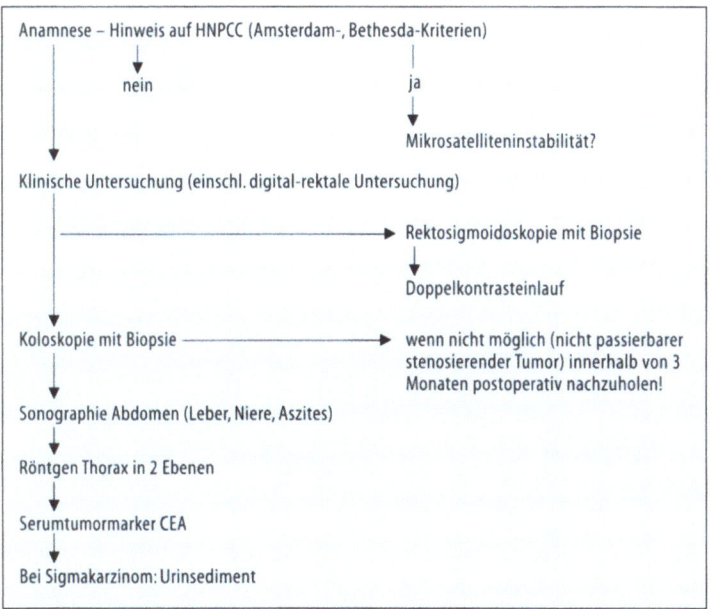

Abb. V.9.1. Diagnostik des Kolonkarzinoms – Notwendige Untersuchungen

Im Einzelfall nützliche Untersuchungen:

- Bei unklarem sonographischem Befund: Spiral-CT des Abdomens, alternativ oder als Ergänzung MRT;
- bei Verdacht auf Lungenmetastasen: Spiral-CT des Thorax;
- bei Sigmakarzinom
  - bei sonographischem Verdacht auf Infiltration der Harnwege oder Erythrozyten im Urin: Spiral-CT des Beckens,
  - bei Verdacht auf Infiltration der Harnblase: Zystoskopie,
  - bei Verdacht auf Infiltration von Uterus und/oder Adnexen: gynäkologische Untersuchung.

9.2 Therapie des Kolonkarzinoms

Hierzu s. Abb. V.9.2.

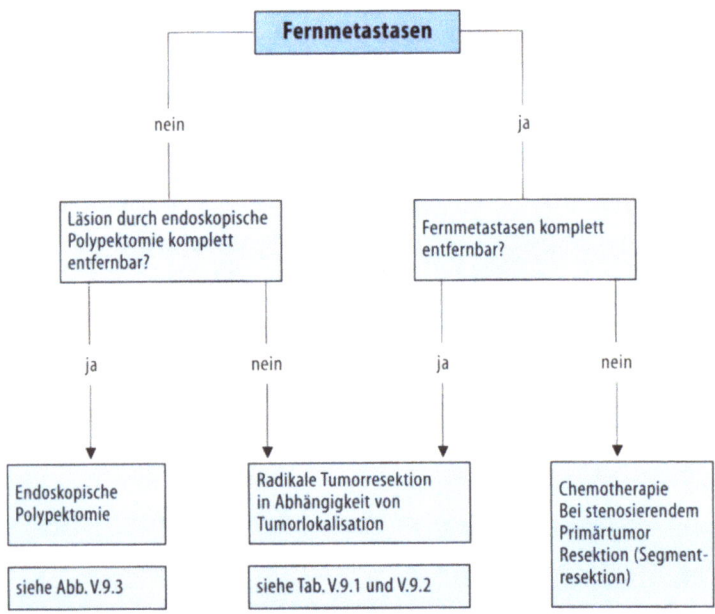

Abb. V.9.2. Therapie des Kolonkarzinoms

▬▬ Vorgehen nach endoskopischer Polypektomie

Hierzu s. Abb. V.9.3.

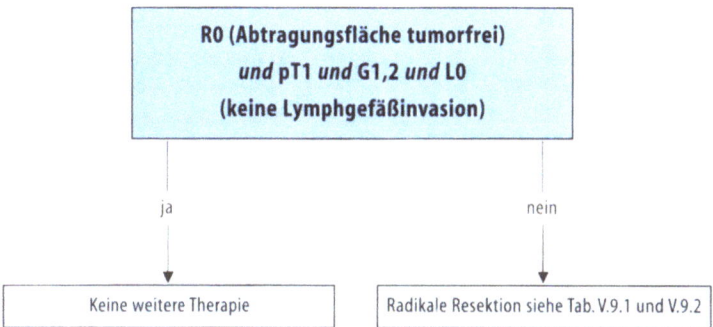

Abb. V.9.3. Vorgehen nach endoskopischer Polypektomie

▬▬ Radikale Tumorresektion in Abhängigkeit von Tumorlokalisation

Hierzu s. Tabelle V.9.1.

Tabelle V.9.1. Radikale Tumorresektion in Abhängigkeit von Tumorlokalisation

Lokalisation des Tumors	Operationsverfahren
Zäkum und Colon ascendens	Hemikolektomie rechts
Rechte Flexur und proximales Colon transversum	Erweiterte Hemikolektomie rechts
Mittleres Drittel des Colon transversum	Transversumresektion
Distales Colon transversum und linke Flexur	Erweiterte Hemikolektomie links
Colon descendens und proximales Sigma	Hemikolektomie links
Mittleres und distales Sigma	(Radikale) Sigmaresektion

▬▬ Erweiterungen der typischen radikalen Tumorresektionen

Hierzu s. Tabelle V.9.2.

Tabelle V.9.2. Erweiterungen der typischen radikalen Tumorresektionen

Klinische Adhärenz an Nachbarstrukturen	Multiviszerale Resektion = En-bloc-Mitentfernung adhärenter Strukturen (keine Biopsie aus Adhärenz!)
Fernmetastasen (M1)	Komplette Entfernung der Fernmetastasen im Gesunden, sofern möglich
Mehrfachkarzinome im Kolorektum	Kombination entsprechender Resektionen, ggf. Kolektomie
Begleitende endoskopisch nicht abtragbare Adenome	Erweiterung der Darmresektion (ohne Lymphadenektomie des Gebietes der Adenome)
Karzinom auf Boden einer Colitis ulcerosa	Proktokolektomie, soweit möglich mit ileoanalem Pouch
Karzinom bei familiärer adenomatöser Polypose	Proktokolektomie, soweit möglich mit ileoanalem Pouch
HNPCC	Typische radikale Resektion oder subtotale Kolektomie (unterschiedliche Meinungen)

▬▬ Ergänzende postoperative Therapie aufgrund der Ergebnisse der pathohistologischen Untersuchung der Tumorresektate (Vorgehen außerhalb von Studien)

Hierzu s. Abb. V.9.4.

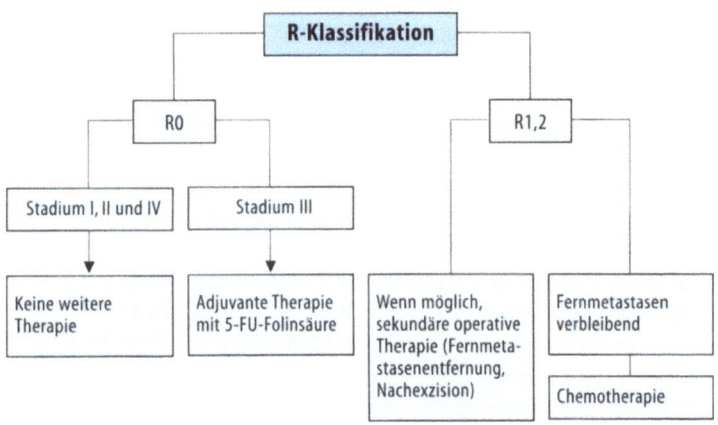

Abb. V.9.4. Ergänzende postoperative Therapie aufgrund der Ergebnisse der pathohistologischen Untersuchung der Tumorresektate (Vorgehen außerhalb von Studien)

9.3 Diagnostik des Rektumkarzinoms

▬▬▬ Notwendige Untersuchungen

Hierzu s. Abb. V.9.5.

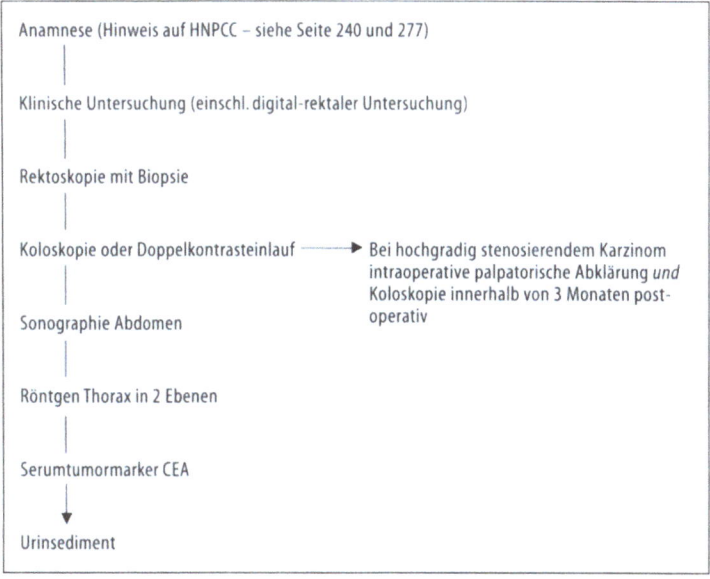

Abb. V.9.5. Diagnostik des Rektumkarzinoms

Im Einzelfall nützliche Untersuchungen:

- Vor geplanter lokaler Exzision: Endosonographie,
- bei unklarem Sonographiebefund: Spiral-CT Abdomen,
- bei Verdacht auf organüberschreitendes Wachstum und vor neoadjuvanter Therapie: MRT oder CT Becken,
- bei Verdacht auf Harnblaseninfiltration: Zystoskopie,
- bei Verdacht auf Infiltration von Vagina, Uterus und/oder Adnexen: Gynäkologische Untersuchung,
- bei geplanter intersphinktärer oder koloanaler Anastomose: Sphinktermanometrie.

9.4 Therapie des Rektumkarzinoms

Hierzu s. Abb. V.9.6.

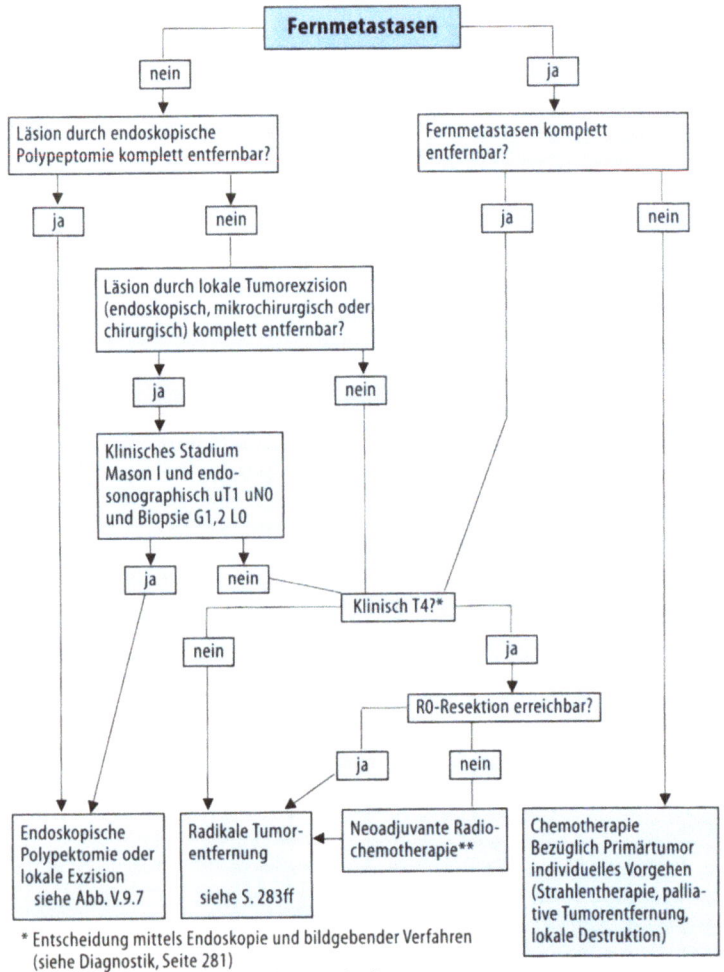

Abb. V.9.6. Therapie des Rektumkarzinoms

▬▬ Vorgehen nach endoskopischer Polypektomie oder lokaler Exzision

Hierzu s. Abb. V.9.7.

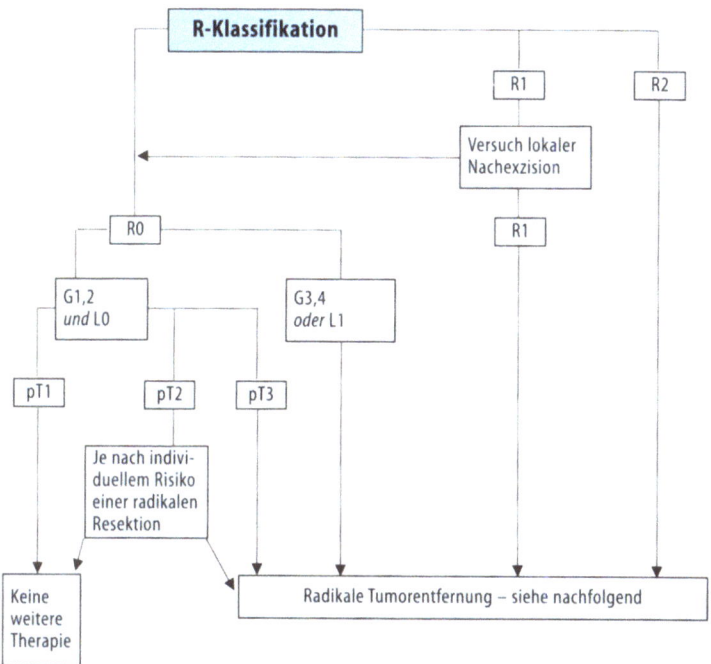

Abb. V.9.7. Vorgehen nach endoskopischer Polypektomie oder lokaler Exzision

▬▬ Radikale Tumorentfernung

▬▬ Vorbemerkung

Bei den Algorithmen zur chirurgischen Therapie des Rektumkarzinoms durch radikale Tumorentfernung wird im folgenden vom „aboralen Sicherheitsabstand" gesprochen. Dabei ist zu beachten, dass der tumorfreie Darm nach Entnahme aus dem Organismus rasch schrumpft. Daher erfordern Angaben über den aboralen Sicherheitsabstand stets auch Aussagen über die Messbedingungen. Nachfolgend werden angegeben:

1) Abstand bei Messung in situ (in vivo) nach Mobilisation des Rektums,
2) Abstand bei Messung am frischen nicht ausgespannten Resektions-präparat. Dieser Abstand beträgt in der Regel 60% des in situ gemessenen Abstandes (Goldstein et al. 1999; Hermanek 1989; Weese et al. 1986). Daher entspricht z.B. einem Sicherheitsabstand von 5 cm in situ bei Messung am frischen nicht ausgespannten Tumorresektat ein Abstand von 3 cm.

Karzinome des oberen Drittels

Tiefe anteriore Resektion mit partieller Exzision des Mesorektums. Aboraler Sicherheitsabstand an Rektum und Mesorektum 5 cm in situ (3 cm am frischen nicht ausgespannten Resektat), Durchtrennungsebene distal horizontal, nicht konusförmig!

Karzinome des mittleren und unteren Rektumdrittels

Hierzu s. Abb. V.9.8.

Erweiterung der radikalen Tumorentfernung

- Klinisch Adhärenz an Nachbarstrukturen: Multiviszerale Resektion = En-bloc-Mitentfernung adhärenter Strukturen (keine Biopsie aus Adhärenz!),
- Fernmetastasen (M1): Komplette Entfernung der Fernmetastasen im Gesunden, sofern möglich,
- Mehrfachkarzinome im Kolorektum: Kombination mit entsprechender Kolonresektion,
- Karzinom auf Boden einer Colitis ulcerosa: Proktokolektomie, soweit möglich mit ileoanalem Pouch,
- Karzinom bei familiärer adenomatöser Polypose: Proktokolektomie, soweit möglich mit ileoanalem Pouch.

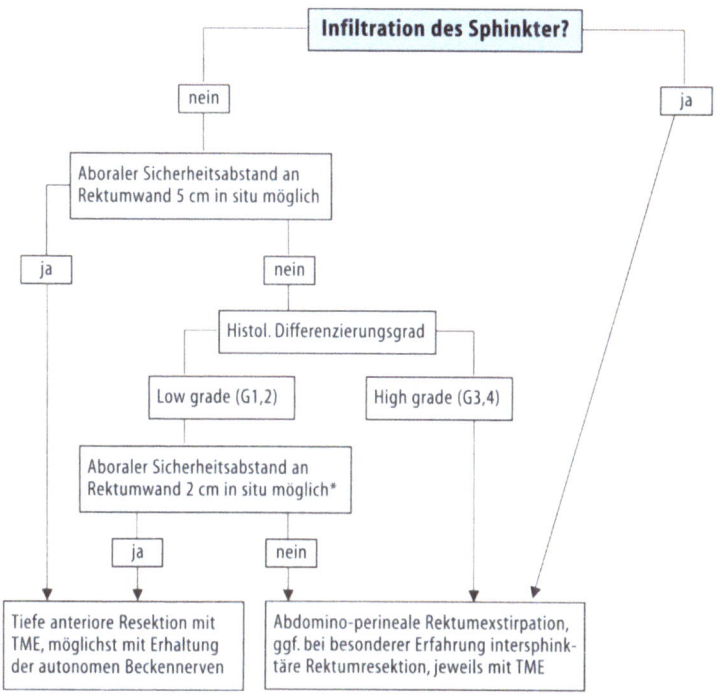

* entsprechend etwa 1 cm am frischen nicht ausgespannten Resektat,
  TME = Totale mesorektale Exzision (scharfe Beckendissektion)

Abb. V.9.8. Karzinome des mittleren und unteren Rektumdrittels

▬▬ Ergänzende Therapie aufgrund der Ergebnisse der pathohistologischen Untersuchung der Tumorresektate (Vorgehen außerhalb von Studien)

Hierzu s. Abb. V.9.9.

In dem in Abb. V.9.9 dargestellten Algorithmus wird berücksichtigt, dass der NCI-Konsensus zur adjuvanten Therapie beim Kolon- und Rektumkarzinom (NCI 1990) seine Empfehlungen zum „Rektumkarzinom" ausdrücklich nur auf solche Karzinome bezieht, deren aboraler Tumorrand 12 cm oder weniger von der Anokutanlinie entfernt liegt, somit nur auf Rektum-

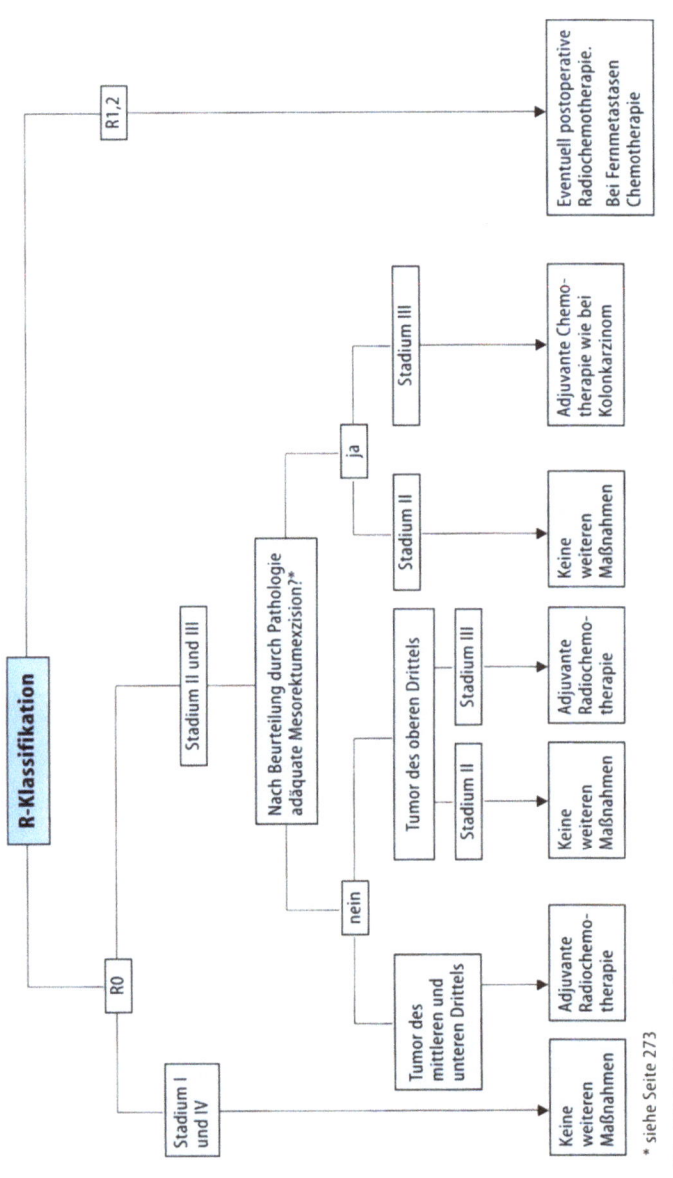

* siehe Seite 273

Abb. V.9.9. Ergänzende Therapie aufgrund der Ergebnisse der pathohistologischen Untersuchung der Tumorresektate (Vorgehen außerhalb von Studien)

karzinome des mittleren und unteren Drittels im Sinne der internationalen Nomenklatur, während Karzinome des oberen Rektumdrittels wie Kolonkarzinome behandelt werden.

Weiter trägt der Algorithmus der Tatsache Rechnung, dass in allen bisherigen Studien zur adjuvanten Therapie des Rektumkarzinoms die chirurgische Behandlung nicht standardisiert war, ohne Qualitätssicherung erfolgte und nicht den Kriterien der modernen „optimal surgery" entsprach (Soreide et al.1997). Aus heutiger Sicht waren die lokoregionären Rezidivraten undiskutabel hoch. Demgegenüber werden bei adäquater Mesorektumexzision und scharfer Dissektion im Becken heute lokoregionäre Rezidivraten von 5–8% und darunter erreicht, damit Werte, die unter den Raten liegen, die nach konventioneller Chirurgie und adjuvanter Radiotherapie berichtet wurden. Daher kann heute bei (seitens des Pathologen gesicherter) *adäquater* chirurgischer Therapie auf eine adjuvante Radiotherapie verzichtet werden (Hohenberger et al. 1998; Hu u. Harrison 2000; Rödel et al. 2000). Analog zum Vorgehen bei nodal-positiven Kolonkarzinomen ist aber bei Lymphknotenbefall eine adjuvante Chemotherapie indiziert (Deutsche Krebsgesellschaft 2000, 2002).

10 Prognosefaktoren

10.1 Karzinome, ausgenommen endokrine
(Compton 1999; Compton et al. 2000b;
Hamilton u. Aaltonen 2000; Hermanek et al. 2000;
Hobday u. Erlichman 2001; UICC 1995)

Nach SEER-Daten für die Jahre 1974–1987 (Thomas u. Sobin 1995) betragen die relativen (alterskorrigierten) Fünfjahresüberlebensraten (ohne Berücksichtigung der R-Klassifkation) für alle Stadien beim Kolonkarzinom 50–55%, beim Rektumkarzinom 40–50%. Entsprechende Zahlen aus bevölkerungsbezogenen Krebsregistern Europas (EUROCARE-Studie 1978–1989 [Gatta et al. 1998]) betragen 47% für das Kolon- und 43% für das Rektumkarzinom.

- **Entscheidender Prognosefaktor ist die R-Klassifikation!**

- Beobachtete Fünfjahresüberlebensraten (alle Stadien)
  - R0: ~50–60% (in spezialisierten Kliniken [„centres of excellence"] bis 75% [Hermanek et al. 2000; Nekarda et al. 2000]),
  - R1,2: 0–~5%

▬▬ **Prognosefaktoren bei Patienten mit Residualtumor**

Hierzu s. Tabelle V.10.1.

Tabelle V.10.1. Prognosefaktoren bei Patienten mit Residualtumor

Gesichert	Wahrscheinlich
Zurückbleibende Tumorlast: Entfernung des Primärtumors/makroskopischer oder mikroskopischer Residualtumor (R1,2)	Histologischer Differenzierungsgrad
Fehlen oder Vorhandensein von Fernmetastasen (M0, M1)	CEA-Serumlevel
Performance status	Bei Patienten mit metachronen Fernmetastasen: Zeitpunkt bis zum Auftreten der Fernmetastasen

Prognosefaktoren bei Patienten mit kompletter Tumorresektion (R0)

Hierzu s. Tabellen V.10.2 (in Klammern ungünstigere Ausprägung der entsprechenden Variablen) und V.10.3.

Eine Reihe weiterer morphologischer und molekularer Parameter stehen derzeit als mögliche prognostische oder prädiktive Faktoren in Diskussion. Dazu zählen reaktive Veränderungen an den regionären Lymphknoten (Epitheloidzellgranulome, follikuläre Hyperplasie u. a.), Angiogenese (Dichte der Mikrovaskularisation), DNA-Ploidie, Proliferationsmarker und v. a. molekulare Marker im Tumorgewebe wie 18q/DCC, K-ras, Thymidylat-Synthase, p27, Bel-2, p53 u. a. Für alle diese möglichen Marker ist die unabhängige prognostische oder prädiktive Bedeutung bislang nicht gesichert, weitere diesbezügliche Studien sind erforderlich (Literaturübersicht bei Bosman 2002; Compton et al. 2000b; Hamilton u. Aaltonen 2000; Hobday u. Erlichman 2001; Soreide et al. 1997; UICC 1995).

Tabelle V.10.2. Prognosefaktoren bei Patienten mit kompletter Tumorresektion (R0)

	Gesichert	Wahrscheinlich
Tumor-assoziiert	pTNM/Stadium (höhere Kategorie) (s. Tabelle V.10.3)	Tumorlokalisation (mittleres/unteres Rektum)
	Grading (High grade)	Tumorperforation/-obstruktion (vorhanden)
	Veneninvasion (nachweisbar, besonders wenn extramural)	Mikrosatellitenstatus (Mikrosatellitenstabilität [MSS], geringe Mikrosatelliteninstabilität [MSI-L])
		Lymphgefäß- und Perineuralscheideninvasion (nachweisbar)
		Histologisches Invasionsmuster (infiltrativ)
		Peritumoröse Lymphozyteninfiltration/Lymphozytenaggregate/Infiltration mit TILs (tumor-infiltrating lymphocytes (nicht auffällig oder fehlend)
Patienten-assoziiert	CEA-Serumspiegel vor Resektion (mehr als 5 ng/ml)	Geschlecht (männlich)
Behandlungs-assoziiert	Chirurgische Technik[a]	Multimodale Therapie für bestimmte Patientengruppen

[a] Der Einfluss der chirurgischen Technik beruht auf der Sorgfalt in der Einhaltung allgemeiner Prinzipien der chirurgischen Onkologie (en-bloc-Entfernung von Primärtumor und regionärem Lymphabflussgebiet, ggf. auch adhärenter Nachbarorgane, Vermeidung intraoperativer örtlicher Tumorzelldissemination, No-touch-Technik) und spezieller Techniken, insbesondere beim Rektumkarzinom adäquate Mitentfernung des Mesorektums und bei Karzinomen der Kolonflexuren Vornahme erweiterter Resektionen (mit Entfernung nicht nur eines Lymphabflussgebietes). Nach anteriorer und tiefer anteriorer Resektion ist auch das Auftreten einer Anastomoseninsuffizienz ein unabhängiger ungünstiger Prognosefaktor (Merkel et al. 2001)

Tabelle V.10.3. Krebsbezogene (cancer-related) Fünfjahresüberlebensraten nach R0-Resektion an spezialisierten Kliniken in Abhängigkeit vom Stadium

Lokalisation	Stadium	Nur chirurgische Therapie (Hermanek et al. 2000) [%]	Teils nur chirurgische, teils multimodale Therapie (Nekarda et al. 2000) [%]
Kolon	I	97	98
	II	88	85
	III	58	57
Rektum	I	87	94
	II	77	80
	III	53	57

10.2 Endokrine maligne Tumoren (Modlin u. Sander 1997)

Bei gut differenzierten endokrinen Karzinomen können im lokalisierten Stadium Fünfjahresüberlebensraten von ca. 75% erwartet werden. Sie sinken im regionären Stadium auf ca. 45 und bei Fernmetastasen auf ca. 20% ab. Schlecht differenzierte endokrine Karzinome (kleinzellige Karzinome) haben eine sehr ungünstige Prognose, ähnlich wie kleinzellige Lungenkarzinome.

10.3 Maligne mesenchymale Tumoren

Bei diesen Tumoren ist die Prognose in erster Linie von der anatomischen Ausbreitung und vom Differenzierungsgrad abhängig. Beides wird zusammenfassend in der vorgeschlagenen TNM-Klassifikation für alle gastrointestinalen Sarkome erfasst (s. Abschn. Ösophagus, S. 44).

10.4 Maligne Lymphome

Siehe Bd. Lymphome und Leukämien dieser Buchreihe.

11 Klinische Information für die histopathologische Untersuchung

Entsprechende Empfehlungen wurden von der Deutschen Krebsgesellschaft in Abstimmung mit der Deutschen Gesellschaft für Pathologie 1995
veröffentlicht (Deutsche Krebsgesellschaft 1995) (s. Abb. V.11.1 und V.11.2).
Sie werden auch in den Anwendungsleitlinien Pathologische Diagnostik
des kolorektalen Karzinoms des Berufsverbandes Deutscher Pathologen
(2002) übernommen werden.

11.1 Inzisionsbiopsien, Polypektomien, lokale Exzisionen

Hierzu s. Abb. V.11.1.

Personaldaten		Einsender

Lokalisation	○ Rektum unteres Drittel	○ Flexura lienalis
	○ Rektum mittleres Drittel	○ C. transversum
	○ Rektum, oberes Drittel	○ Flexura hepatica
	○ C. sigmoideum	○ C. ascendens
	○ C. descendens	○ Zaekum

Bei Inzisionsbiopsien: Zahl der Biopsiepartikel /__ /__ /

Makroskopischer Tumortyp
- ○ Polypös-gestielt   ○ Polypös-tailliert
- ○ Polypös-sessil   ○ Flach polypoid/im Niveau
- ○ Ulzerös

Bei Polypektomien und lokalen Exzisionen:
  Entfernung en bloc (in einem Stück)
  ○ Ja   ○ Nein / Wieviele Teile /__ /__ /

Klinische R-Klassifikation
Makroskopischer Residualtumor?   ○ Nein   ○ Ja
Wenn ja: Lokalisation des Residualtumors
          ○ Lokoregionär   ○ Fernmetastasen
          Lokalisation der Fernmetastasen ....
          Mikroskopische Bestätigung des Residualtumors?
          ○ Nein   ○ Ja

Assoziierte Veränderungen
          ○ Polypose (>100 Polypen)
          ○ Polypen   Zahl: /__ /__ /
          ○ Colitis ulcerosa
          ○ M. Crohn
          ○ Andere: _____
                    _____

....	....
Datum	Unterschrift

Abb. V.11.1. Klinische Informationen zur histopathologischen Untersuchung von Inzisionsbiopsien, Polypektomiepräparaten und lokalen Exzisionen

11.2 Darmresektate

Hierzu s. Abb. V.11.2.

Personaldaten		Einsender	
Neoadjuvante Therapie?	o Nein	o Ja	
Darmperformation?	o Nein	o Ja	o Iatrogen
Schnitt durch Tumorgewebe?	o Nein	o Ja	
Klinische R-Klassifikation?			
Makroskopischer Residualtumor?	o Nein	o Ja	
Wenn ja: Lokalisation des Residualtumors			
	o Lokoregionär	o Fernmetastasen	
Lokalisation der Fernmetastasen			
Mikroskopische Bestätigung des Residualtumors			

Tumorlokalisation und Operationsausmaß

Bitte einzeichnen:

1. Tumorlokalisation
2. Resektionsgrenzen am Darm
3. Ligatur der größten Gefäßstämme

....

Datum   Unterschrift

Abb. V.11.2. Intraoperativer Befund bei Darmresektion. Mit dem Präparat an den Pathologen zu übermitteln. (Mod. nach Deutsche Krebsgesellschaft 1995)

12 Dokumentation

12.1 Minimaldokumentation

Entsprechend der Tumorbasisdokumentation (Dudeck et al. 1999) sind zur Tumorklassifikation zu dokumentieren:

1. Lokalisation des Primärtumors;
2. histologischer Tumortyp einschließlich Angaben über etwaige Bestätigung der Tumorhistologie durch andere Institution(en);
3. histopathologisches Grading;
4. anatomische Tumorausbreitung
   - klinischer TNM-Befund,
   - pathologischer TNM-Befund (pTNM),
   - definitives M (Gesamt-M) (bei Unterschieden zwischen der klinisch festgestellten M- und der pathologischen pM-Kategorie ist jeweils im Einzelfall unter Berücksichtigung der klinischen Gesamtsituation festzulegen, welche Kategorie für die Gesamtbeurteilung gilt und bei der Stadieneinteilung maßgeblich ist,
   - definitives UICC-Stadium;
5. weitere Angaben zu regionären Lymphknotenmetastasen
   - Zahl untersuchter regionärer Lymphknoten,
   - Zahl befallener regionärer Lymphknoten,
   - (fakultativ) Lokalisation regionärer Lymphknotenmetastasen;
6. weitere Angaben zu Fernmetastasen
   - Lokalisation;
7. anatomische Ausbreitung nach Therapie
   - Residualtumor-(R-)Klassifikation,
   - Lokalisation des Residualtumors.

12.2 Dokumentation der histopathologischen Begutachtung

Die nachstehend aufgeführten erforderlichen Aussagen der histopathologischen Begutachtung enthalten alle Angaben für die Tumorbasisdokumentation sowie weitere Angaben, die für die Beurteilung der onkologischen Qualität der Endoskopie bzw. Chirurgie von Bedeutung sind (Deutsche Krebsgesellschaft 1995, 2002; Hermanek 1998, 2000a, 2000b, 2000c; Quirke 1998).

▬ Inzisionsbiopsien

- Zahl der eingesandten Biopsiepartikel,
- wenn bei zweifelsfreiem Nachweis einer Invasion der Submukosa ein Karzinom diagnostiziert wird, sollen Angaben über den histologischen Typ und das Grading gemacht werden; letztere sollen sich auf ein 2-stufiges Grading beschränken. Im Falle, dass nur Low-grade-Strukturen gesehen werden, soll durch die Formulierung „hier Low-grade" der Einsender darauf hingewiesen werden, dass bei Untersuchung des gesamten Tumors auch eine Einstufung in High grade durchaus möglich ist.

▬ Polypektomie oder lokale Exzision

Die erforderlichen Aussagen der Zusammenfassung der histopathologischen Begutachtung sind aus Abb. V.12.1 ersichtlich.

▬ Limitierte oder radikale Tumorresektion

Abbildung V.12.2 zeigt die für die Zusammenfassung der histopathologischen Begutachtung erforderlichen Aussagen.

1. Daten zur R-Klassifikation
  a) *Befund an Resektionslinien*   F=Tumorfrei   T=Tumorbefall   X=nicht untersucht

   Polypektomie: Abtragungsfläche   ○   ○   ○   □

   Lokale Exzision: seitlich   ○   ○   ○   □

          tief (basal)   ○   ○   ○   □

  b) Falls verbindliche Aussagen über die klinische R-Klassifikation vorliegen:
   Definitive R-Klassifikation   □ □
     0 = Kein Residualtumor (R0)
     1 = Nur mikroskopischer Residualtumor (R1)
     2 = Makroskopischer Residualtumor, mikroskopisch nicht bestätigt (R2a)
     3 = Makroskopischer Residualtumor, auch mikroskopisch bestätigt (R2b)
   Falls Residualtumor, Lokalisation   N=Nein   J=Ja

   Lokoregionär   ○   ○   □

   Fernmetastasen   ○   ○   □

2. Entfernung en block (in einem Stück)
  JJ=Ja   Wenn Nein: Zahl der Gewebsstücke /__ /__ /   □ □

3. Histologische Klassifikation
  1 = Adenom,   2 = Adenon und Karzinom,   3 = Karzinom (ohne Adenom)   □
  S = Sonstiges

4. Angaben zu Adenom
  1 = Flach   2 = Tubulär   3 = Tubulovillös   □
  4 = Villös   5 = Adenoma serratum   6 = Entfällt (kein Adenom)

5. Angaben zu Karzinom
  a) *Invasionstiefe*   S = Submukosa   I = Musc. propria innen,   □
   A = Musc. propria außen   P = Perirektal/perikolisch,
   E = Entfällt (kein Karzinom
  b) *Histologischer Typ (WHO) ICD-0*   □ □ □ □ □ / □

   Adenokarzinom   8140/3   Muzinöses Adenokarzinom   8480/3
   Siegelringzellkarzinom   8490/3   Plattenepithelkarzinom   8070/3
   Adenosquamöses Karzinom   8560/3   Kleinzelliges Karzinom   8041/3
   Undifferenziertes Karzinom   8020/3   Anderer Tumortyp   ..../3
  c) *Histologischer Differenzierungsgrad*
   1 = G1   2 = G2   3 = G3   4 = G4   □
   L = Low grade (G1,2)   H = High grade (G3,4)   X = GX
   0 = G0 (Grading nicht vorgesehen)
  d) *Lymphgefäßinvasin*   N = Nein (L0)   J = Ja (L1)   □
  e) *Risiko bereits vorhandener Lymphknotenmetastasen*   □
   L = Low risk: Low grade (G1,2) *und* L0
   H = High risk: High grade (G3,4) *oder* L1
  f) *Veneninvasion*   N = Nein   J = Ja   □

Abb. V.12.1. Zusammenfassung der histopathologischen Begutachtung bei Polypektomi-

1. *Lokalisation*
   Kolon: Zäkum C18.0, Colon ascendens C18.2, Flexura hepatica C18.3, C ☐☐ . ☐☐
   C. transversum o.n.A. C18.4, C. transversum, rechtes Drittel C18.41,
   C. transversum, mittleres Drittel C18.42, C. transversum, linkes Drittel C18.43,
   Flexura lienalis C18.5, C. descendens C18.6, C. sigmoideum C18.7,
   Kolon o.n.A. C18.9, Kolon, mehrere Teilbereiche überlappend C18.8
   Rektosigmoid C19.9
   Rektum: Oberes Drittel C20.93, Mittleres Drittel C20.92, Unteres Drittel C20.91,
   Rektum o.n.A. C20.9

2. *Histologischer Typ (WHO) ICD-O*   ☐☐☐☐ / ☐

Adenokarzinom	8140/3	Muzinöses Adenokarzinom	8480/3
Siegelringzellkarzinom	8490/3	Plattenepithelkarzinom	8070/3
Adenosquamöses Karzinom	8560/3	Kleinzelliges Karzinom	8041/3
Undifferenziertes Karzinom	8020/3	Medulläres Karzinom	8510/3
Anderer Tumortyp	......../3		

3. *Histopathologisches Grading*   ☐

   ○ G1 ○ G2 ○ G3 ○ G4 ○ L = Low grade ○ H = High grade
   ○ G0 (Grading nicht vorgesehen

4. *pTNM-Klassifikation*
   (y) /__/ pT /__/__/ (m) /__/ pN /__/__/ pM /__/__/   ☐☐☐☐☐☐
                                                        (y) pT m pN pM

   Zahl untersuchter regionärer Lymphknoten   /__/__/   ☐☐
   Zahl befallener regionärer Lymphknoten   /__/__/

   Lokalisation mikroskopisch bestätigter Fernmetastasen (Klartext): ....
   ....

   Fakultativ zusätzliche Angaben zu pN und pM
      zu pN0 und pM0   i   mol

      ○ 1 = i−   ○ 2 = i+   ○ 3 = mol−   ○ 4 = mol+   ○ E = Entfällt   pN0 ☐ ☐
      (ungleich pN0 bzw. pM0)   ○ X = Nicht untersucht   pM0 ☐ ☐

      zu pN1 und pM1   pN1 ☐
      ○ 1 = mi   ○ E = Entfällt (ungleich pN1 bzw. pM1)   pM1 ☐

5. *Veneninvasion*   ☐
   ○ N = Nein   ○ I = Nur intramural   ○ = E = Extramural   ○ X = F.A.

Abb. V.12.2. Zusammenfassung der histopathologischen Begutachtung bei limitierter und radikaler Tumorresektion. (Mod. nach Deutsche Krebsgesellschaft 1995.) Als „Coning" wird eine nicht horizontale, sondern schräg nach außen oben verlaufende (konusartige) Absetzung des mesorektalen Gewebes am distalen Resektionsrand bezeichnet (s. S. 273)

6. *Mesorektale Exzision*
   Oberfläche des Resektates glatt und intakt (lipomähnlich)? ☐
   J = Ja, N = Nein, E = Entfällt (keim Rektumkarzinom)
   Muskulatur des Darmes an Oberfläche sichtbar? ☐
   J = Ja, N = Nein, E = Entfällt (keim Rektumkarzinom)
   Mesorektum bis zum Beckenboden entfernt? ☐
   J = Ja, N = Nein, E = Entfällt (keim Rektumkarzinom)
   Bei Tumoren des oberen Rektumdrittels: Coning? ☐
   N = Nein, J = Ja, E = Entfällt (Totale mesorektale Exzision
   oder kein Rektumkarzinom)

7. *Daten zur R-Klassifikation*
   A) Befunde an Resektionslinien
      ○ F = Tumorfrei   ○ T = Tumor   ○ X = Nicht untersucht ☐

   B) Falls verbindliche Angaben über die klinische R-Klassifikation
      vorliegen: Definitive R-Klassifikation ☐☐
      ○ Kein Residualtumor (R0)
      ○ Nur mikroskopischer invasiver Residualtumor (R1)
      ○ Nur mikroskopischer nichtinvasiver Residualtumor (R1is)
      ○ Makroskopischer Residualtumor, mikrosk. nicht bestätigt (R2a)
      ○ Makroskopischer Residualtumor, mikrosk. bestätigt (R2b)

8. *Minimale Entfernung des Tumors von den Resektionsrändern*

(in mm)	Zirkumferenziell	Oral	Aboral	Zirkumferenziell	Oral	Aboral
Makroskopisch (XXX = F.A.)	/_/_/_/	/_/_/_/	/_/_/_/	☐☐☐☐☐☐☐☐☐		
Histologisch (XX = F.A.)	/_/_/	/_/_/	/_/_/	☐☐ ☐☐ ☐☐		

   Messmethode bei makroskopischer Messung ☐
   1 = am frischen Präparat ohne Zug, 2 = nach Fixation des nicht augespannten Präparates,
   3 = nach Fixation des ohne Zug aufgespannten Präparates, 4 = nach Fixation des mit Zug
   aufgespannten Präparates, 5 = nach Fixation im nichteröffneten Zustand und nachträglicher Eröffnung, X = F.A.

9. *Entfernung in toto*
   ○ J = Ja   ○ N = Nein   /   in wieviel Teilen? /__/ ☐☐

10. *Örtliche Tumorzelldissemination*
    Schnitt durch Tumorgewebe   ○ N = Nein   ○ J = Ja ☐
    Tumorperforation   ○ N = Nein   ○ S = Spontan   ○ I = Iatrogen ☐

11. *Begleitende Veränderungen*   N = Nein   J = Ja

	N = Nein	J = Ja	
Familiäre adenomatöse Polypose	○	○	☐
andere Polypose	○	○	
Adenome	Zahl /_/_/		☐☐
Chronische Colitis ulcerosa	○	○	
Andere chron. entzündliche Darmerkrankung	○	○	☐

12.3 Erweiterte Dokumentation

Die in der Organspezifischen Tumordokumentation (Wagner et al. 2002) zusätzlich zur Minimaldokumentation abgefragten Items einschl. jener des Internationalen Dokumentationssystems für kolorektale Karzinome (Fielding et al. 1991; Soreide et al. 1997) sowie sonstige wissenschaftliche Daten sind in der Tabelle V.12.1 aufgelistet, soweit sie die Tumorklassifikation und die Objektivierung des chirurgischen Vorgehens betreffen.

Tabelle V.12.1. Zusätzlich zur Minimaldokumentation abgefragte Items sowie sonstige wissenschaftliche Daten

Tumorlokalisation	Bei Sigma- und Rektumkarzinomen: Entfernung des distalen Tumorrandes von der Anokutanlinie und von der Linea dentata
	Bei Rektumkarzinomen: Lage zur Peritonealumschlagsfalte (oberhalb, an der Umschlagsfalte, unterhalb)
Histomorphologie	Unterschiedliche histologische Strukturen (in prozentualen Anteilen)
	Histologie des Tumorrandes (expansiv, irregulär, infiltrierend)
	Lymphgefäßinvasion, Veneninvasion bzw. Invasion nicht klassifizierbarer Gefäße
	Perineuralscheideninvasion
	Entzündliche Infiltration des Primärtumors (peritumorös, intratumorös, ausgeprägt, nicht ausgeprägt, fehlend)
	Peritumoröse Lymphozytenaggregate (Crohn-ähnliche lymphoide Reaktion)
	Peritumoröse Fibrose (Desmoplasie)
	Adenomreste im Tumor
	Mikrosatellitenanalyse (Mikrosatellitenstabilität [MSS], Mikrosatelliteninstabiliät low/high grade [MSI-L, MSI-H]) (Jass 1999)

Tabelle V.12.1. Fortsetzung

Anatomische Ausbreitung vor Therapie	Prognosegruppe nach Sternberg et al. (1999)
	Tumorgröße (größter longitudinaler und transversaler Durchmesser)
	Zirkumferenzielles Wachstum (insulär, zirkulär)
	Tumorobstruktion
	Makroskopisch gemessene Tumordicke
	Makroskopischer Tumortyp
	Invasionstiefe (Schicht) (bei polypösem Karzinom bzw. Karzinom in polypösem Adenom: Befall von Polypenkopf, Polypenstiel, Polypenbasis)
	Ausmaß der perirektalen/perikolischen Invasion (histologisch gemessen)
	Invasion welcher Nachbarorgane/-strukturen
	Abstrichzytologie vom Peritoneum über Primärtumor
	Satelliten (in welcher Schicht, in welcher Höhe)
	Sentinel-Lymphknoten-Darstellung
	Lokalisation der regionären Lymphknoten (Abflussregion, in Verzweigungsgebiet oder entlang benannter Gefäßstämme, tumornahe oder -ferne [≤3 />3 cm], apikaler bzw. Grenzlymphknoten)
	Durchmesser der größten Lymphknotenmetastase
	Reaktive Veränderungen in regionären Lymphknoten (follikuläre Hyperplasie, parakortikale Hyperplasie; ≤50%, >50% der Lymphknoten)
	Lokalisation von Fernmetastasen
	Isolierte (disseminierte) Tumorzellen in regionären Lymphknoten, Knochenmark, anderen Organen, Blut
	Tumorzellnachweis in Peritonealspülung
	Regressive Veränderungen nach neoadjuvanter Therapie/histologischem Regressionsgrading mit Angabe der Methode sowie der Zahl untersuchter Klein- und Großblöcke
	Ausbreitung des vitalen und regressierten Tumorgewebes
R-Klassifikation	Minimale Sicherheitsabstände (histologisch gemessen) (besonders zirkumferenziell)
	Spezielle Methoden der R-Klassifikation
	Lokalisation von Residualtumor
Chirurgische Methodik	Örtliche Tumorzelldissemination (Einriss/Schnitt durch Tumor)
	Ausmaß und Qualität der Mesorektumexzision
Karzinome im Rahmen hereditärer Syndrome (HNPCC, FAP und ihre Varianten, hamartomatöse Polyposen, Li-Fraumeni-Syndrom u. a.)	

Tabelle V.12.1. Fortsetzung

Begleitende Veränderungen	Adenom(e) (tubulär, tubulovillös, villös, Adenoma serratum; mit Angabe von Zahl und Dysplasiegrad)
	Nicht-neoplastische Polypen
	Chronisch-entzündliche Dickdarmerkrankungen (chronische Colitis ulcerosa, Morbus Crohn, chronische Strahlenkolitis, andere; Dysplasien hierbei Dysplasiegrad)
	Divertikel/Divertikulose
	Melanosis coli
	Pneumatosis intestinalis
Durchführung von Spezialuntersuchungen	Z. B. Durchflusszytophotometrie, biologische und molekulare Marker

Literatur

Abramowicz MJ (2002) Biology of colorectal cancer: An overview of genetic factors. In: Bleiberg H, Kemeny N, Rougier P, Wilke H (eds) Colorectal cancer. A clinical guide to therapy. Martin Dunitz, London, pp 3–9

Anwar S, Hall C, White J, Deakin M, Farrell W, Elder JB (2000) Hereditary non-polyposis colorectal cancer: an updated review. Eur J Surg Oncol 26:635–645

Becker K, Fink U, Siewert JR, Höfler H (1996) Morphologische Veränderungen nach präoperativer Chemotherapie lokal fortgeschrittener Magenkarzinome. Verh Dtsch Ges Path 80:400

Beech D, Pontius A, Muni N, Long WP (2001) Familial adenomatous polyposis: a case report and review of the literature. J Natl Med Assoc 93:208–213

Berufsverband Deutscher Pathologen (2002) Anwendungsleitlinie Pathologische Diagnostik kolorektaler Karzinome. Pathologe (in Vorbereitung)

Boland CR, Thibodeau SN, Hamilton SR, Sidransky D, Eshleman JR, Burt RW et al. (1998) A National Cancer Workshop on microsatellite instability for cancer detection and familial predisposition: development of international criteria for the determination of microsatellite instability in colorectal cancer. Cancer Res 58:5248–5257

Bonzourene H, Bosman FT, Seelentag W, Matter M, Coucke P (2002) Importance of tumor regression assessment in predicting the outcome in patients with locally advanced rectal carcinoma who are treated with pre-operative radiotherapy. Cancer 94:1121–1139

Bosman FT (2002) Postoperative histopathological evaluation: implications for prognosis. In: Bleiberg H, Kemeny N, Rougier P, Wilke H (eds) Colorectal cancer. A clinical guide to therapy. Martin Dunitz, London, pp 81–89

Bozzetti F, Andreola S, Rossetti C, Zucali R, Moroni E, Barotti D et al (1996) Preoperative radiotherapy for resectable cancer of the middle-distal rectum: its effect on the primary lesion is determined by endorectal ultrasound using flexible echo colonoscope. Int J Colorect Dis 11:283–286

Brown SR, Bishop DT (2000) Genetics of colorectal cancer. In: McArdle CS, Kerr DJ, Boyle P (eds) Colorectal cancer. Medical Media, Oxford, pp 71–86

Burroughs SH, Williams GT (2000) Examination of large intestine resection specimens. J Clin Path 53:344–349

Compton CC (1999) Pathology report in colon cancer: what is prognostically important? Dig Dis 17:67–79

Compton CC for the members of the Cancer Committee, College of American Pathologists (2000a) Updated protocol for the examination of specimens removed from patients with carcinomas of the colon and rectum, excluding carcinoid tumors, lymphomas, sarcomas, and tumors of the vermiform appendix. Arch Pathol Lab Med 124:1016–1025

Compton C, Fenoglio-Preiser CM, Pettigrew N, Fielding LP (2000b) American Joint Committee on Cancer Prognostic Factors Consensus Conference: Colorectal Working Group. Cancer 88:1739–1757

Cserni G, Vajda K, Tarjan M, Bori R, Vajda K, Balrás B (1999) Nodal staging of colorectal carcinomas from quantitative and qualitative aspects. Can lymphatic mapping help staging? Pathol Oncol Res 5:291–296

Deutsche Krebsgesellschaft (Hermanek P, Hrsg) (1995) Diagnostische Standards. Lungen-, Magen-, Pankreas- und kolorektales Karzinom. Qualitätssicherung in der Onkologie 3.1. Zuckschwerdt, München Bern Wien New York

Deutsche Krebsgesellschaft (Hermanek P, Hrsg) (2000) Kurzgefasste interdisziplinäre Leitlinien 2000. Zuckschwerdt, München Bern Wien New York

Deutsche Krebsgesellschaft (Schmitt-Thomas B, Hrsg) (2002) Kurzgefasste interdisziplinäre Leitlinien 2002. Zuckschwerdt, München Bern Wien New York

Dudeck J, Wagner G, Grundmann E, Hermanek P (Hrsg) (1999) Basisdokumentation für Tumorkranke, 5. Aufl. Zuckschwerdt, München Bern Wien New York

Dworak O, Keilholz L, Hoffmann A (1997) Pathological features of rectal cancer after preoperative radiochemotherapy. Int J Colorect Dis 12:19–23

Fielding LP, Arsenault PA, Chapuis PH, Dent O, Gatright B, Hardcastle JD, Hermanek P et al. (1991) Clinicopathologic staging for colorectal cancer. An International Documentation System (IDS) and an International Comprehensive Anatomical Terminology (ICAT). J Gastroenterol Hepatol 6:325–344

Ford D, Easton DF, Bishop DT, Narod SA, Goldgar DE (1994) Risks of cancer in BRCA1-mutation carriers. Lancet 343:692–695

Fritz A, Percy C, Jack A, Shanmugaratnam K, Sobin LH, Parkin DM, Whelan S (2000) International classification of diseases for oncology (ICD-O), 3rd ed. WHO, Geneva

Gatta G, Faivre J, Capocaccia R, Ponz de Leon M and the EUROCARE Working Group (1998) Survival of colorectal cancer patients in Europe during the period 1978–1989. Eur J Cancer 34:2176–2183

Gebert J, von Knebel Doeberitz M (1999) Hereditäre Tumoren des Gastrointestinaltrakts (FAP/HNPCC). Chir Gastroenterol 15:163–172

Goldstein NS, Soman A, Sacksner J (1999) Disparate surgical margin lengths of colorectal resection specimens between in vivo and in vitro measurements. The effects of surgical resection and formalin fixation on organ shrinkage. Am J Clin Path 111:349–351

Goldstein NS, Sanford W, Coffey M, Layfield LJ (2000) Lymph node recovery from colorectal resection specimens removed for adenocarcinoma: trends over time and a recommendation for a minimum number of lymph nodes to be removed. Am J Clin Pathol 106:209–216

Grundmann E, Hermanek P, Wagner G (1997) Tumorhistologieschlüssel. Empfehlungen zur aktuellen Klassifikation und Kodierung der Neoplasien auf der Grundlage der ICD-O, 2. Aufl. Springer, Berlin Heidelberg New York

Haggitt RC, Glotzbach RE, Soffer EE, Wruble LD (1985) Prognostic factors in colorectal carcinomas arising in adenomas: implications for lesions removed by endoscopic polypectomy. Gastroenterology 89:328–336

Hahn M, Kruppa Ch, Pistorius S, Schackert HK (1999) Prädiktive molekulare Diagnostik und präventive Chirurgie des hereditären kolorektalen Karzinoms. Zbl Chir 124:278–285

Hahn M, Kiesslich R, Weber W, Jung M (2002) Chromoendoskopie des Gastrointestinaltraktes. Falk Foundation e. V, Freiburg

Hamilton SR, Aaltonen LA (eds) (2000) Pathology and genetics of tumours of the digestive system. WHO Classification of Tumours. IARC Press, Lyon

Havenga K, Enker WE, Norstein J, Moriya Y, Heald RJ, von Houwelingen HC, van de Velde CJH (1999) Improved survival and local control after total mesorectal excision or D3 lymphadenectomy in the treatment of primary rectal cancer: an international analysis of 1411 patients. Eur J Surg Oncol 25:368–374

Hermanek P (1989) Sicherheitsabstände bei anteriorer und tiefer anteriorer Resektion. Begriffsbestimmung und Methodik. In: Gall FP, Zirngibl H, Hermanek P (Hrsg) Das kolorektale Karzinom. Kontroverse Fragen, neue Ergebnisse. W Zuckschwerdt, München Bern Wien San Francisco

Hermanek P (1998) Qualität der Chirurgie aus der Sicht des Pathologen. In: Büchler MW, Heald RJ, Maurer ChA, Ulrich B (Hrsg) Rektumkarzinom. Das Konzept der totalen mesorektalen Exzision. Karger, Basel

Hermanek P (2000a) What can the pathologist tell the surgeon about rectal cancer resection? In: Scholefield JH (ed) Challenges in colorectal cancer. Blackwell, Oxford, pp 81–90

Hermanek P (2000b) Pathology of colorectal cancer and premalignant lesions. In: McArdle CS, Kerr JD, Boyle P (eds) Colorectal cancer. Isis Medica Media, Oxford, pp 57–70

Hermanek P (2000c) Methodik der histopathologischen Untersuchung von Resektaten kolorektaler Karzinome. Chir Gastroenterol 16:255–259

Hermanek P, Wittekind Ch (1994) Seminar: the pathologist and the residual tumor (R) classification. Pathol Res Pract 190:115–123

Hermanek P, Hutter RVP, Sobin LH, Wittekind Ch (1999) Classification of isolated tumor cells and micrometastasis. Communication UICC. Cancer 86:2668–2673

Hermanek P, Mansmann U, Staimmer D, Riedl St, Hermanek P (2000) The German experience: the surgeon as a prognostic factor in colon and rectal cancer surgery. Surg Oncol Clinics N Amer 9:33–49

Hobday TJ, Erlichman Ch (2001) Colorectal cancer. In: UICC (Gospodarowicz MK, Henson DE, Hutter RVP, O'Sullivan B, Sobin LH, Wittekind Ch, eds) Prognostic factors in cancer, 2nd ed. Wiley & Sons, New York

Hohenberger W, Günther K, Fietkau R (1998) Is radiochemotherapy necessary in the treatment of rectal cancer. Kontra. Eur J Cancer 34:441–446

Howe JR, Mitros FA, Summers RW (1998) The risk of gastrointestinal carcinoma in familial juvenile polyposis. Ann Surg Oncol 5:751–756

Hu KS, Harrison LB (2000) Adjuvant therapy for resectable rectal adenocarcinoma. Seminars Surg Oncol 19:336–349

Iishi H, Tatsuta M, Tsutsui S, Imanishi K, Otani T, Okuda S, Ishiguro S et al. (1992) Early depressed adenocarcinoma of the large intestine. Cancer 69:2406–2410

Jamieson JK, Dobson JF (1909) The lymphatics of the colon. Proc Roy Soc Med 2:149–152

Japanese Society for Cancer of the Colon and Rectum (JSCCR) (1997) Japanese classification of colorectal carcinoma, 1st English ed. Kanehara & Co, Tokyo

Jass JR (1999) Towards a molecular classification of colorectal cancer. Int J Colorect Dis 14:194–200

Jass JR, Sobin LH (1989) Histological typing of intestinal tumours. 2nd ed. WHO International Histological Classification of Tumours. Springer, Berlin Heidelberg New York

Kiesslich R, van Bergh M, Hahn M, Hermann G, Jung M (2001) Chromoendoscopy with indigocarmine improves the detection of adenomatous and nonadenomatous lesions in the colon. Endoscopy 33:1001–1006

Kiesslich R, Thanka Nadar BJ, Hahn M, Mitschke E, Nafe B, Galle PR, Jung M (2002) Intraobserver-Variation der Pit Pattern Klassifikation: Eine internationale Befragung. Endo heute 15:28

Köckerling F (2000) Neue technische Variante der totalen mesorektalen Exzision. Chirurg Allgemeine 1:128–129

Köckerling F, Yildirim C, Scheuerlein H (2000) Total mesorectal excision in rectal carcinoma using water jet technique: optimal radicality, maximum autonomic nerve preservation. In: Bruch F-P, Köckerling F, Bouchard R, Schug-Paß C (eds) New aspects of high technology in medicine. Hannover Oct 16–20, 2000. Monduzzi, Bologna

Köhne CH, Cunningham D, Di CF, Glimelius B, Blijham G, Aranda E, Scheithauer W et al (2002) Clinical determinants of survival in patients with 5-fluorouracil-based treatment for metastatic colorectal cancer: results of a multivariate analysis of 3825 patients. Ann Oncol 13:308–317

Kölble K, Schlag PM (1999) Hereditäres kolorektales Karzinom. Diagnostik und therapeutische Konsequenzen. Onkologe 5:6–14

Kudo S, Hirota S, Nakajima T, Hosobe S, Kusaka H, Kobayashi T, Himori M, Yagynu A (1994) Colorectal tumours and pit pattern. J Clin Pathol 47:880–885

Kudo S, Tamura S, Nakajima T, Yamano H, Kusaka H, Watanabe H (1996) Diagnosis of colorectal tumorous lesions by magnifying endoscopy. Gastrointest Endosc 44:8–14

Lynch HAT, Smyrk T, Mc Ginn T, Lanspa S, Cavalieri J, Lynch J, Slominski-Caster S et al. (1995) Attenuated familial adenomatous polyposis (AFAP). A phenotypically and genotypically distinctive variant of FAP. Cancer 76:2427–2435

Lynch HT, Lynch JF (2000) Hereditary non-polyposis colorectal cancer. Semin Surg Oncol 18:305–313

Mandard AM, Dalibard F, Mandard J-C et al (1994) Pathologic assessment of tumor regression after preoperative chemo-radiotherapy of esophageal carcinoma. Cancer 73:2680–2686

M.E.R.C.U.R.Y. (Magnetic Resonance Imaging and Rectal Cancer European Equivalence Study) Project (2002) Study Protocol

Merkel S, Wein A, Günther K, Papadopoulos T, Hohenberger W, Hermanek P (2001) High risk groups of patients with stage II colon cancer. Cancer 92:1435–1443

Merkel S, Wang WY, Schmidt O, Dworak O, Wittekind Ch, Hohenberger W, Hermanek P (2001) Locoregional recurrence in patients with anastomotic leakage after anterior resection for rectal carcinoma. Colorect Dis 3:154–160

Merkel S, Mansmann U, Papadopoulos T, Wittekind Ch, Hohenberger W, Hermanek P (2001) The prognostic inhomogeneity of colorectal carcinomas stage III: a proposal for subdivision of stage III. Cancer 92:2754–2759

Modlin IM, Sander A (1997) An analysis of 8305 cases of carcinoid tumours. Cancer 79:813–829

Müller HJ, Dobbie Z, Heinimann Z (2000) Familiäre Kolorektalkarzinome und genetisches Screening. Chir Gastroenterol 16:206–212

Nagata S, Tanaka S, Haruma K, Yoshihara M, Sumii K, Kajiyama G, Shimamoto F (2000) Pit pattern diagnosis of early colorectal carcinoma by magnifying colonoscopy: Clinical and histologic implications. Intern J Oncol 16:927–934

NCI Consensus Conference (1990) Adjuvant therapy for patients with colon and rectal cancer. JAMA 264:1444–1450

Nekarda H, Böttcher K, Zimmermann F, Funk U, Bauer M, Roder JD (2000) Kolon-/Rektumkarzinom. In: Roder JD, Stein HJ, Fink U (Hrsg) Therapie gastrointestinaler Tumoren. Prinzipien der Chirurgischen Klinik und Poliklinik der Technischen Universität München. Springer, Berlin Heidelberg New York, S 336–366

Nivatvongs S (2000) Surgical management of early colorectal cancer. World J Surg 24:1052–1055

Quirke P, Dixon MF (1998) The prediction of local recurrence in rectal adenocarcinoma by histopathological examination. Int J Colorect Dis 3:127–131

Quirke P (1998) The pathologist, the surgeon and colorectal cancer – get it right because it matters. In: Kirkham N, Lemoine NR (eds) Progress in Pathology, vol 4. Churchill Livingstone, London New York Philadelphia San Francisco Sydney Toronto, pp 201–213

Rodriguez-Bigas MA, Boland CR, Hamilton SR, Henson DE, Jass JR, Khan PM, Lynch H et al. (1997) A National Cancer Institute Workshop on hereditary nonpolyposis colorectal cancer syndrome; meeting highlights and Bethesda guidelines. J Nat Cancer Inst 89:1758–1762

Rödel C, Hohenberger W, Sauer R (2000) Welcher Patient mit Rektumkarzinom benötigt eine (neo-)adjuvante Radiotherapie? Chir Gastroenterol 16:260–266

Saha S, Bilchik A, Wiese D (2002) Sentinel lymph-node mapping in colorectal cancer. In: Bleiberg H, Kemeny N, Rougier P, Wilke H (eds) Colorectal cancer. A clinical guide to therapy. Martin Dunitz, London, pp 73–79

Shepherd N, Baxter K, Love S (1997) The prognostic importance of peritoneal involvement in colonic cancer. Gastroenterology 112:1096–1102

Solcia E, Klöppel G, Sobin LH (2000) Histological typing of endocrine tumours, 2nd ed. WHO International Histological Classification of Tumours. Springer, Berlin Heidelberg New York

Soreide O, Norstein J, Fielding LP, Silen W (1997) International standardization and documentation of the treatment of rectal cancer. In: Soreide O, Norstein J (eds) Rectal cancer surgery. Optimisation – standardisation – documentation. Springer, Berlin Heidelberg New York, pp 405–445

Sterk P, Nagel T, Günter S, Schubert F, Klein G (2000) Verfahren zur postoperativen Kontrolle der vollständigen Exzision des Mesorektums. Zbl Chir 125:370–374

Sternberg A, Sibirsky O, Cohen D, Blumenson LE, Petrelli NJ (1999) Validation of a new classification system for curatively resected colorectal adenocarcinoma. Cancer 86:782–792

Tada S, Iida M, Yao T, Matsumoto T, Tsuneyoshi M, Fujishima M (1993) Stereomicroscopic examination of surface morphology in colorectal epithelial tumors. Hum Pathol 24:1243–1252

Tanaka S, Haruma K, Ito M, Nagata S, Oh-E H, Hirota Y, Kunihiro M et al (2000) Detailed colonoscopy for detecting early superficial carcinoma: recent developments. J Gastroenterol 35, Suppl XII:121–125

Tanaka S, Haruma K, Teixeira CR, Tatsuta S, Ohtsu N, Hiraga Y, Yoshihara M et al (1995) Endoscopic treatment of submucosal invasive colorectal carcinoma with special reference to risk factors for lymph node metastasis. J Gastroenterol 30:710–717

Thomas RM, Sobin LH (1995) Gastrointestinal cancer. Cancer 75:154–170

Thomas H, Whitelaw S, Cottrell SE, Murday VA, Tomlinson IP, Markie D et al. (1996) Genetic mapping of the hereditary mixed polyposis syndrome to chromosome 6q. Am J Hum Genet 58:770–776

Torlakovis E, Snover DC (1996) Serrated adenomatous polyposis in humans. Gastroenterology 110:748–755

UICC (Hermanek P, Gospodarowicz MK, Henson DE, Hutter RVP, Sobin LH, eds) (1995) Prognostic factors in cancer. Springer, Berlin Heidelberg New York

UICC (Wittekind Ch, Wagner G, Hrsg) (1997) TNM-Klassifikation maligner Tumoren, 5. Aufl. Springer, Berlin Heidelberg New York

UICC (Hermanek P, Hutter RVP, Sobin LH, Wagner G, Wittekind Ch, Hrsg) (1998) TNM-Atlas. Illustrierter Leitfaden zur TNM/pTNM-Klassifikation maligner Tumoren, 4. Aufl. Springer, Berlin Heidelberg New York

UICC (Wittekind Ch, Henson DE, Hutter RVP, Sobin LH, eds) (2001) TNM supplement, 2nd ed. A commentary on uniform use. Wiley & Sons, New York

UICC (Sobin LH, Wittekind Ch, eds) (2002) TNM classification of malignant tumours, 6th ed. Wiley & Sons, New York

Vasen HF, Mecklin JP, Khan PM, Lynch HT (1991) The International Collaborative Group on Hereditary Non-Polyposis Colorectal Cancer (ICG-HNPCC). Dis Colon Rectum 34:424–425

Vasen HF, Watson P, Mecklin JP, Lynch HT (1999) New clinical criteria for hereditary nonpolyposis colorectal cancer (HNPCC, Lynch syndrome) proposed by the International Collaborative Group on HNPCC. Gastroenterology 116:1453–1456

Wagner G (Hrsg) (1993) Tumorlokalisationsschlüssel. International Classification of Diseases for Oncology ICD-O, 2. Aufl. Topographischer Teil, 5. Aufl. Springer, Berlin Heidelberg New York

Wagner G, Hermanek P, Wittekind Ch, Sinn HP (2002) Organspezifische Tumordokumentation, 2. Aufl/Internetfassung (OTD-2-Internet). Deutsche Krebsgesellschaft, Frankfurt/Main. http://www.krebsgesellschaft.de

Weese JL, O'Grady MG, Ottery FD (1986) How long is the five centimeter margin? Surg Gynaec Obstet 163:101–103

Werner M, Höfler H (2000) Pathologie. In: Roder JD, Stein HJ, Fink U (Hrsg) Therapie gastrointestinaler Tumoren. Prinzipien der Chirurgischen Klinik und Poliklinik der Technischen Universität München. Springer, Berlin Heidelberg New York, S 45–53

Wittekind Ch, Compton CC, Greene FL, Sobin LH (2002) TNM Residual tumor classification revisited. Cancer 94:2511–2519

Wong JH, Severino R, Hannebier MB, Tom P, Namiki TS (1999) Number of nodes examined and staging accuracy in colorectal carcinoma. J Clin Oncol 17:2896–2900

Wong JH, Steineman S, Caldena C, Bowles J, Namiki T (2001) Ex vivo sentinel node mapping in carcinoma of the colon and rectum. Ann Surg 233:515–521

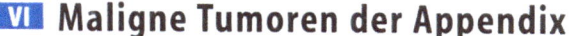

VI Maligne Tumoren der Appendix

1 Zur Anatomie

Maligne Tumoren der Appendix wurden bis vor kurzem allgemein unter den Tumoren des Kolons abgehandelt. In der WHO-Klassifikation der Tumoren des Verdauungstraktes (Hamilton u. Aaltonen 2000) werden sie als eigene Gruppe behandelt. Dies ist begründet durch

– Unterschiede in der Häufigkeit der verschiedenen histologischen Typen in Appendix und Kolon,
– besonderes biologisches Verhalten muzinöser Adenokarzinome der Appendix,
– Besonderheiten der endokrinen Tumoren der Appendix, die sich deutlich von jenen des Kolons und Rektums unterscheiden.

Die Appendix wird nach ICD-O (Fritz et al. 2000) bzw. Tumorlokalisationsschlüssel (Wagner 1993) als Teil des Kolons geführt und mit C18.1 verschlüsselt.

Die regionären Lymphknoten sind die Lymphknoten an der A. ileocolica und ihren Verzweigungen (UICC 1997, 2001, 2002).

Gut die Hälfte maligner Appendixtumoren sind Karzinome, der Rest – abgesehen von seltenen Ausnahmen – endokrine Tumoren (Thomas u. Sobin 1995). Die in Frage kommenden Typen sind in Tabelle VI.2.1 mit ihren ICD-O-Codenummern aufgelistet.

Die Klassifikation (Typing und Grading) der *Karzinome* erfolgt nach der WHO-Klassifikation der Tumoren des Verdauungssystems (Hamilton u. Aaltonen 2000) bzw. der hiermit identischen WHO-Klassifikation der in-

Tabelle VI.2.1. Maligne Tumoren der Appendix mit ihren ICD-O-Codenummern

Tumortyp	ICD-O-Codenummer
Karzinome	
Adenokarzinom	8140/3
Muzinöses Adenokarzinom	8480/3
Siegelringzellkarzinom	8490/3
Undifferenziertes Karzinom	8020/3
Anmerkung: Die Bezeichnungen Zystadenokarzinom und muzinöses Zystadenokarzinom werden bisweilen für gut differenzierte Adenokarzinome bzw. muzinöse Adenokarzinome mit makroskopisch zystischen Strukturen verwendet, beschreiben aber keine eigenen Entitäten.	
Maligne endokrine Tumoren	
Gut differenziertes EC-Zell-Karzinom	8241/3
Niedrig-malignes Becherzellkarzinoid	8243/3
Gemischt exokrin-endokrines Karzinom	8244/3
Maligne nichtepitheliale Tumoren	
Leiomyosarkom	8890/3
Maligner gastrointestinaler Stromatumor	8936/3
Kaposi-Sarkom	9140/3
Maligne Lymphome	Siehe Bd. Lymphome und Leukämien dieser Buchreihe

testinalen Tumoren (Jass u. Sobin 1989). Das häufigste Karzinom ist das gut differenzierte muzinöse Adenokarzinom. Es unterscheidet sich in seinem Verhalten vom entsprechenden Tumor des Kolons und wird daher anschließend näher beschrieben. Hinsichtlich der anderen Karzinomtypen wird auf den Abschnitt Kolon und Rektum verwiesen. Gleiches gilt für die *nichtepithelialen malignen Tumoren*. Bezüglich der *malignen endokrinen Tumoren* folgen wir der WHO-Klassifikation endokriner Tumoren (Solcia et al. 2000) (Begründung s. Abschnitt Magen, S. 109).

Muzinöse Adenokarzinome der Appendix sind durchwegs gut differenziert. Sie wachsen im Allgemeinen langsam und metastasieren erst spät lymphogen. Typisch ist die Ausbreitung in Form des sog. Pseudomyxoma peritonei, eine weitere allerdings seltene Besonderheit ist das sog. Pseudomyxoma retroperitonei. Besondere Probleme kann die Abgrenzung gegenüber benignen Adenomen bieten. Die bei letzteren mögliche sog. Pseudoinvasion und anderseits das oft ausgeprägt verdrängende Wachstum gut differenzierter Karzinome können dazu führen, dass eine sichere Unterscheidung zwischen benigne und maligne nicht möglich wird. Für derartige Fälle wurden Bezeichnungen wie muzinöser Tumor mit unsicherem Malignitätspotenzial oder muzinös-zystischer Tumor niedrigen Malignitätspotenzials vorgeschlagen.

Als *Pseudomyxoma peritonei* wird die Anwesenheit schleimigen Materials an der Peritonealoberfläche verstanden. Dabei sind innerhalb der Schleimmassen oft nur sehr wenige maligne Zellen erkennbar. Die Verteilung innerhalb des Abdomens ist dadurch charakterisiert, dass die Darmoberfläche meist ausgespart ist und dass die Schleimmassen v.a. das große Netz, die Gegend unterhalb der rechten Zwerchfellseite und rechts hinter der Leber, das Treitz-Band und das Becken bevorzugen. Gelegentlich finden sich auch schleimige Zysten innerhalb der Milz.

Die häufigste Ursache des Pseudomyxoma peritonei ist die Ausbreitung eines primären gut differenzierten muzinösen Adenokarzinoms der Appendix. Andere Ursachen sind muzinöse Adenokarzinome anderer Lokalisationen wie von Gallenblase, Magen, Kolon, Rektum, Eileiter, Urachus, Lunge oder Mamma. Das Ovar wurde früher als häufiger Sitz des ursächlichen Primärtumors angenommen, aufgrund neuerer immunhistologischer und molekularpathologischer Befunde ist heute davon auszugehen, dass in den meisten Fällen von Pseudomyxoma peritonei mit gut differenzierten muzinösen Tumoren von Appendix und Ovar tatsächlich die Appendix der Ausgagspunkt ist (Literatur bei Hamilton u. Aaltonen 2000). Die beschriebenen gutartigen muzinösen Appendixadenome als Ursache eines Pseudomyxoma peritonei (es wird z. T. von Adenomuzinose gesprochen) sind aus heutiger Sicht wohl als gut differenzierte muzinöse Adenokarzinome zu klassifizieren, was allerdings nicht allgemeine Zustimmung findet (Ronnett et al. 2001).

Beim sehr seltenen *Pseudomyxoma retroperitonei* (Matsuoka et al. 1999) findet sich schleimig-gallertiges Material im Retroperitoneum. Die Veränderung erscheint multizystisch, z. T. sieht man auch Kalzifikation oder Luft innerhalb der Schleimmassen. Differenzialdiagnostisch ist das Pseudomyxoma retroperiteonei vom ebenfalls sehr seltenen primären retroperitonealen muzinösen Zystadenom und Zystadenokarzinom abzugrenzen.

Die große Mehrzahl aller *endokrinen Tumoren* der Appendix ist benigne. Maligne endokrine Tumoren sind in der Appendix wesentlich seltener als im Jejunum und im Kolon, endokrine Syndrome (Karzinoidsyndrome) sind extrem selten. In ca. 15% sind endokrine Appendixtumoren mit (synchronen oder metachronen) nichtendokrinen Malignomen assoziiert (Modlin u. Sandor 1997).

Beim *gut differenzierten EC-Zell-Karzinom* (malignes EC-Zell-Karzinoid, malignes serotonin-produzierendes Karzinoid, maligner argentaffiner Karzinoidtumor) lässt sich die Malignität durch Invasion der Mesoappendix und/oder Metastasen erkennen. Die Tumoren sind durchwegs mehr als 2 cm, meist mehr als 3 cm groß. Beim sehr seltenen Karzinoidsyndrom ist fast immer massive Metastasierung in Leber und/oder Retroperitoneum vorhanden.

Die *niedrig malignen Becherzellkarzinoide* (Mukokarzinoidtumor, muzinöses Karzinoid, Kryptenzellkarzinom) gehen von den tiefen Abschnitten der Krypten aus und zeigen schleimbildende Zellen ähnlich den Becherzellen, aber z. T. auch siegelringzellähnliche Elemente und verstreute endokrine Zellen.

Das Wachstum erfolgt vorwiegend submukös diffus-invasiv ohne deutlich abgrenzbare Tumorbildung.

Gemischt exokrin-endokrine Karzinome (Karzinoid-Adenokarzinom, gemischtes Karzinoid-Adenokarzinom, „composite carcinoid") zeigen neben Strukturen eines präexistenten Becherzellkarzinoids solche eines Adenokarzinoms.

Karzinome der Appendix werden (ausgenommen gut differenzierte EC-Zell-Karzinome [maligne Karzinoide]) nach UICC (2001, 2002) in gleicher Weise wie Karzinome von Kolon und Rektum im TNM-System klassifiziert, jedoch soll die statistische Auswertung getrennt von den kolorektalen Karzinomen erfolgen. Nach AJCC (Fleming et al. 1997) soll das TNM-System für Appendixkarzinome nicht angewendet werden. Als Ursache für diese Sonderstellung ist die besondere Ausbreitungsweise in Form des Pseudomyxoma peritonei bei den häufigsten Appendixkarzinomen, den gut differenzierten muzinösen Adenokarzinomen, anzuführen. Das Pseudomyxoma peritonei ist nach der TNM-Klassifikation als Fernmetastasierung (M1 bzw. pM1) zu klassifizieren, jedoch ist die Prognose hierbei im Vergleich zu allen anderen Patienten mit Fernmetastasen ganz auffällig günstiger (Fünfjahresüberlebensraten 51 vs. 0% (Thomas u. Sobin 1995).

Für maligne mesenchymale Tumoren wurde eine TNM-Klassifikation gastrointestinaler Sarkome (ausgenommnn Kaposi-Sarkome) vorgeschlagen (s. Abschn. Ösophagus, S. 44). Zur Klassifikation maligner Lymphome s. Bd. Lymphome und Leukämien dieser Buchreihe.

Für gut differenzierte endokrine Karzinome (maligne Karzinoide) wird die anatomische Ausbreitung in 3 Kategorien beschrieben:

- lokalisiert: begrenzt auf das Ursprungsorgan,
- regionär: Metastasierung in regionäre Lymphknoten und/oder direkte kontinuierliche Ausbreitung auf die Nachbarschaft,
- Fernmetastasen (einschließlich Metastasen in nichtregionäre Lymphknoten).

Hierzu sei auf den Abschnitt Kolon und Rektum verwiesen (s. S. 247).

5 Klinische Anwendung: Algorithmen zu Diagnose und Therapie

5.1 Diagnostik

Siehe Abschnitt Kolonkarzinom, S. 277.

5.2 Therapie

Regeleingriff beim Karzinom ist die rechtsseitige Hemikolektomie. Für zufällig bei der Appendektomie nachgewiesene endokrine Tumoren bis zu einer Größe von 2 cm ist die Appendektomie ausreichend, sofern der Tumor hierdurch im Gesunden entfernt wurde und keine Anhaltspunkte für lymphogene Metastasen bestehen.

6 Prognosefaktoren

(Hamilton u. Aaltonen 2000; Modlin u. Sander 1997; Thomas u. Sobin 1995)

Bei *Adenokarzinomen* sind gesicherte Prognosefaktoren das Ausmaß der anatomischen Ausbreitung, der histologische Typ (nichtmuzinöse Karzinome mit ungünstigerer Prognose!) und der histologische Differenzierungsgrad.

Bei Patienten mit lokalisierten Tumoren sind Fünfjahresüberlebensraten von 95%, bei regionärer Ausbreitung von 45% zu erwarten. Die entsprechenden Zahlen für *muzinöse Adenokarzinome* liegen bei 80% bzw. 65–70%. Bei Patienten mit Fernmetastasen ist im Falle gut differenzierter muzinöser Adenokarzinome mit Pseudomyxoma peritonei mit einer Fünfjahresüberlebensrate von ca. 50% zu rechnen, während bei Patienten mit Fernmetastasen nichtmuzinöser Adenokarzinome kaum 5 Jahre Überlebende beobachtet werden (Thomas u. Sobin 1995).

Bei Patienten mit *Pseudomyxoma peritonei* wird die Prognose ungünstig beeinflusst von einer Ausbreitung vom Peritoneum in tiefer liegende Strukturen, vom Auftreten schlecht differenzierter Areale, aber auch von klinischen Symptomen wie Trommelbauch und Gewichtsverlust.

Bei *malignen endokrinen Tumoren* betragen die Fünfjahresüberlebensraten bei lokalisierten Erkrankungen 95%, bei regionärer Ausbreitung 85% und bei Fernmetastasierung ca. 35% (Modlin u. Sandor 1997).

7 Klinische Information für die histopathologische Untersuchung

Siehe Abschnitt Kolon und Rektum, S.293.

Auch hier gilt Gleiches wie bei den Tumoren von Kolon und Rektum, s. S.297. Zusätzlich ist das Vorhandensein von Resten eines Becherzellkarzinoids sowie ein etwaiges Pseudomyxoma peritonei oder retroperitonei zu dokumentieren. Beim Pseudomyxoma peritonei ist die Lokalisation innerhalb der verschiedenen Regionen der Bauchhöhle und eine etwaige Invasion angrenzender tiefer Strukturen festzuhalten.

Literatur

Fleming ID, Cooper JS, Henson DE et al. (eds) (1997) AJCC Cancer staging manual, 5th ed. Lippincott-Raven, Philadelphia New York

Fritz A, Percy C, Jack A et al. (2000) International classification of diseases for oncology (ICD-O), 3rd ed. WHO, Geneva

Hamilton SR, Aaltonen LA (eds) (2000) World Health Organisation Classification of Tumours. Pathology and genetics of tumours of the digestive system. IARC Press, Lyon

Jass JR, Sobin LH (1989) Histological typing of intestinal tumours, 2nd ed. WHO International Histological Classification of Tumours. Springer, Berlin Heidelberg New York

Matsuoka Y, Masumoto T, Suzuki K, Terada K et al. (1999) Pseudomyxoma retroperitonei. Eur Radiol 9:457–459

Modlin IM, Sandor A (1997) An analysis of 8305 cases of carcinoid tumours. Cancer 79:813–829

Ronnett BM, Yan H, Kurman RJ, Shmookler BM, Wu L, Sugarbaker P (2001) Patients with pseudomyxoma peritonei associated with disseminated peritoneal adenomucinosis have a significantly more favorable prognosis than patients with peritoneal mucinous carcinomatosis. Cancer 92:85–91

Solcia E, Klöppel G, Sobin LH (2000) Histological typing of endocrine tumours, 2nd ed. WHO International Histological Classification of Tumours. Springer, Berlin Heidelberg New York

Thomas RM, Sobin LH (1995) Gastrointestinal cancer. Cancer 75:154–170

UICC (Wittekind Ch, Wagner G, Hrsg) (1997) TNM-Klassifikation maligner Tumoren, 5. Aufl. Springer, Berlin Heidelberg New York

UICC (Wittekind Ch, Henson DE, Hutter RVP, Sobin LH, eds) (2001) TNM supplement, 2nd ed. A commentary on uniform use. Wiley & Sons, New York

UICC (Sobin LH, Wittekind Ch, eds) (2002) TNM classification of malignant tumours, 6th ed. Wiley & Sons, New York

Wagner G (Hrsg) (1993) Tumorlokalisationsschlüssel, 5. Aufl. Springer, Berlin Heidelberg New York

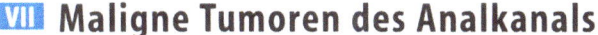

1 Zur Anatomie

Die „Analregion" wird in den Analkanal und in die Perianalregion (Analrand und angrenzende perianale Haut bis 5 cm vom Analrand) unterteilt. 80% aller malignen Tumoren der Analregion liegen im Analkanal. Die Tumoren der Perianalregion unterscheiden sich von jenen des Analkanals; sie werden den Tumoren der Haut zugeordnet und hier nicht behandelt.

1.1 Lokalisation des Primärtumors

Als Tumoren des Analkanals werden solche bezeichnet, deren Zentrum innerhalb des sog. chirurgischen Analkanals liegt (Hamilton u. Aaltonen 2000; UICC 1997, 1998, 2001, 2002). Dieser beginnt in Höhe des oberen Randes des M. sphincter ani internus und erstreckt sich bis in die Höhe des unteren Randes dieses Muskels.

Der obere Rand entspricht der Linea anorectalis. Diese liegt in Höhe des sog. Levatorrings, d. h. des Übergangs des M. sphincter ani externus in den M. levator ani bzw. dessen vorderen Anteil, den M. puborectalis. Dies entspricht dem Durchtritt des Enddarms durch den Beckenboden und wird auch als Hiatus analis oder Anorektalring bezeichnet.

Der untere Rand des Analkanals ist durch die Linea anocutanea gegeben, liegt in Höhe des unteren Endes des M. sphincter externus und entspricht dem Übergang in die äußere Haut (Epidermis mit Anhangsgebilden). An der Linea anocutanea beginnen nach distal zu der Analrand („anal verge") und die Perianalregion.

Der (chirurgische) Analkanal misst vom Anorektalring bis zum Analrand im Mittel 4,2 cm, beim Mann 4,4, bei der Frau 4,0 cm (Variabilität 3,0–5,3 cm) (Nivatvongs et al. 1981).

Innerhalb des Analkanals kann anatomisch bzw. histologisch zwischen 3 Abschnitten mit unterschiedlicher Beschaffenheit der Schleimhaut unterschieden werden:

a) Kolorektale Zone: Oberster Abschnitt mit Schleimhaut vom Typ der Rektumschleimhaut.

b) Übergangszone (Transitionalzone, ATZ = anal transitional zone, Hämorrhoidalzone, junctional zone, kloakogene Zone): Sie liegt über dem Corpus cavernosum recti (Hämorrhoidalplexus) und ist von Schleimhaut mit einem dem Urothel ähnlichen Übergangsepithel ausgekleidet. Das Innenrelief ist durch längsgestellte Columnae anales (Columnae rectales, Morgagni-Säulen, Morgagni-Falten) und dazwischenliegende Analsinus (Sinus anales) gekennzeichnet. In letzteren münden die Proktodealdrüsen.

c) Plattenepithelzone (squamosus zone, Intermediärzone, auch Pecten), ausgekleidet von Anoderm (Plattenepithel ohne Haare und ohne Anhangsdrüsen).

Die unteren Enden der Columnae anales werden als Analpapillen, die unteren Enden des Analsinus als Analkrypten bezeichnet. Über letzteren finden sich die Analklappen, die als schmale Membran die Analpapillen verbinden.

Die Linea dentata (auch Linea pectinata) am distalen Ende der Übergangszone entspricht den Analpapillen und -krypten einschließlich Analklappen. Sie liegt im Mittel 2,1, beim Mann 2,2, bei der Frau 2,0 cm von der Anokutanlinie entfernt (Variabilität 1,0–3,8 cm) (Nivatvongs et al. 1981).

In der ICD-O-3 (Fritz et al. 2000) sind (wenig systematisch) mehrere Codenummern zum Analkanal angegeben:

- C21.0: Anus o. n. A. (ausgenommen Haut des Anus und perianale Haut),
- C21.1: Analkanal,
- C21.2: kloakogene Zone,
- C21.8: überlappende Veränderung von Rektum, Anus und Analkanal.

Dabei bleibt unklar, worin sich C21.0 und C21.1 unterscheiden. C21.2 ist ein Unterabschnitt von C21.1.

Entsprechend dem Vorschlag der organspezifischen Tumordokumentation (Wagner u. Hermanek 1995) sollen alle Tumoren des Analkanals mit C21.1 verschlüsselt werden. Tumoren, die unteres Rektum und Analkanal zu gleichen Teilen befallen, sollen – sofern es sich um Plattenepithelkarzinome oder Melanome handelt – als Analkanaltumoren klassifiziert und mit C21.8 verschlüsselt werden; Adenokarzinome, muzinöse Adenokarzinome, undifferenzierte Karzinome und maligne endokrine Tumoren sollen bei Befall von Rektum und Analkanal zu gleichen Teilen als Tumoren des Rektums klassifiziert werden (C20.93).

Für Tumoren, die zu gleichen Teilen den Analkanal und die perianale Haut befallen, ist eine spezielle ICD-O-Codenummer nicht vorgesehen. Für die Zuordnung solcher Tumoren sollte der histologische Typ mitberücksichtigt werden; z. B. soll ein verruköses Karzinom, das zu gleichen Teilen im Analkanal und in der Perianalregion liegt, als Tumor der Perianalregion klassifiziert werden, da verruköse Karzinome im Analkanal nicht vorkommen.

1.2   Regionäre Lymphknoten

Als regionäre Lymphknoten für den Analkanal gelten:

- perirektale Lymphknoten,
- Lymphknoten an A. iliaca interna beidseits (einschl. Obturatorialymphknoten),
- Leistenlymphknoten beidseits.

Nach neueren Untersuchungen scheint bei eindeutig einseitigen Tumoren des Analkanals die Metastasierung nur in die ipsilateralen Leistenlymphknoten zu erfolgen (Gerard et al. 2001).

Bei Tumoren proximal der Linea dentata erfolgt der Lymphabfluss vorwiegend nach oben und seitlich, bei tiefer liegenden Tumoren vorwiegend nach inguinal.

2 Histomorphologie (Typing und Grading)

2.1 Systematik des Typings

Maßgeblich ist die 2000 publizierte WHO-Klassifikation der Tumoren des Verdauungssystems (Hamilton u. Aaltonen 2000). Sie bringt gegenüber der WHO-Klassifikation der intestinalen Tumoren von 1989 (Jass u. Sobin 1989) in erster Linie eine wesentliche Vereinfachung bei den Plattenepithelkarzinomen, da auf deren Unterteilung in verschiedene Untertypen (großzelliges verhornendes, großzelliges nichtverhornendes und basaloides Plattenepithelkarzinom) verzichtet wird. Dies deshalb, weil diese Subtypen vielfach miteinander kombiniert vorkommen, die heutige, vielfach auf Biopsien beschränkte histologische Diagnostik eine exakte Zuordnung bei den häufigen Tumoren mit unterschiedlichen Strukturen nicht erlaubt und diese Subtypisierung bzgl. Therapiewahl und Prognose ohne wesentlichen Belang ist. Bei der Diagnose eines Plattenepithelkarzinoms sollen aber die speziellen histologischen Strukturen näher beschrieben werden (s. S. 342).

Die nach heutiger Klassifikation in Frage kommenden malignen Tumoren des Analkanals sind nachstehend mit ihren ICD-O-Morphologiecodenummern (Fritz et al. 2000; Grundmann et al. 1997) aufgelistet. Von den invasiven Tumoren entfallen ca. 75% auf das Plattenepithelkarzinom, ca. 20% auf Adeno- und muzinöse Adenokarzinome, ca. 4% auf das maligne Melanom und maximal 1% auf die anderen Tumortypen (Klas et al. 1999) (Tabelle VII.2.1).

Tabelle VII.2.1. Maligne Tumoren des Analkanals mit ihren ICD-O-Codenummern

Tumortyp	ICD-O-Codenummer
1. Hochgradige anale intraepitheliale Neoplasie (AIN)	
Plattenepithelial	8077/2
Übergangsepithelial	8120/2
Glandulär	8148/2
2. Invasive Karzinome	
(ausschließlich endokrine Karzinome)	
Plattenepithelkarzinom[a]	8070/3
Adenokarzinom	8140/3
Muzinöses Adenokarzinom	8480/3
Undifferenziertes Karzinom	8020/3
3. Endokrine Karzinome[b]	(s. Abschn. Rektum, S. 225ff)
4. Maligne Melanome	
Lentiginöses Schleimhautmelanom	8746/3
Malignes Melanom o. n. A.	8720/3
5. Maligne mesenchymale Tumoren[c]	
Malignes fibröses Histiozytom	8830/3
Leiomyosarkom	8890/3
Rhabdomyosarkom	8900/3
Fibrosarkom	8810/3
Liposarkom	8850/3
6. Maligne Lymphome	s. Bd. Lymphome und Leukämien dieser Buchreihe

[a] Siehe Abschn. Beschreibung der histologichen Einzelbefunde bei Plattenepithelkarzinomen, S. 342.
[b] Die im Analkanal auftretenden endokrinen (neuroendokrinen) Tumoren werden konventionellerweise zu den entsprechenden Tumoren des Rektums gerechnet (Hamilton u. Aaltonen 2000).
[c] Maligne mesenchymale Tumoren sind im Analkanal sehr selten, sie gleichen denen in anderen Abschnitten des Gastrointestinaltrakts und werden nachstehend nicht näher behandelt

2.2 Alphabetisches Verzeichnis der anerkannten malignen Tumortypen mit Definitionen und Hinweisen zur Klinik (ausgenommen endokrine Karzinome, maligne mesenchymale Tumoren und maligne Lymphome)

Hierzu s. Tabelle VII.2.2.

Tabelle VII.2.2. Alphabetisches Verzeichnis der anerkannten malignen Tumortypen mit Definitionen und Hinweisen zur Klinik (ausgenommen endokrine Karzinome, maligne mesenchymale Tumoren und maligne Lymphome)

Tumortyp/ICD-O-Codenummer	Definition	Hinweise zur Klinik
Adenokarzinom/8140/3	Maligner Tumor des Drüsenepithels, Unterscheidung von Rektumkarzinomen nur aufgrund der Lokalisation, nicht aber histologisch möglich, nur die von den Analdrüsen ausgehenden Adenokarzinome zeigen bestimmte Besonderheiten (Hobbs et al. 2001)	Meist in oberen Abschnitten des Analkanals, selten von Analdrüsen ausgehend, sehr selten in anorektalen Fisteln (dann meist muzinöse Adenokarzinome); auch Fälle von Entstehung in Transitionalzone nach restorativer Proktokolektomie wegen Colitis ulcerosa beschrieben
Anale intraepitheliale Neoplasie (AIN), hochgradige	Auf das Epithel begrenzte hochgradig atypische Veränderung ohne invasives Wachstum; in der WHO-Klassifikation der Tumoren des Verdauungssystems (Hamilton u. Aaltonen 2000) wird nach dem Ausgangspunkt bzw. dem Epitheltyp unterschieden zwischen plattenepithelialer AIN: 8077/2, übergangsepithelialer AIN 8120/2 und glandulärer AIN 8148/2	Zum Teil in direktem Anschluss an invasive Karzinome („Vorläufer/Ausläufer"), z. T. hiervon getrennt („Mitläufer") zu finden; ohne begleitendes Karzinom oft als Zufallsbefund bei histologischer Untersuchung benigner analer Läsionen
Lentiginöses Schleimhautmelanom/8746/3	Häufigster Typ des malignen Melanoms im Analkanal, mit seitlich angrenzender intraepithelialer Komponente (die seltenen Fälle anderer maligner Melanome werden als Melanom o. n. A. mit 8720/3 kodiert)	Durchaus nicht immer stärker pigmentiert, gelegentlich Zufallsbefund bei histologischer Untersuchung von „Hämorrhoiden"
Muzinöses Adenokarzinom/8480/3	Adenokarzinom, das zu mehr als 50% aus extrazellulärem Schleim besteht	Sehr selten, noch am ehesten in anorektalen Fisteln, manchmal mit Morbus Crohn assoziiert (Achtung Differenzialdiagnose: Epitheloidzellgranulome finden sich auch in Analfisteln ohne Morbus Crohn!)

Tabelle VII.2.2. Fortsetzung

Tumortyp/ICD-O-Codenummer	Definition	Hinweise zur Klinik
Plattenepithel-karzinom/8070/3	Maligner epithelialer Tumor mit plattenepithelialer Differenzierung (Verhornung, Stratifikation, Interzellular-brücken) und/oder basaloider Differenzierung (Kleinzelligkeit, Retraktionsartefakte, Palisadenstellung, zentrale eosinophile Nekrosen) und/oder duktaler Differenzierung (Drüsenbildung, Verschleimung); selten monomorph, meist 2 oder alle 3 Differenzierungen vorhanden (näheres s. unten)	Organotypischer und häufigster maligner Tumor des Analkanals. 3/4 der Plattenepithelkarzinome gehen vom Analkanal oberhalb der Linea dentata aus, extrem selten sich in Pilonidalsinus entwickelnd (De Bree et al. 2001). Häufig assoziiert mit HPV
Undifferenziertes Karzinom/8020/3	Maligner epithelialer Tumor ohne lichtmikroskopisch erkennbare plattenepitheliale, basaloide oder drüsige Differenzierung und ohne Charakteristika endokriner Karzinome (immunhistologische Abgrenzung)	Extrem selten

▬▬▬ Beschreibung der histologischen Einzelbefunde bei Plattenepithelkarzinomen des Analkanals
(Hamilton u. Aaltonen 2000; Klimpfinger et al. 1994; Shepherd et al. 1990; Williams u. Talbot 1994)

Bei Plattenepithelkarzinomen des Analkanals soll im histologischen Bericht beschrieben werden, welche Differenzierungen in welchen prozentualen Anteilen vorhanden sind (plattenepithelial, basaloid und/oder duktal). Des Weiteren soll angegeben werden, ob eine der nachfolgend angeführten *Subtypen mit ungünstiger Prognose* vorliegt:

- sog. *Plattenepithelkarzinom mit muzinösen Mikrozysten* (im älteren Schrifttum als Mukoepidermoidkarzinom des Analkanals bezeichnet): charakterisiert durch azinäre oder zystische Räume mit Schleim. Dieser Tumortyp ist in der ICD-O-3 nicht erwähnt, es kann hierfür die Codenummer 8075/3 (adenoides oder pseudoglanduläres Plattenepithelkarzinom) verwendet werden.

– Karzinom, das aus uniformen kleinen Tumorzellen mit hoher Mitoserate, starker Apoptose und diffuser Infiltration in das angrenzende Stroma gekennzeichnet ist. Dieser Tumor wird in der WHO-Klassifikation 2000 (Hamilton u. Aaltonen 2000) als „kleinzelliges (anaplastisches) Karzinom" bezeichnet und zugleich darauf hingewiesen, dass er vom schlecht differenzierten endokrinen Karzinom (kleinzelliges Karzinom) abzugrenzen ist. Um Verwechslungen mit diesem Tumor zu vermeiden, empfiehlt sich die Bezeichnung *kleinzelliges nichtverhornendes Plattenepithelkarzinom* mit der ICD-O-Codenummer 8073/3.

Einige histologische Merkmale sind häufig mit *High-risk-HPV* verbunden. Dies gilt für geringe Verhornung, kleine Tumorzellen und deutliche basaloide Differenzierung.

2.3 Alphabetische Liste der Synonyme sowie veralteter und obsoleter Bezeichnungen (ohne maligne endokrine und mesenchymale maligne Tumoren und ohne maligne Melanome und Lymphome)

Hierzu s. Tabelle VII.2.3. In eckige Klammern gesetzte Bezeichnungen sollten im Analkanal nicht verwendet werden.

Tabelle VII.2.3. Alphabetische Liste der Synonyme sowie veralteter und obsoleter Bezeichnungen (ohne maligne endokrine und mesenchymale maligne Tumoren und ohne maligne Melanome und Lymphome)

Bezeichnung	Vorzugsbezeichnung	ICD-O-Codenummer
ACIN (anal canal intraepithelial neoplasia), hochgradige	AIN (anale intraepitheliale Neoplasie, hochgradige, plattenepithelial	8077/2
	AIN (anale intraepitheliale Neoplasie, hochgradige, übergangsepithelial	8120/2
	AIN (anale intraepitheliale Neoplasie, hochgradige, glandulär	8148/2
Adenokarzinom in situ	AIN, hochgradige, glanduläre	8148/2
[Anaplastisches Karzinom[a]]	–	–

Tabelle VII.2.3. Fortsetzung

Bezeichnung	Vorzugsbezeichnung	ICD-O-Codenummer
[Apudom[b]]	–	–
[Basaloides Karzinom[c]]	Plattenepithelkarzinom	8070/3
[Basaloides Plattenepithel-karzinom[c]]	Plattenepithelkarzinom	8070/3
Carcinoma in situ	AIN, hochgradige, plattenepitheliale	8077/2
	AIN, hochgradige, übergangsepitheliale	8120/2
Dysplasie, hochgradige	AIN, hochgradige, plattenepitheliale	8077/2
	AIN, hochgradige, übergangsepitheliale	8120/2
	AIN, hochgradige, glanduläre	8148/2
Dysplasie, schwere	AIN, hochgradige, plattenepitheliale	8077/2
	AIN, hochgradige, übergangsepitheliale	8120/2
	AIN, hochgradige, glanduläre	8148/2
[Großzelliges Platten-epithelkarzinom, nicht-verhornend[c]]	Plattenepithelkarzinom	8070/3
[Großzelliges Platten epithelkarzinom, verhornend[c]]	Plattenepithelkarzinom	8070/3
[Haferzellkarzinom]	Schlecht differenziertes endokrines Karzinom	8041/3
High-grade-Dysplasie	AIN, hochgradige, plattenepitheliale	8077/2
	AIN, hochgradige, übergangsepitheliale	8120/2
	AIN, hochgradige, glanduläre	8148/2
[Karzinom, anaplastisches[a]]	–	–
[Karzinom, basaloides[c]]	Plattenepithelkarzinom	8070/3
[Karzinom, kleinzelliges]	Schlecht differenziertes endokrines Karzinom	8041/3
[Karzinom, kloakogenes[c]]	Plattenepithelkarzinom	8070/3
[Karzinom, neuroendo-krines[b]]	–	–
[Kloakogenes Karzinom[c]]	Plattenepithelkarzinom	8070/3
[Kloakogenes Platten-epithelkarzinom[c]]	Plattenepithelkarzinom	8070/3
[Mukoepidermoid-karzinom[c]]	Plattenepithelkarzinom	8070/3
[Neuroendokrines Karzinom[a]]	–	–
[Plattenepithelkarzinom, basaloides[c]]	Plattenepithelkarzinom	8070/3

Tabelle VII.2.3. Fortsetzung

Bezeichnung	Vorzugsbezeichnung	ICD-O-Codenummer
[Plattenepithelkarzinom, großzelliges nichtverhornendes[c]]	Plattenepithelkarzinom	8070/3
[Plattenepithelkarzinom, großzelliges verhornendes[c]]	Plattenepithelkarzinom	8070/3
[Plattenepithelkarzinom, kloakogenes[c]]	Plattenepithelkarzinom	8070/3
[Plattenepithelkarzinom, übergangszelliges[c]]	Plattenepithelkarzinom	8070/3
[Übergangszelliges Plattenepithelkarzinom[c]]	Plattenepithelkarzinom	8070/3
[Übergangszellkarzinom[c]]	Plattenepithelkarzinom	8070/3
[Transitionalzellkarzinom[c]]	Plattenepithelkarzinom	8070/3

[a] Diese Bezeichnung lässt nicht erkennen, ob es sich um ein undifferenziertes (nichtendokrines kleinzelliges) Karzinom oder um ein schlecht differenziertes endokrines Karzinom (kleinzelliges Karzinom) handelt und sollte daher vermieden werden.
[b] Veraltete Bezeichnung für endokrine Karzinome ohne Differenzierung zwischen gut und schlecht differenzierten, daher zu vermeiden.
[c] Statt dieser Bezeichnung für früher definierte unterschiedliche Subtypen soll nur die Typenbezeichnung Plattenepithelkarzinom verwendet werden (Hamilton u. Aaltonen 2000); die histologischen Einzelbefunde sollen aber ergänzend beschrieben werden, s. S. 342

2.4 Grading

Ein Grading soll an Biopsien nur dann angegeben werden, wenn hierbei die ungünstigste Ausprägung vorliegt. Günstigere Differenzierungsgrade in Biopsien sind irrelevant, da das Vorkommen schlechter differenzierter Areale in anderen, nicht erfassten Tumoranteilen nie ausgeschlossen werden kann.

Das Grading bei *Plattenepithelkarzinomen* und seinen unterschiedlichen Strukturen ist schwierig und z. T. schlecht reproduzierbar. Daher empfiehlt sich ein 2-stufiges Grading (Wagner u. Hermanek 1995). High grade kann aufgrund eines der folgenden Kriterien diagnostiziert werden:

– Zusammensetzung des Tumors aus kleinen Haufen und schmalen Trabekeln ohne erkennbare Palisadenstellung der Kerne,

- diffuse Infiltration am Tumorrand,
- ausgeprägte Unterschiede in Größe, Form und Färbbarkeit der Kerne,
- Nachweis reichlicher Mitosen.

Das kleinzellige nichtverhornende Plattenepithelkarzinom wie auch das Plattenepithelkarzinom mit muzinösen Mikrozysten wird als High-grade-Karzinom klassifiziert.

Das Grading der *Adenokarzinome* erfolgt nach gleichen Kriterien wie beim kolorektalen Karzinom (s. S. 232).

Das *muzinöse Adenokarzinom* in anorektalen Fisteln ist durchwegs hochdifferenziert (G1).

Undifferenzierte Karzinome entsprechen per definitionem G4.

Beim *malignen Melanom* ist ein Grading nicht vorgesehen.

Bezüglich *endokriner Karzinome* s. Abschn. Kolon und Rektum, S. 231, bzgl. *maligner mesenchymaler Tumoren* s. Abschn. Speiseröhre, S. 29, und bzgl. *Lymphome* s. Bd. Lymphome und Leukämien dieser Buchreihe.

2.5 Histologisches Regressionsgrading

Ein etabliertes international anerkanntes System für das Regressionsgrading gibt es bisher nicht.

An der Chirurgischen und Radiotherapeutischen Universitätsklinik Erlangen hat sich folgende Klassifikation der histologischen Befunde an Stanzbiopsien bewährt (Klimpfinger et al. 1994):

- totale Regression: Kein Tumor nachweisbar,
- ausgeprägte Regression: In 5 Stanzbiopsien nicht mehr als 3 Tumorherde, die jeweils nicht größer als 1 mm sind,
- keine oder keine wesentliche Regression: Alle anderen Situationen.

Je nach Ausmaß der Regression wird zumindest an manchen Institutionen das weitere therapeutische Vorgehen geplant: bei ausgeprägter Regression folgt eine interstitielle Boostbestrahlung, lässt sich keine oder keine wesentliche Regression feststellen, ist die Indikation zur abdominoperinealen Rektumexstirpation gegeben (Grabenbauer et al. 1998).

Alternativ kann auch das an der Chirurgischen Klinik der Technischen Universität München für alle gastrointestinalen Tumoren übliche Regressionsgrading verwendet werden, das sich nach dem prozentualen Anteil vitaler Tumorzellen richtet: keine/<10%/10–50%/>50%/keine Regression (Werner u. Höfler 2000).

In Japan wird das Regressionsgrading nach dem gleichen Schema wie beim kolorektalen Karzinom vorgenommen (Japanese Society for Cancer of the Colon and Rectum 1997), s. Abschn. Kolon und Rektum, S. 237.

Anatomische Ausbreitung vor Therapie
(UICC 1997, 1998, 2001, 2002;
Wagner u. Hermanek 1995)

Für Karzinome ist die TNM-Klassifikation (in 5. und 6. Auflage identisch)
akzeptiert, für maligne mesenchymale Tumoren – ausgenommen Kaposi-
Sarkome – wurde die gleiche TNM-Klassifikation wie für derartige Tumoren an anderen Lokalisationen im Gastrointestinaltrakt vorgeschlagen
(s. Abschn. Ösophagus, S. 44).

Bei den Tumortypen, für die eine TNM-Klassifikation nicht vorgesehen
ist, wird die anatomische Ausbreitung in 4 Kategorien beschrieben:

- in situ (nichtinvasiv, intraepithelial),
- lokalisiert: begrenzt auf das Ursprungsorgan,
- regionär: Metastasierung in regionäre Lymphknoten und/oder direkte
  kontinuierliche Ausbreitung auf die Nachbarschaft,
- Fernmetastasen (einschl. Metastasen in nichtregionäre Lymphknoten).

TNM/pTNM-Klassifikation für Karzinome des Analkanals

T/pT-Klassifikation

(p)TX: Primärtumor kann nicht beurteilt werden

(p)T0: Kein Anhalt für Primärtumor

(p)Tis: Carcinoma in situ

(p)T1: Tumor 2 cm oder weniger in größter Ausdehnung

(p)T2: Tumor mehr als 2 cm, aber nicht mehr als 5 cm in größter
Ausdehnung

(p)T3: Tumor mehr als 5 cm in größter Ausdehnung

(p)T4: Tumor jeder Größe mit Infiltration benachbarter Organe

Erfordernisse für pT

Histologische Untersuchung des Primärtumors ohne makroskopisch erkennbaren Tumor an den Resektionsrändern oder mikroskopische Bestätigung der Infiltration von Nachbarorganen, z.B. Vagina, Harnröhre oder Harnblase (pT4) (bioptischer Nachweis von Tumor im Schließmuskel reicht nicht für pT4 aus).

Erläuterungen

- Im Falle multipler simultaner Tumoren im Analkanal soll der Tumor mit der höchsten T/pT-Kategorie klassifiziert und die Multiplizität oder die Anzahl der Tumoren in Klammern angegeben werden, z.B. T2(m) oder pT2(3).
- Für die Einordnung in die T-Kategorie ist die Größe des invasiven Tumors maßgebend, eine begleitende In-situ-Komponente wird nicht einbezogen.
- Als benachbarte Organe gelten Vagina, Vulva, Urethra, Harnblase, Prostata. Direkte Invasion der Rektumwand oder der perianalen Haut oder Subkutis wird nicht als (p)T4 klassifiziert, aber in der Klassifikation nach Größe mitberücksichtigt. Auch Befall der Sphinktermuskulatur allein wird *nicht* als (p)T4 gewertet.
- Invasion von Lymphgefäßen oder Venen wird in der T/pT-Klassifikation nicht berücksichtigt.
- Nach den Empfehlungen des TNM-Supplements (UICC 2001) berücksichtigt die nach neoadjuvanter Radio- und/oder Chemotherapie vorgenommene ypT-Kategorie nicht nur vitales, sondern auch regressiertes Tumorgewebe (Narben, fibrotische Areale, Granulationsgewebe, Schleimseen etc.). Entsprechend der 6. Auflage von TNM (UICC 2002) wird jedoch mittels ypTNM nur die „aktuelle Ausbreitung von Tumorgewebe" erfasst. Unseres Erachtens ist darunter die Ausbreitung von vitalem Tumorgewebe zu verstehen. In solchen Fällen sollte gesondert auch die Ausbreitung von regressiertem Tumorgewebe dokumentiert werden, um eine möglichst zuverlässige Schätzung des Ausmaßes der Tumorausbreitung vor Therapie zu erhalten und damit Vergleiche zwischen Patienten mit und ohne neoadjuvante Therapie bzgl. des prätherapeutischen Tumorstatus zu ermöglichen.

N/pN-Klassifikation

(p)NX: Regionäre Lymphknoten können nicht beurteilt werden

(p)N0: Keine regionären Lymphknotenmetastasen

(p)N1: Metastase(n) in perirektalen Lymphknoten

(p)N2: Metastase(n) in inguinalen Lymphknoten einer Seite und/oder in Lymphknoten an der A. iliaca interna einer Seite

(p)N3: Metastasen in perirektalen und inguinalen Lymphknoten und/oder in Lymphknoten an der A. iliaca interna beidseits und/oder in bilateralen Leistenlymphknoten

▬▬ Erfordernisse für pN

pN0: Bei perirektal-pelviner Lymphadenektomie histologische Untersuchung üblicherweise von 12 oder mehr Lymphknoten, bei inguinaler Lymphadenektomie histologische Untersuchung üblicherweise von 6 oder mehr Lymphknoten. Nach vorangegangener Radio- und/oder Chemotherapie ist mit geringeren Lymphknotenzahlen zu rechnen. Wenn weniger als 12 bzw. 6, aber mindestens ein Lymphknoten untersucht werden und diese(r) tumorfrei ist/sind, ist dem Befund pN0 in Klammern die Zahl untersuchter Lymphknoten zuzusetzen, z. B. pN0(0/3).

pN1: Histologische Bestätigung von Metastase(n) in perirektalen Lymphknoten.

pN2: Histologische Bestätigung von Metastase(n) in inguinalen Lymphknoten einer Seite und/oder in Lymphknoten an der A. iliaca interna einer Seite.

pN3: Histologische Bestätigung von Metastasen in perirektalen *und* inguinalen Lymphknoten und/oder in Lymphknoten an der A. iliaca interna beidseits und/oder Leistenlymphknoten beidseits.

▬▬ Erläuterungen

- Wenn regionäre Lymphknoten zwar palpabel oder in bildgebenden Verfahren sichtbar sind, aber keinen klinischen Verdacht auf Metastasen erwecken, ist die klinische Kategorie N0 anzugeben. N1 ist nur dann zutreffend, wenn durch Härte der tastbaren Lymphknoten, durch deren Vergrößerung oder durch Veränderung in den bildgebenden Verfahren hinreichend klinische Evidenz für Metastasierung besteht. Die Bezeichnung „Adenopathie" ist nicht präzise genug, um Lymphknotenmetastasen anzunehmen.

- Bei Infiltration von Nachbarorganen gelten als regionäre Lymphknoten auch jene Lymphknoten, die für die befallenen Nachbarorgane als regionär zu klassifizieren sind.
- Direkte Ausbreitung des Primärtumors in regionäre Lymphknoten gilt als regionäre Lymphknotenmetastase.
- Nachweis ausschließlich von isolierten (disseminierten) Tumorzellen in den Sinus von regionären Lymphknoten (sog. Tumorzellemboli, sog. Mikroinvasion) durch morphologische Methoden (insbesondere Immunzytochemie) oder durch molekularpathologische Methoden beeinflusst die pN-Klassifikation nicht (Hermanek et al. 1999; UICC 2001, 2002). Die entsprechenden Befunde sollten aber wie folgt dokumentiert werden:
  - pN0(i–): bei morphologischer Untersuchung isolierte Tumorzellen nicht nachweisbar,
  - pN0(i+): bei morphologischer Untersuchung isolierte Tumorzellen nachweisbar,
  - pN0(mol–): negativer Befund bei molekularpathologischer Untersuchung,
  - pN0(mol+): positiver Befund bei molekularpathologischer Untersuchung.
- Ausschließliches Vorkommen von Mikrometastasen, d.h. Metastasen mit einer größten Ausdehnung von 2 mm oder weniger, wird durch den Zusatz „(mi)" gekennzeichnet: pN1(mi).
- Nach den Empfehlungen des TNM-Supplements (UICC 2001) berücksichtigt die nach neoadjuvanter Radio- und/oder Chemotherapie vorgenommene ypN-Kategorie nicht nur vitales, sondern auch regressiertes Tumorgewebe (Narben, fibrotische Areale, Granulationsgewebe, Schleimseen etc.). Entsprechend der 6. Auflage (UICC 2002) von TNM wird jedoch mittels ypTNM nur die „aktuelle Ausbreitung von Tumorgewebe" erfasst. Unseres Erachtens ist darunter die Ausbreitung von vitalem Tumorgewebe zu verstehen. In solchen Fällen sollte gesondert auch das Vorkommen von Narben, fibrotischen Arealen, Granulationsgewebe, Schleimseen etc. in Lymphknoten dokumentiert werden, um eine möglichst zuverlässige Beurteilung des Lymphknotenstatus vor Therapie zu erhalten und damit Vergleiche zwischen Patienten mit und ohne neoadjuvante Therapie bzgl. des prätherapeutischen Tumorstatus zu ermöglichen.

M/pM-Klassifikation

(p)MX: Fernmetastasen können nicht beurteilt werden

(p)M0: Keine Fernmetastasen

(p)M1: Fernmetastasen

Ramifikation

(p)M1a: Metastasen in nichtregionären Lymphknoten

(p)M1b: Metastasen an anderen Lokalisationen, aber keine Peritoneal-
und keine Pleurametastasen

(p)M1c: Peritoneal- oder Pleurametastasen

▬▬ Erfordernisse für pM

M1: Mikroskopischer (histologischer, zytologischer) Nachweis von Fernmetastasen.

▬▬ Erläuterungen

– Nachweis isolierter (disseminierter, zirkulierender) Tumorzellen in
  Knochenmarkbiopsien beeinflusst die M/pM-Klassifikation nicht. Je-
  doch sollten die entsprechenden Befunde wie folgt dokumentiert wer-
  den (Hermanek et al. 1999; UICC 2001, 2002):
  – M0(i–): bei morphologischer Untersuchung isolierte Tumorzellen
    nicht nachweisbar,
  – M0(i+): bei morphologischer Untersuchung isolierte Tumorzellen
    nachweisbar,
  – M0(mol–): negativer Befund bei molekularpathologischer Untersu-
    chung,
  – M0(mol+): positiver Befund bei molekularpathologischer Untersu-
    chung.

Erfolgen entsprechende Untersuchungen an anderen Fernorganen oder Blut, wird dies zusätzlich angegeben, z. B. M0(i+, Leber) oder M0 (mol–, Blut).

– Positive Zytologie im Aszites oder in Peritonealspülflüssigkeit bei makroskopisch und – sofern untersucht – mikroskopisch tumorfreiem Peritoneum wird als M1(cy+) klassifiziert.

Anmerkung

Nach den japanischen Regeln (Japanese Society for Cancer of the Colon and Rectum 1997) wird die anatomische Ausbreitung vor Therapie beim Karzinom des Analkanals in gleicher Weise wie beim Rektumkarzinom klassifiziert. Ein Vergleich diesbezüglicher japanischer Daten mit dem TNM-System der UICC ist daher nicht möglich.

Schema zur TNM/pTNM-Klassifikation

		T	pT
Primärtumor	Primärtumor kann nicht beurteilt werden	○ TX	○ pTX
	Kein Anhalt für Primärtumor	○ T0	○ pT0
	Carcinoma in situ	○ Tis	○ pTis
	Infiltratives Karzinom		
	– Benachbarte Organe nicht infiltriert		
	Größte Tumorausdehnung ≤2 cm	○ T1	○ pT1
	Größte Tumorausdehnung >2–5 cm	○ T2	○ pT2
	Größte Tumorausdehnung >5 cm	○ T3	○ pT3
	– Infiltration benachbarter Organe z. B.		
	Vagina, Urethra oder Harnblase*	○ T4	○ pT4

* Direkte Infiltration der Rektumwand, der perianalen Haut oder Subkutis oder Befall allein der Sphinktermuskulatur (M. sphincter ani internus oder externus) gilt nicht als Befall benachbarter Organe

Regionäre	Regionäre Lymphknoten können nicht		
Lymphknoten	beurteilt werden	○ NX	○ pNX
	Keine regionären Lymphknotenmetastasen	○ N0	○ pN0
	Regionäre Lymphknoten befallen	○ N1	○ pN1

Perirektale Lymph- knoten	Lymphknoten an A. iliaca interna/ Leistenlymphknoten			○ N2 ○ pN2
	tumorfrei	einseitig befallen	beidseits befallen	○ N3 ○ pN3
tumorfrei	N0	N2		
tumor- befallen	N1		N3	

Fern- metastasen	Vorliegen von Fernmetastasen kann nicht beurteilen werden	○ MX ○ pMX
	Keine Fernmetastasen	○ M0 ○ pM0
	Fernmetastasen	○ M1 ○ pM1
	Fernmetastasen in nichtregionären Lymphknoten *)	○ M1a ○ pM1a
	Fernmetastasen an anderen Lokalisatio- nen,ausgenommen Peritoneum und Pleura	○ M1b ○ pM1b
	Peritoneal- oder Pleurametastasen	○ M1c ○ pM1c

* Zeilen mit einem seitlichen Strich kennzeichnen
fakultative Ramifikationen

Klinische Stadiengruppierung

	M0			M1
	N0	N1	N2,3	
Tis	St.0			
T1	St.I			
T2	St.II	St.IIIA	St.IIIB	St.IV
T3				
T4	St.IIIA			

▆▆▆ Erläuterungen

- Wenn T0 *oder* TX
  - sofern M1: Stadium IV,
  - sofern N2,3: Stadium IIIB,
  - sonst: Stadium unbestimmt;
- wenn NX
  - sofern M1: Stadium IV,
  - sofern Tis: Stadium 0,
  - sofern T1M0 oder T1MX (bei T1 Lymphknoten- und Fernmetastasen nur sehr selten!): Stadium I,
  - sonst: Stadium unbestimmt;
- wenn MX
  - sofern Tis: Stadium 0,
  - sofern T1N0 oder T1NX (bei T1 Lymphknoten- und Fernmetastasen nur sehr selten!): Stadium I,
  - sonst: Stadium unbestimmt.

▆▆▆ Definitive Stadiengruppierung

Für die definitive Stadiengruppierung sind bzgl. Primärtumor und regionärer Lymphknoten pT und pN maßgebend. Nur wenn pTX bzw. pNX vorliegen, wird die klinische T- bzw. N-Kategorie für die definitive Stadiengruppierung herangezogen.

Bei Unterschieden zwischen der klinisch festgestellten M- und der pathologischen pM-Kategorie ist im Einzelfall jeweils unter Berücksichtigung der Gesamtsituation festzulegen, welche Kategorie für die Gesamtbeurteilung (Gesamt-M) bei der Stadiengruppierung maßgeblich ist.

	Gesamt-M0			Gesamt-M1
	pN0	pN1	pN2,3	
pTis	St.0			
pT1	St.I			
pT2		St.IIIA		
pT3	St.II		St.IIIB	St.IV
pT4	St.IIIA			

■■■■ Erläuterungen

- Wenn pTX und TX *oder* pTX und T0 *oder* pT0
  - sofern Gesamt-M1: Stadium IV,
  - sofern pN2,3: Stadium IIIB,
  - sonst: Stadium unbestimmt;
- wenn pNX
  - sofern Gesamt-M1: Stadium IV,
  - sofern pTis: Stadium 0,
  - sofern pT1 Gesamt-M0 oder pT1 Gesamt-MX (bei pT1 Lymphknoten- und Fernmetastasen nur sehr selten!): Stadium I,
  - sonst: Stadium unbestimmt;
- wenn Gesamt MX
  - sofern pTis: Stadium 0,
  - sofern pT1pN0 oder pT1pNX (bei pT1 Lymphknoten- und Fernmetastasen nur sehr selten!): Stadium I,
  - sonst: Stadium unbestimmt.

■■■■ C-Faktor

- Primärtumor
  - C1: Klinische Untersuchung, Anoskopie (Proktoskopie), Rektosigmoidoskopie, Inversionskoloskopie,
  - C2: Endorektale Sonographie, Zystoskopie, CT, MRT, Biopsie,
  - C3: Chirurgische Exploration einschließlich Biopsie;
- Regionäre Lymphknoten
  - C1: Klinische Untersuchung
  - C2: Endorektale Sonographie, Sonographie der Leistenregion, CT, MRT,
  - C3: Chirurgische Exploration einschließlich Biopsie und Zytologie;
- Fernmetastasen
  - C1: Klinische Untersuchung, Standardröntgenaufnahmen,
  - C2: Sonographie, CT, MRT, Szintigraphie, Biopsie und Zytologie,
  - C3: Klinische Exploration einschließlich Biopsie und Zytologie.

4 Residualtumor-(R-)Klassifikation
(UICC 1997, 1998, 2001, 2002)

Nach lokaler Exzision und nach abdominoperinealer Rektumexstirpation erfolgt die R-Klassifikation in gleicher Weise wie nach den entsprechenden Eingriffen beim Rektumkarzinom (s. Abschn. Kolon und Rektum, S. 263).

Bei den meisten Patienten mit invasiven Plattenepithelkarzinomen des Analkanals erfolgt heute nach Bestätigung der Diagnose eine Radiochemotherapie (Deutsche Krebsgesellschaft 2002). Ergibt sich nach deren Abschluss der klinische Verdacht auf Tumorpersistenz, werden mindestens 5 Stanzbiopsien mit einer Gesamtlänge von 3 cm entnommen. Die Biopsien zur Kontrolle des Therapieeffektes werden mindestens 6 Wochen, aber auch bis zu 8–12 Wochen nach Therapieende durchgeführt. Ob bei klinisch unverdächtigem Befund die klinische Vollremission bioptisch zu sichern ist, wird noch kontrovers beurteilt (Deutsche Krebsgesellschaft 2002).

5.1   Diagnostik (Deutsche Krebsgesellschaft 2002)

Notwendige Untersuchungen:

- Anamnese und klinische Untersuchung (insbesondere Leistenlymphknoten);
- Untersuchung des Analkanals mit analem Spreizspekulum;
- digital-rektale Untersuchung;
- Proktoskopie, Rektoskopie;
- bei Tumorverdacht bioptische Sicherung (ggf. in Narkose)
  - kleine Läsionen (≤1 cm und isolierter Schleimhautbefall): Totalbiopsie,
  - größere Läsionen und Infiltration in Muskulatur: Inzisions- oder Stanzbiopsie;
- Spiralcomputertomographie oder Magnetresonanztomographie (MRT) des Abdomens;
- Computertomographie (Axialverfahren) oder Magnetresonanztomographie (MRT) des Beckens;
- Röntgenuntersuchung des Thorax in 2 Ebenen.

Im Einzelfall nützlich:

- Endosonographie des Analkanals,
- gynäkologische Untersuchung,
- urologische Untersuchung bei fortgeschrittenem Tumor.

Frühestens 6 Wochen nach Radiochemotherapie bei Verdacht auf Tumorpersistenz Stanzbiopsien (mindestens 5 Stanzen, Länge insgesamt 30 mm) (keine Inzisionsbiopsien!). Ob bei klinisch unverdächtigem Befund die Vollremission bioptisch zu sichern ist, wird unterschiedlich beurteilt.

5.2 Therapie (Deutsche Krebsgesellschaft 2002)

■■■■ **Therapie des Plattenepithelkarzinoms in kurativer Intention**

Hierzu s. Abb. VII.5.1.

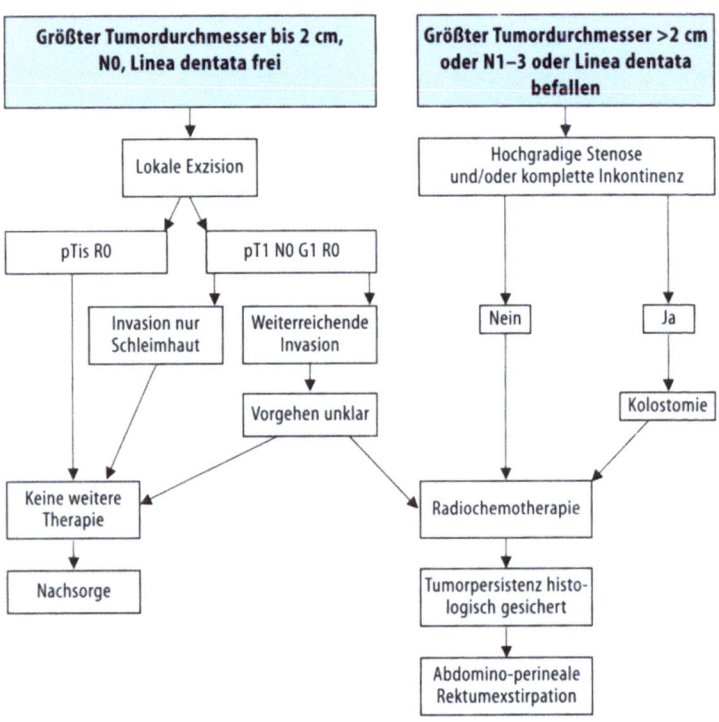

Abb. VII.5.1. Plattenepithelkarzinom des Analkanals: Therapie in kurativer Intention

Therapie sonstiger Tumoren

Adenokarzinom

Abdominoperineale Rektumexstirpation, evtl. nach neoadjuvanter Therapie wie bei fortgeschrittenem Rektumkarzinom (s. Abschn. Kolorektales Karzinom, S. 282).

Malignes Melanom

Resektion im Gesunden, in der Regel durch lokale Exzision.

Protokoll zur primären Radiochemotherapie

Hierzu s. Abb. VII.5.2.

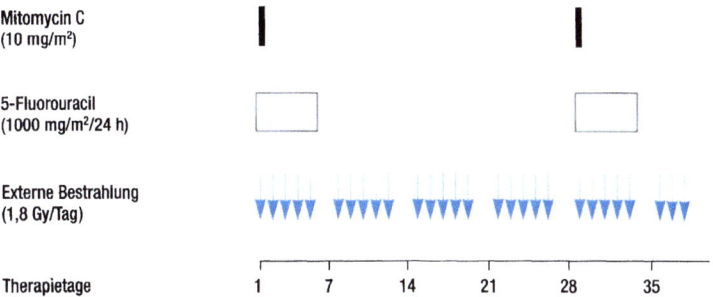

Abb. VII.5.2. Protokoll zur primären Radiochemotherapie des Analkarzinoms

6 Prognosefaktoren

6.1 Karzinome

Für alle Patienten mit Analkarzinomen können heute Fünfjahresüberlebensraten zwischen 60 und 80% erwartet werden (Becker et al. 2002; Klas et al. 1999; Williams u. Talbot 1994). Ein Mittelwert von 55% für beobachtete und von 65–70% für relative Fünfjahresüberlebensraten ist berichtet (Cummings 2001).

Der weitaus wichtigste Prognosefaktor ist die *anatomische Ausbreitung des Tumors vor Therapie*. Diese wird heute bei der Mehrzahl der Patienten infolge Behandlung durch Radiochemotherapie als klinische TNM-Klassifikation erfasst. So betragen die krebsbezogenen Fünfjahresüberlebensraten bei Patienten ohne klinisch erkennbare Lymphknoten- und Fernmetastasen bei T1-Tumoren 95–100%, bei T2- und T3-Tumoren 60–70%, und bei T4-Tumoren 30% (UICC 2001). Ob die Invasionstiefe einen unabhängigen zusätzlichen Prognosefaktor darstellt, ist ungeklärt.

Die unabhängige prognostische Bedeutung der *Histomorphologie* des Karzinoms (Typ, Subtyp, Grad) ist fraglich (Rosai 1996; Shepherd et al. 1990). Insgesamt ist die Prognose bei Adenokarzinomen ungünstiger als bei Plattenepithelkarzinomen (Hamilton u. Aaltonen 2000; Klas et al. 1999). Plattenepithelkarzinome mit muzinösen Mikrozysten und kleinzellige nichtverhornende Plattenepithelkarzinome haben eine ungünstigere Prognose als die übrigen Plattenepithelkarzinome (Hamilton u. Aaltonen 2000; Klimpfinger et al. 1994; Shepherd et al. 1990).

Eine ungünstige Prognose ist bei Immunsuppression und HIV-Infektion zu erwarten (Nadal et al. 1999). Karzinome mit Nachweis von HPV-Virus-DNA (insbesondere Typ 16) zeigen im Vergleich zu HPV-negativen Tumoren erhöhte Proliferation und häufiger Aneuploidie (Noffsinger et al. 1995). Ob aber der Krankheitsverlauf je nach Nachweis oder Nichtnachweis von Virus-DNA im Tumorgewebe unterschiedlich ist, ist bisher nicht bekannt (Nadal et al. 1999; Williams u. Talbot 1994). Noch unklar ist auch die Bedeutung von SCC-(squamous-cell-carcinoma-)Antigen im Serum, Ploidiestatus, Proliferationsmarkern, p53, c-myc und anderen molekularen Markern (Bonin et al. 1999; Cummings 2001; Goldman et al. 1993; Grabenbauer et al. 1998).

Die Überlebensraten bei moderner Radiochemotherapie sind zumindest gleich, wenn nicht besser als bei allein chirurgischer Therapie. Radiochemotherapie hat sich der alleinigen Radiotherapie überlegen erwiesen, die Ergebnisse sind auch von adäquater Bestrahlungsdosis und -zeit sowie verwendeten Chemotherapieschemata abhängig (Cummings 2001).

Bei begleitender analer intraepithelialer Neoplasie (AIN) sind nach sphinktererhaltender Therapie vermehrt sog. Lokalrezidive (wohl Manifestationen zurückgelassener diskontinuierlicher Herde von AIN) zu erwarten.

6.2 Endokrine Karzinome

Endokrine Karzinome am Analkanal verhalten sich wie jene im Rektum, s. Abschn. Kolon und Rektum, S. 292.

6.3 Maligne Melanome

Die Prognose wird von der anatomischen Ausbreitung entschieden. Nur bei Tumordicke bis 2 mm kann mit einem einigermaßen günstigen Verlauf gerechnet werden. Insgesamt liegen die Fünfjahresüberlebensraten in der Literatur meist unter 10% (Hamilton u. Aaltonen 2000), vereinzelt sind höhere Raten bis 33% berichtet (Klas et al. 1999).

Klinische Information für die histopathologische Untersuchung

Abbildung VII.7.1 zeigt ein Formblatt für die klinische Information bei Biopsien vor Therapie.

Personaldaten	Einsender

Art der Biopsie
- ○ Stanz-(Grobnadel-)Biopsie(n)
- ○ Inzisionsbiopsie(n)
- ○ Exzisionsbiopsie
- Bei Stanz- und Inzisionsbiopsien: Zahl der Biopsien /_ /_ /

Makroskopischer Typ der biopsierten Läsion
- ○ Unregelmäßige (ekzematöse) Schleimhautbeschaffenheit
- ○ Polypoid
- ○ Nodulär
- ○ Fissurartig
- ○ Papillomatös
- ○ Seichte Ulzeration
- ○ Plaqueartig-infiltrativ
- ○ Tiefe Ulzeration

Analstenose   ○ Nein   ○ Ja

Nähere Angaben zur Lokalisation
- ○ Kolorektale Zone
- ○ Transitionalzone
- ○ Plattenepithelzone
- ○ Mitbefall Rektum
- ○ Analfistel
- ○ Analdrüsen
- ○ Mitbefall Analrand/Perianalregion

Minimale Entfernung von Anokutanlinie   /_ /, /_ / cm
Größter Tumordurchmesser   /_ /, /_ / cm
Klinische TNM-Klassifikation   T /_ /   N /_ /   M /_ /

....
Datum

....
Unterschrift

Abb. VII.7.1. Formblatt für klinische Information zur histopathologischen Untersuchung von prätherapeutischen Biopsien bei malignen Tumoren des Analkanals

Bei *histologischer Untersuchung von Biopsien nach Radiochemotherapie* soll der Pathologe Informationen erhalten über

- Zeitpunkt des Abschlusses der Radiochemotherapie,
- klinischen TNM-Befund nach Radiochemotherapie (yTNM),
- klinische Therapiebeurteilung: komplette Remission, partielle Remission, keine Veränderung, Progredienz.

Bei Stanzbiopsien soll die Zahl der Biopsien, bei Rektumexstirpation das Ausmaß der Lymphknotendissektion und etwaige Entfernung zusätzlicher Organe oder gesonderter Lymphknoten angegeben werden.

8 Dokumentation

8.1 Minimaldokumentation

Bei der Mehrzahl der Patienten, die heute nur durch Radiochemotherapie behandelt werden, stehen nur klinische und histopathologische Befunde an prä- und posttherapeutischen Biopsien für die Dokumentation der Tumorklassifikation zur Verfügung. Diesbezügliche Minimalaussagen, wie sie sich aus den Vorgaben der Tumorbasisdokumentation (Dudeck et al. 1999) ergeben, sind in Abb. VII.8.1 zusammengefasst.

Nach lokaler Tumorexzision oder Rektumexstirpation sind zusätzliche Angaben zum histopathologischen Grading, zur pT-Klassifikation, zur Zahl untersuchter und befallener regionärer Lymphknoten, fakultativ zusätzliche Angaben zu pN und pM, Daten zur R-Klassifikation, über Entfernung in toto, örtliche Tumorzelldissemination und minimale Entfernung des Tumors von den Resektionsrändern erforderlich, wie sie bei den entsprechenden Eingriffen wegen Rektumkarzinoms im Abschn. Kolon und Rektum, S. 298, näher beschrieben sind.

Personaldaten	Einsender

1. *Lokalisation*

   Analkanal C21.1
   Analkanal und Rektum C21.8

C21. ☐

2. *Histologischer Tumortyp*

   Hochgradige AIN, plattenepithelial 8077/2
   –, übergangsepithelial 8120/2
   –, glandulär 8148/2
   Plattenepithelkarzinom 8170/3
   Plattenepithelkarzinom mit muzinösen Mikrozysten 8075/3
   Adenokarzinom 8140/3
   Muzinöses Adenokarzinom 8480/3
   Undifferenziertes Karzinom 8020/3

☐☐☐☐ / ☐

   Sonstiges: _____

3. *Anatomische Ausbreitung vor Therapie*

   – *bei Karzinomen*

T /_/ (m) /_/ N /_/ M /_/_/

                                        T (m) N   M
                                      ☐☐☐☐☐☐

   Pathologische Bestätigung von regionären Lymphknotenmetastasen

   N = Nein, J = Ja   ☐

   Pathologische Bestätigung von Fernmetastasen

   N = Nein, J = Ja   ☐

   Falls ja: Lokalisation (Klartext): _____

4. *Anatomische Ausbreitung nach Therapie*

   Klinische Beurteilung
   1 = Komplette Remission (R0), 2 = Partielle Remission,
   3 = Keine Veränderung, 4 = Progredienz   ☐

   Histologischer Befund an Biopsien nach Radiochemotherapie
   K = Kein vitales Tumorgewebe, T = Vitales Tumorgewebe,
   E = Entfällt, keine Biopsie   ☐

Abb. VII.8.1. Minimale Dokumentation zur Tumorklassifikation bei Patienten mit Analkanalkarzinomen, bei denen nach primärer Radiochemotherapie keine weitere operative Therapie erfolgt

8.2 Erweiterte Tumordokumentation

Die in der Organspezifischen Tumordokumentation (Wagner u. Hermanek 1995) zusätzlich zur Minimaldokumentation abgefragten Items sowie sonstige wünschenswerte Daten sind – soweit sie die Tumorklassifikation betreffen – in Tabelle VII.8.1 aufgelistet.

Tabelle VII.8.1. Zusätzlich zur Minimaldokumentation abgefragte Items sowie sonstige wissenschaftliche Daten

Lokalisation	Welche Zonen des Analkanals (kolorektale Zone, Transitionalzone, Plattenepithelzone) befallen?
	Ausgangspunkt Analdrüsen, Analfistel?
	Minimale Entfernung von Anokutanlinie (mm)
Makroskopie	Größter Tumordurchmesser (mm)
	Zirkumferenzielles Tumorwachstum
	Makroskopischer Tumortyp (polypoid, papillomatös, flach, ulzerös, nodulär, plaqueartig-infiltrativ, diffus infiltrierend, Mischform)
	Tumorrand (umschrieben, unscharf)
	Analstenose
Histomorphologie	Mitoserate
	Histologischer Tumorrand (gut umschrieben, irregulär)
	Lymphozytäre Reaktion (ausgeprägt, nicht ausgeprägt, keine)
	Nachweis von HPV-Virus: Typ 16, Typ 18, andere; immunhistologisch, molekularpathologisch
	Nachweis von HSV-Virus
Histomorphologie bei Plattenepithelkarzinomen	Unterschiedliche Differenzierungen: plattenepithelial, basaloid, duktal (prozentuale Anteile)
	Zellgröße: großzellig, intermediärzellig, kleinzellig (prozentuale Anteile)
	Verhornungsgrad (stark, mäßiggradig, gering, keine)
	Muzinöse Mikrozysten

Tabelle VII.8.1. Fortsetzung

Ausbreitung Primärtumor	Mitbefall perianale Haut, perianale Subkutis, unteres Rektum?
	Histologisch gemessene Invasionstiefe (mm)
	Bei (p)T4: welche Nachbarorgane mitbefallen?
	Bei (p)T1–3: stratigraphische Invasionstiefe: Submukosa (in Plattenepithelzone nicht zutreffend), innere Muskulatur (Musc. propria, M. canalis ani, M. sphincter ani internus), äußere Muskulatur (M. corrugator ani, M. praerectalis, M. sphincter ani externus)
	Infiltration jenseits Muskulatur (angrenzendes Binde- und Fettgewebe, aber ohne Befall von Nachbarorganen)
	Lymphgefäßinvasion (L0, nein, L1, ja)
	Veneninvasion (V0, nein, V1, mikroskopisch, V2, makroskopisch)
	Perineuralinvasion (Pn0, nein, Pn1, ja)
Ausbreitung regionäre Lymphknoten	Zahl untersuchter Lymphknoten und befallener Lymphknoten in den einzelnen Lymphknotengruppen Falls regionäre Lymphknotenmetastasen: Lokalisation (in welchen Lymphknotengruppen), Befall des Grenzlymphknotens nach oben (A. rectalis superior, A. mesenterica sup.) bzw. nach lateral (A. iliaca interna, externa, communis); extrakapsuläre Ausbreitung: größter Durchmesser der größten Lymphknotenmetastase (mm); falls Radio- und/oder Chemotherapie vorausgegangen: histologisches Regressionsgrading (s. S. 346), Ausbreitung lokal und in regionäre Lymphknoten, getrennt für vitales und regressiertes Tumorgewebe (s. S. 350 und 352)
Begleitende Läsionen	AIN: low grade, high grade; in Anschluss an invasiven Tumor, getrennt hiervon, beides
	Anorektale Fisteln: bei Morbus Crohn, ohne Morbus Crohn
	Hämorrhoiden
	Andere

Literatur

Becker HD, Hohenberger W, Junginger Th, Schlag PM (Hrsg) (2002) Chirurgische Onkologie. Thieme, Stuttgart New York, S 485–493

De Bree E, Zoetmulder FA, Christodoulakis M, Aleman BM, Tsiftsis DD (2001) Treatment of malignancy arising in pilonidal disease. Ann Surg Oncol 8:60–64

Bonin SR, Pajak TF, Russell AH, Coia LR, Paris KJ, Flam MS, Sauter ER (1999) Overexpression of p53 protein and outcome of patients treated with chemoradiation for carcinoma of the anal canal. Cancer 85:1226–1233

Cummings BJ (2001) Anal cancer. In: UICC (Gospodarowicz MK, Henson DE, Hutter RVP, O'Sullivan B, Sobin LH, Wittekind Ch, eds) Prognostic factors in cancer, 2nd ed. Wiley & Sons, New York

Deutsche Krebsgesellschaft (Schmitt-Thomas B, Hrsg) (2002) Interdisziplinäre kurzgefasste Leitlinien 2002, 3. Aufl. Zuckschwerdt, München Bern Wien New York

Dudeck J, Wagner G, Grundmann E, Hermanek P (Hrsg) (1999) Basisdokumentation für Tumorkranke, 5. Aufl. Zuckschwerdt, München Bern Wien New York

Fritz A, Percy C, Jack A, Shanmugaratnam K, Sobin L, Parkin DM, Whelan S (2000) International classification of diseases fo oncology (ICD-O), 3rd ed. WHO, Geneva

Gerard J-P, Chapet O, Samiei F, Morignat E, Isaac S, Paulin C, Romestaing P, Favrel V, Mornex F, Bobin J-Y (2001) Management of inguinal lymph node metastases in patients with carcinoma of the anal canal. Cancer 92:77–84

Goldmann S, Svensson C, Bronnergard M, Glimelius B, Wallin G (1993) Prognostic significance of serum concentration of squamous cell carcinoma antigen in anal epidermoid carcinoma. Int J Colorect Dis 8:898–102

Grabenbauer GG, Matzel KE, Schneider IHF, Meyer M, Wittekind Ch, Matsche B, Hohenberger W, Sauer R (1998) Sphincter preservation with chemoradiation in anal canal carcinoma. Dis Colon Rect 41:441–450

Grundmann E, Hermanek P, Wagner G (1997) Tumorhistologieschlüssel. Empfehlungen zur aktuellen Klassifikation und Kodierung der Neoplasien auf der Grundlage der ICD-O, 2. Aufl. Springer, Berlin Heidelberg New York

Hamilton SR, Aaltonen LA (eds) (2000) Pathology and genetics of tumours of the digestive system. WHO Classification of Tumours. IARC Press, Lyon

Hermanek P, Hutter RVP, Sobin LH, Wittekind Ch (1999) Classification of isolated tumor cells and micrometastasis. Communication UICC. Cancer 86:2668–2673

Hobbs CM, Lowry MA, Owen D, Sobin LH (2001) Anal gland carcinoma. Cancer 92:2045–2049

Japanese Society for Cancer of the Colon and Rectum (1997) Japanese classification of colorectal carcinoma, 1st English ed. Kanehara & Co, Tokyo

Jass JR, Sobin LH (1989) Histological typing of intestinal tumours, 2nd ed. WHO International Histological Classification of Tumours. Springer, Berlin Heidelberg New York

Klas JV, Rothenberger DA, Wong WD, Madoff RD (1999) Malignant tumours of the anal canal. Cancer 85:1686–1693

Klimpfinger M, Hauser H, Berger A, Hermanek P (1994) Aktuelle klinisch-pathologische Klassifikation von Karzinomen des Analkanals. Acta Chir Aust 26: 345–351

Nadal SR, Manzioni CR, Galvao VM, Salim VRBM, Speranzini MB (1999) Perianal diseases in HIV-positive patients compared with a seronegative population. Dis Colon Rect 42:649–650

Nivatvongs S, Stern HS, Fryd DS (1981) The length of the anal canal. Dis Colon Rect 24:600–601

Noffsinger AE, Hui Y-Z, Suzuk L, Yochmann LK, Miller MA, Hurtubise P, Gal A, Fenoglio-Preiser CM (1995) The relationship of human papillomavirus to proliferation and ploidy in carcinoma of the anus. Cancer 75:958–967

Rosai J (1996) Ackerman's surgical pathology, 8th ed. Mosby, St. Louis, pp 800–814

Shepherd NA, Scholefield JH, Love SB, England J, Northover JMA (1990) Prognostic factors in anal squamous carcinoma: a multivariate analysis of clinical, pathological and flow cytometric parameters in 235 cases. Histopathology 16:545–555

UICC (Wittekind Ch, Wagner G, Hrsg) (1997) TNM-Klassifikation maligner Tumoren, 5. Aufl. Springer, Berlin Heidelberg New York

UICC (Hermanek P, Hutter RVP, Sobin LH, Wagner G, Wittekind Ch, Hrsg) (1998) TNM-Atlas. Illustrierter Leitfaden zur TNM/pTNM-Klassifikation maligner Tumoren, 4. Aufl. Springer, Berlin Heidelberg New York

UICC (Wittekind C, Henson DE, Hutter RVP, Sobin LH, eds) (2001) TNM supplement, 2nd ed. A commentary on uniform use. Wiley & Sons, New York

UICC (Sobin LH, Wittekind Ch, eds) (2002) TNM classification of malignant tumours, 6th ed. Wiley & Sons, New York

Wagner G (Hrsg) (1995) Tumorlokalisationsschlüssel, 5. Aufl. Springer, Berlin Heidelberg New York

Wagner G, Hermanek P (1995) Organspezifische Tumordokumentation. Springer, Berlin Heidelberg New York

Werner M, Höfler H (2000) Pathologie. In: Roder JD, Stein JH, Fink U (Hrsg) Therapie gastrointestinaler Tumoren. Prinzipien der Chirurgischen Klinik und Poliklinik der Technischen Universität München. Springer, Berlin Heidelberg New York, S 45–53

Williams GR, Talbot IC (1994) Anal carcinoma – a histological review. Histopathology 25:507–516

Sachverzeichnis

If you have any concerns about our products,
you can contact us on
ProductSafety@springernature.com

In case Publisher is established outside the EU,
the EU authorized representative is:
Springer Nature Customer Service Center GmbH
Europaplatz 3, 69115 Heidelberg, Germany

Printed by Libri Plureos GmbH
in Hamburg, Germany